愛着障害としての
アディクション

Addiction as
an Attachment Disorder

[著]
フィリップ・J・フローレス
Philip J. Flores

[訳]
小林桜児　　板橋登子　　西村康平
Kobayashi Oji　　Itabashi Toko　　Nishimura Kohei

日本評論社

Translated from the English language edition of Addiction as an Attachment Disorder,
by Philip J. Flores, originally published by Jason Aronson, Inc.,
an imprint of The Rowman & Littlefield Publishing Group, Inc., Lanham, MD, USA.
Copyright ©2004.
Translated into and published in the Japanese language by arrangement with
Rowman & Littlefield Publishing Group, Inc. through The English Agency (Japan) Ltd.
All rights reserved.
No part of this book may be reproduced or transmitted in any from or by any means electronic
or mechanical including photocopying, reprinting, or on any information storage or retrieval
system, without permission in writing from Rowman & Littlefield Publishing Group

日本語版刊行に寄せて

　日本語に翻訳された私の本に対する序文を小林桜児医師から依頼されたことは、原著者として大変嬉しく、光栄に思っている。本書はここアメリカのみならず、EU、そしてイギリスで高い評価を受けてきた。アディクションと愛着に関する私の理論と考え方が日本の文化においても当てはまるのか、そして養育行動に関連した日本の社会規範が、成人に至る発達過程や対人関係にどのように影響を与え、それがアディクション（依存症）を発症するリスクを上げるのか、それとも下げることになるのか、という点に強い関心をもっている。

　幸いなことに、ここアメリカでは私の尊敬する多くの同僚たちだけでなく、アディクト（依存症患者）たちに長年関わってきて、アディクション治療の経験が豊富な大多数の専門家たちも、私の本と、そこに書かれている愛着とアディクションに関する中核的な概念を、これまできわめて好意的に受け止めてくれている。アルコールや薬物のアディクトで、親密な対人関係を確立し、維持することに困難を抱えていない者を見つけることは、まったく不可能ではないにせよ、きわめて稀であるという私の主張に、まず熟練のアディクションの臨床家たちが賛意を表してくれた。さらに、愛着理論に詳しいアディクション治療の専門家たちは、アディクションと安定した愛着の間には反比例の関係が成立することにも、すぐに気づいたのだった。やがて本書とその理論を通して、その他の人々も、アディクションは健全な愛着関係を確立し、維持する能力の障害の原因あるいは結果となりうることを、徐々に認めてくれるようになったのである。そしてそのような私の考えが、アディクションの問題に悩んでいる私のどの患者たちにも当てはまっていることを確認した時、私は間違っていない、と確信できたのだった。

　アディクションと愛着に関する本を私が書こうと思ったきっかけについて、

できれば教えてほしい、と小林医師から依頼されたので、少し説明しておきたい。理由はいくつもあるのだが、その中でも特に2つがすぐに私の頭に浮かんだ。一つは学生時代の個人的な思い出であり、もう一つは私の仕事に関連した思い出である。まず前者から話をさせてもらうと、かつてまだ私が心理学部の若い学生だった頃、酒を飲んだり薬物を使ったりすることは、たいていのアメリカの大学のキャンパスで横行していた習慣だった。もちろん、私が通っていた大学も例外ではなかった。親しい友人たちや同級生たちが大学入学後、実家と親の監視の目から離れて1年も経たないうちに、ひどい酒の飲み方と薬物の使い方に陥っていく姿を私は目撃することになったのだ。もちろん私の同級生や仲間たちの中には、ほどほどに酒をたしなみ、薬物を使うにしても特に悪影響をもたらさない程度に抑えられている人たちも決して少なくはなかった。一方で、薬物やアルコールの乱用がどんどん悪化していき、社会的、個人的、身体的、そして心理的にさまざまな害が生じるに至った者たちもいた。その後、成人になって親友たちや同級生たちとの交友関係がいっそう深まるにつれて、誰がアディクトになり、誰がならないのか、ということをある程度の確率で事前に予測できるような、明らかなサインなどどこにも存在しない、という事実を私は何度も突きつけられたのだった。大学時代の私たちは誰もが、似たような家庭で生まれ育ち、社会的、文化的背景もほとんど違いがなかった。学習理論や知能のレベル、遺伝的素因、あるいは道徳心の低さや意志の弱さなどといった説明は、どれもアディクションの原因を説明するには不十分で、根拠が薄弱であることは明らかだった。

次に私の仕事にまつわる思い出に移ろう。私が大学院で博士号を取得し、心理士としてインターンの期間を終えた後、私は幸運にも、とある大都市で精神科医と心理士たちが集まって開業していたクリニックに職を得た。そこではアディクションや、それ以外の幅広い精神障害に悩む患者たちに心理療法が提供されていた。そのクリニックで働いていた医師たちの多くは、アルコールや薬物のアディクションから回復した人たちだった。そこでの臨床経験は、私にとってその後何十年にわたって、アディクションの患者たちと、それ以外の精神障害者たちとの特徴を比較するうえで、またとない機会であった。そのような学び多き職場環境においても、たまに薬物やアルコールを使用する患者たちのうち、なぜ一部の者たちはアディクションを発症しやすく、その他の者たちは物質乱用や身体的、心理的依存の餌食とならずに済むのか、という私の長年の

謎は深まり、ますます私の関心はその問題へと引き寄せられていったのである。その後、私は大学の教員として過ごした時期もあり、最先端のアディクション研究に絶えず触れながら何冊もの本やトレーニング・マニュアルを出版し、たくさんの論文を発表していったが、私が抱えていた謎に対して満足のいく回答が得られることはなかった。アディクションを発症する原因は生まれついた遺伝子で決まっていると主張する仮説は、次第に信憑性を失っていった。なぜならエピジェネティクス［訳注1］という新しい科学が、アルコール症に関連した固有の遺伝子が何％あるか、などといくら研究しても生物学的に無意味であることを明らかにしていったからである。エピジェネティクスの研究成果は、アディクションの主たる原因は遺伝にあるのか、それとも環境にあるのか、といった古い二元論的な議論に終止符を打つことになった。そして神経科学の進歩によって、そのような議論は単にアルコール症のみならず、あらゆる発達過程や行動面での変化を語る際にも無意味であることが証明されていったのである。エピジェネティクスが指し示すものは、いまや明白で疑う余地がない。成人になってからも、環境や体験によって人の脳や遺伝子発現は変わりうるのである。こうして私には、どのようなタイプの社会的環境が人をアディクションに陥らせやすく、またどのような集団の環境がアディクションに対して保護的に働くのか、という問いが残されることになった。やがてボウルビィの愛着理論が、私に非常に説得力のある説明を与えてくれることになったのである。

　私が自著『アディクション患者に対する集団精神療法』の第3版（2007年）につながる研究に取り組んでいる時、偶然ジョン・ボウルビィの研究と愛着理論に出会った。それこそが、長年探していた答えを私に与えてくれたのである。その理論は、なぜ多様な社会的経験や文化的背景をもった人々のうち、ある人たちだけがアディクションを発症しやすく、その他の人たちは発症しないのか、といった問いに答えてくれただけではない。アディクションの治療の方向性を指し示してくれるような、パラダイム（概念枠）も与えてくれたのである。さらに愛着理論は、力動的精神医学の関係性モデルと、アルコホーリクス・アノニマス（AA）の12ステップ［訳注2］を結びつける架け橋も提供して

　［訳注1］生まれつきもっているDNA塩基配列の変異だけでなく、生活環境からの影響など後天的な作用で遺伝子が変わりうることを研究する学問分野。
　［訳注2］第2章56頁の表を参照。

くれた。愛着理論というパラダイムは、あらゆる良質な理論がもっている特徴を兼ね備えている。それは、さまざまな理論の視点を結びつける連絡通路となり、それまで混乱と矛盾に満ちていたアディクションの原因や治療を語るうえで、単純明快さをもたらしてくれた。しかしより重要な点は、その華麗なほどの明快さだけでなく、愛着理論はきわめて実践的で、実用的でもあることを自ら証明してくれたのである。ルーイスら（Lewis et al., 2000）はこのようなニュアンスを次のような言葉で完璧に表現してくれている。「愛着とは単なるよくできた仮説なのではない。それは人間の法則である」。

　1990年代後半は「脳の時代」とも言われる。（脳画像や脳機能マッピングなど）新たな技術の進歩により、神経科学が生み出す成果が蓄積していき、脳科学者たちはいかに私たちの脳と中枢神経系が社会的な関わりに反応するのか、さまざまな科学的知見を組み合わせ、解釈するための理論的枠組みを見出そうとした。こうして、神経科学から得られた新しい発見は、愛着理論を感情制御理論へと変容させていったのである。幼児期の発達や、奇異な状況（strange situation）、安全基地（secure base）、そして愛着スタイルなどに焦点を当てたボウルビィとエインスワースの初期の理論や中核的概念は、より複雑で臨床的に重要な、成人の心理療法モデルへと拡張されていった。ヒトは社会的な哺乳類であり、あらゆる社会的な哺乳類は感情を同じタイミングで交わすことによって、互いの生理学的条件を調節し合い、互いの神経系の内部構造を変形させる。このようなインタラクティブな相互制御関係こそが、愛着の基盤なのである。

　発達初期に安定した愛着の絆を確立することに失敗すると、その後、感情を制御する能力が低下してしまう、ということは、神経科学における最も重要な発見の一つである。半世紀にわたる愛着研究は、発達初期において重要な養育者との間に身体を介して律動的な情動調律を体験した結果が、その後、情動を制御する能力を獲得していくうえで重要な役割を果たしていることを明らかにしている。慢性的な情動調律の失敗体験や、養育放棄（ネグレクト）、あるいは虐待の既往は、その後、人が自らの負の感情に対処していくうえで困難をもたらす。このような観点から見れば、愛着はそれ自体が目的なのではなく、むしろ表象システム［訳注3］を発達させ、他者との協働的、協力的な生活を可能

［訳注3］視覚、聴覚などさまざまな感覚系。

にすることで、人間を生存しやすくさせてくれるものなのである。そして人間の脳は、そのような他者との協働的生活を可能にするための装置なのだ。

　さまざまな研究成果は同じ結論へとつながっている。私たちの中枢神経系は自己完結型の、閉ざされた系なのではない。あらゆる社会的な哺乳類は、自らの中枢神経系を最適なレベルで維持し続けるために外部からの制御を必要としている。感情を制御してくれる外部からの助けがなければ、私たちは誰もが感情の制御が不能な状態に陥ってしまう。感情制御理論は、私たちが進化の過程によって生み出してきた方法、すなわち他者を介するという方法で自らの中枢神経系を制御することができなければ、代わりにそれ以外の情動制御可能な外的手段に頼らざるをえなくなる、と教えてくれる。そしてそのような外的手段の多くは、アディクションをもたらすものなのだ。

　小児期の発達研究によれば、不安定な愛着と安全基地の欠損をもたらす最大の予測因子は、養育者の不在や、過剰にストレスにさらされ、不安定で、支持的でなく、重い心理的負担を抱えた養育者の存在であるという。養育者の不在や、上述したような養育者の存在は、子どもが初期に達成しなければならない発達課題の獲得、つまり子どもが感情を制御するための神経ネットワークの構築を困難にする。神経科学が発見した成果のうち、最も重要なものの一つは、発達初期に安定した愛着の絆を確立できない場合、その後の人生において自らの感情を制御する能力が障害されてしまう、という点にある。相互制御体験は自己制御能力を向上させる。精神障害の多くが、感情の自己制御能力の障害に起因していることは、数えきれないほどの研究成果によって明らかにされている。不安定な愛着関係しかもっていない人は、過剰な怒りや過剰な羞恥心、過剰な不安、過剰な悲哀などといった感情を抱えるリスクを背負っているのである。感情制御能力に欠けていることは、自己制御ができないことによってさらなる対人関係の喪失がもたらされ、対人関係に対処するスキルがますます乏しくなり、結果的にその後の人生において負の感情を制御することがますます困難になる、という悪循環に陥る危険性へとつながっているのである。

　愛着理論という観点からアディクションを見れば、アディクションの治療について一つの基本的かつ単純な前提が導き出されることになる。すなわち、物質乱用者たちが相互に満足できる対人関係を確立する能力を獲得するまでは、アディクションの再発に陥りやすい状態が永遠に続いてしまう、ということである。したがって、アディクション治療を成功に導くためには、アディクト本

人が健康的な対人関係を確立する方法を学ばなければならない。このある意味で過剰に単純化された愛着理論の描写は、アディクションの核心を突いているとはいえ、アディクション治療における患者支援の繊細さや複雑さを十分に表現できているわけではない。愛着理論が提示してくれる大前提の重要性を認識するためには、私たちが自らの感情を制御する能力は生物学的に規定されており、それは私たちの幼少期の愛着体験の長さと強さに関連しているということを忘れてはならない。外的な感情制御手段を必要としている状態は、決して一定の年齢や時期だけに限られているのではなく、人生を通じて存在しているのだと愛着理論は主張する。このような見方に立てば、物質乱用とは、健康的に感情を制御してくれる愛着関係を確立することができないことの結果であると同時に、その制御不能な状態に対する解決策なのである。薬物やアルコールのアディクトたちが断酒断薬を達成するためには、回復を目指す仲間につながったり、治療同盟を結んだりする前に、まず乱用物質と結んでいる彼らの原初的で破壊的な関係性を解消しなければならない。そして最終的には、患者は治療環境から旅立ち、一般社会の中で他者との健康的な愛着関係を保つ能力を獲得していかなければならないのである。

　アディクションとその治療に愛着理論を適用することは、他者に頼らず迷惑をかけず、自立することを目指すがゆえに、あまりにしばしば自己と他者からの疎外という犠牲を払うことになってしまっているこの時代と文化において、いっそう重要性を増していると言ってよいだろう。この自立と疎外、という二律背反は、アルコールや薬物のアディクトたちにおいて、最も典型的に表れている。アディクトたちは驚くほど人に頼ろうとしない者たちであり、愛着から個体化へと至る連続線上の最末端に生きている。アディクトたちの自立や個体化とは、疎外と対人関係における相互性の欠如という代償のうえに獲得されたものなのだ。愛着理論は、古典的な精神分析理論の一者心理学からの離脱を意味しているだけではない。常に他者との関係性の中で存在している、という人間の基本的な存在概念も含んでいる。愛着理論が言うように、効果的な心理療法は、人間存在の本質は個体性ではなく、社会性にあるという前提のうえに成り立つのである。

　　　2018年11月14日　　　　　　　　フィリップ・J・フローレス

推薦の序

エドワード・J・カンツィアン（精神科医）

ハーバード大学医学部
ケンブリッジ病院・テュークスベリー病院［訳注1］
臨床教授（精神医学）

　アディクション［訳注2］とは、自らを制御することができない病である。アディクションを引き起こす物質に依存してしまう人は、自らの感情、日常生活、自尊心、そして対人関係を制御することができない。この記念碑的な、示唆に富む著作の中で、フィリップ・フローレスは、なぜ人がアディクションに陥ってしまうのか、という問いに対する答えを網羅してくれている。しかし彼が特に明らかにしてくれたことは、物質使用障害［訳注3］に陥りやすい人たちが最も問題を抱えているのは、対人関係の領域なのだ、という点である。フローレスが愛着障害としてのアディクションを強調していることがきわめて重要であるのは、なぜある種の人たちが、人に頼って問題を解決したり、人とつながろうとしたりするのではなく、あれほど必死になって化学物質を用いて解決し、化学物質につながろうとするのか、という問題に対して、彼が幅広く学術的かつ臨床的な答えを提示してくれているからである。

　力動的精神医学がいまだ発展途上にあった初期の理論家たちは、人間を突き動かす衝動は本能的な快楽や満足に対する欲求にある、と考えていた。しかしフローレス博士は、むしろ私たちは本来、人間的な愛着や安心感に対する欲求によって突き動かされ、支配されている生き物なのだ、と説得力のある議論を

［訳注1］2018年現在、両病院はすでに退職しており、開業医をしつつ、医学部で教育活動は続けている。
［訳注2］原語の addiction に「依存症」という訳語を当てると、どうしても狭い意味でのアルコール・薬物依存症が連想されやすい。本書はギャンブルやインターネット、買い物などといった嗜癖行動も含めた依存症的行動全般に共通する精神病理がテーマであるため、依存症的行動の総称として、原語のままの「アディクション」を訳語として採用した。
［訳注3］アメリカ精神医学会の診断基準に定められている用語で、アルコールや薬物など何らかの物質の摂取の仕方が障害されている病態を指す。定義上、軽症な患者も含んでおり、従来の「依存症」より幅広い概念である。

展開している。フローレスは読者の導きの糸として、繰り返し愛着理論に立ち戻っているが、アディクションの病理に関する単純な、あるいは還元主義的な定式化を期待する読者は裏切られることになるであろう。彼は複数の、時には相反する考え方を非常に詳細に、そして勇敢に議論のまな板に乗せる。そしてアディクションという病の理解と治療について、単線的で、二者択一的な議論へと収斂させるのではなく、むしろ統合的に考え、文章を綴る。だからこそ、「断酒断薬」対「ハームリダクション」などといった論争や、節酒主義者をめぐる論争、そして物質使用障害と他の精神障害のどちらがニワトリでどちらが卵なのかという論争についても、フローレスはひるむことなく検討し、双方の主張を比較し、批判することができるのだ。ただ抽象的な理論にだけ興味のある者たちにとっては不満かもしれないが、本書が与えてくれる刺激によって、アディクションという病の複雑な構造はより深く、より詳細に把握できるようになり、私たちの理解の幅はさらに広がっていくであろう。

　フローレスは多面的でバランスのとれた生物心理社会的モデルに立脚しつつも、やはりその議論の中心となるモデルは力動精神医学であると言ってよい。彼は鮮やかで明瞭な言葉を駆使して、力動的な理論モデルを展開しているが、それは決して空疎な前提に基づく還元主義的な思考ではない。欲動と葛藤から何でも説明しようとする時代遅れの精神分析理論は、分離と個体化が発達の最終到達点であるとしていたが、むしろ生涯にわたる人と人との相互依存性こそが、いかに人間にとって必要不可欠な法則であるか、本書を通して読者は気づかされるであろう。愛着を求める本能的欲求の生物学的根拠に絶えず立ち返りつつも、フローレスは、なぜ確固とした愛着関係を心理的に作り出し、維持することが人間にとって安全、安心、そして幸福の基礎となるのか、何度も繰り返し説得力のある説明を提示している。本書にあるように［訳注4］、「単なるよくできた仮説なのではない。それは人間の法則である」。フローレスによれば、内的欲動と無意識のファンタジーを重視する古典的な精神分析理論と、愛着理論は似て非なるものである。個人の抽象的な心の世界よりも、むしろボウルビィによる母子の絆の観察を見てもわかるように、重要なことは、人の生涯を通じて現実の対人関係の世界で何が起きているのか、ということであり、欲動ではなく愛着こそが「一次性動因」［訳注5］なのである。著者は愛着の機能

［訳注4］第3章冒頭57頁の引用文を指す。
［訳注5］他の原因によって説明されない人間を突き動かす主たる衝動。

について探究する流れで、愛に関する科学的議論にまであえて触れている。

　フローレス博士が臨床家としてだけでなく、研究者としても優れた才能の持ち主であることは、豊富な症例が巧みに織り込まれていることや、アディクションや力動精神医学の理論家たちについて幅広く引用や解説がなされていることを見ても明らかである。症例の描写では、彼が共感的に傾聴し、患者が対人関係面で必要としていることに適切に応答していることが映し出されている。また学術的な記述では、知的にひるむことなく、アディクションの病理や本質について論じたほぼすべての先行研究や最近の研究者たちの理論や研究成果を網羅して的確に引用し、評価を加えている。

　本書では共感性に溢れた臨床と、的確な学術的記述の組み合わせにより、心と体の関係性に関してこれまでしばしば論じられてきたデカルト的二分法は突破されている。そしてフィリップ・フローレスは、心理的養育や人と人とのつながりが人間にもたらす影響と、本書で語られるところの愛着の生物学とがいかに不可分であるか、読者にとって理解し、納得しやすい形で説明してくれている。さらに、人生の早い段階で体験された対人関係面での欠損や外傷が、いかにしてわれわれの脳に刻み込まれ（つまり「刷り込まれ」）、成人後、アディクションなどの病的で強迫的な行動といった形で反映されることになるかという点についても明らかにされている。

　フローレスは、誰もが認めるように、脳と心、大脳辺縁系と新皮質、そして精神の内界と現実世界とが不可分であることを繰り返し読者に伝えている。彼は私たち読者に必要な地図もメニューも与えてくれているが、それはとても精緻なものである。神経生理学や社会について論じた部分では、乳幼児期から始まって成人に至るまで、そして対人関係の領域から社会適応に至るまで、私たちに突きつけられるさまざまな課題の迷路を、フローレスは案内してくれる。そして、私たちの心から大脳辺縁系へと至り、そしてまた辺縁系から心へと戻っていく過程が描かれていく。彼は、その過程のどの部分においても何らかの破綻や障害が起きれば、あらゆる哺乳類にとって重大な影響が生じることを、私たちに教えてくれるのだ。私たち人間にとって、それは心理的構造や自己制御における自己愛的な欠損を生み出す主たる原因であり、特にアディクション的な行動もそこから生まれやすい。著者の文章は、巧みに旧来の常識を打ち破り、私たちの情動を司る脳がいかに頻繁に言葉も認知もなしに周囲の人間と共鳴し合っているか、という点を明らかにし、より深い理解を私たちに与えてく

れている。

　フローレスが指摘している重要なことは、脳と心に根ざしている情動的な対人関係の絆は、私たち自身と他者との、さまざまな配慮と安心をもたらしてくれるつながりの中でも最も大切なものである、という点にある。そのような絆がなければ、私たちの行動は障害され、時にアディクションが生み出される。著者はある種特別なヒューマニズムを高らかに謳い上げ、私たちにしばしば二元的に解釈されがちな心と体の分裂状態を理解し、橋渡しをし、そして統合するよう訴える。そして驚くほどの正確さで、フローレスは神経細胞レベルにまで議論を落とし込んでいく。乳飲み子の最初期の体験が適切な刺激を神経細胞にもたらせば、細胞から樹状突起が生えてくる（「開花する」）し、年齢不相応な刺激であれば、神経細胞の成長停止（「間引き」）が起きるという。現実の世界が私たちの脳、特に情動を司る脳を形作り、影響を与えるメカニズムは、今やここまで明らかになってきているのである。

　フローレス博士は愛着スタイルを概観し、社会や養育者の愛着に関する傾向がどのような影響を与えているのか、明らかにすることで、効果的な治療の核となる部分について私たちの理解を助けてくれている。養育者からの影響によって愛着パターンが安定することも、不安定になることもあるように、セラピストもまた、その関わり方によって患者やクライエントたちが周囲との関係でトラブルに陥るパターンを修正することも、永続化させてしまうこともできるのである。そしてフローレスは、巧緻で刺激的な議論を積み重ねながら、私たちが対人関係において他者とつながる（あるいはつながらない）方法に障害を抱えていることについて明確化と修正を行っていくうえで、個人療法やグループ療法が問題を映し出す鏡の役割を果たしてくれることを臨床家たちに教えてくれている。

　フローレスは、アルコールや薬物のアディクト［訳注6］たちの乱用物質に対する愛着が強力であることを正しく指摘しており、断酒断薬を確立することを目指す支持的な他者たちが同程度に強力な対抗力をもたらすことが何よりも必要であると論じる。そしてAA［訳注7］への参加と臨床家との積極的なつ

［訳注6］何らかのアディクション（依存症）の問題を抱えた人を指す。「依存症患者」や「依存症者」などと訳されることもあるが、前者は本来医療につながっている者だけを指し、後者はアルコールや薬物といった物質依存の患者だけを連想させるニュアンスが強いため、本書では原語どおりの「アディクト」という訳語を当てることにした。

ながりの組み合わせが、回復の第一段階で必要な断酒断薬を達成するために最も有効であると言う。AA は、ナラティブと他者との交流を生み出す環境を提供してくれるため、自己破壊的行動の修正を促し、自己内省を促進する効果がある。臨床家との感情を伴ったつながりは、他の何よりも重要な治療同盟を作り出し、アルコール症というアディクションを抱えた人を当初 AA などの継続的なグループにつなぎとめてくれる。その後、臨床家と患者との関係性は治療的作業の根底を形成するようになり、個人あるいはグループの心理療法という場において、必要なパーソナリティの変容が生じるのである。

　アルコールや薬物に依存している患者の治療に当たっている臨床家であれば、それが原因であれ、あるいは結果であれ、アディクションという精神障害の中心に、想像を絶するほどの苦悩が存在していることを疑う者は誰もいないであろう。しかし最も苛酷な運命は、苦悩を抱えることそのものなのではない。最も苛酷なのは、孤独に苦悩を抱えることなのである。この点についても、本書において、フローレス博士は、患者の苦悩に接近し、その孤立と孤独に打ち勝つためには、アディクト本人の障害された愛着に焦点を当てることが不可欠である、と雄弁に語っている。自助グループと、個人ならびにグループ療法を組み合わせていくことにより、患者の苦悩は軽減され、苦痛を永続化させてしまう性格やパーソナリティの構造に必要な変化をもたらすことができるのだ。

　アディクトたちは対人関係面でつながりを失い、孤立し、人に頼ることを極端に嫌っていることから、AA やグループ療法、個人療法などから、関わりやつながりを受け取ることが不可欠なのである。フィリップ・フローレスは、説得力のある議論で、愛着志向療法（Attachment-oriented Therapy：AOT）の重要性を指摘する。それは特定の心理療法の技法というよりは、彼によれば、患者に向かう援助者の態度なのである。本書においてフローレスは、喜ばしいことにこの100年間で心理療法がどれほどの変化を遂げてきたか、明らかにしている（そしてフローレス自身もまた、本書によってその変化に寄与している）。その変化は、私たちが複雑な心理技法の問題にとらわれすぎる必要はないこと、むしろ単純に、そして本質的に、セラピストがいかに振る舞うべきか、そして「治療関係における適切な情動の環境をいかに作り出すか」ということのほうが重要であ

［訳注7］アルコホーリクス・アノニマスの略。アルコール依存症患者本人たちが集まる自助グループのこと。

る、と私たちに教えてくれている。そしてそれは最も正確かつ簡潔に、効果的な治療関係とはどのようなものなのか、ということを説明していると言ってよい。

　AOTでは共感的な傾聴と、患者の心理的必要性に対する情動調律こそが、患者に治療的理解と変化、そして成長をもたらすために最も頻用される「主要通貨」である。アディクションを愛着障害という枠組みでとらえようとするフローレスの考え方の強みは、それが単に治療を効果的に、そして賢く導いてくれる理論であるばかりでなく、適切に適用され、実践に移すことによって、治療が理論と共鳴し合い、理論を強化する方向に働くという点にある。本書におけるフローレスの業績は、画期的であると言ってよい。なぜなら彼は簡潔明瞭な言語に乗せて、心理療法全般だけでなく、特にアディクションに対する心理療法を効果的に実践することについて語ってくれているからである。AA、グループ療法、そして個人療法を構成する不可欠な成分とは何か、という問題に対して、日々の実践と経験的な知見が教えてくれることを含め、幅広く理論と実践の間に横たわるあらゆる隙間を、彼は本書によって埋めてくれた。他者の苦痛や苦悩に対して、臨床家たちはいかに（安心と変革を与えるような）人間性で応えていくべきなのか、初学者であれ熟練の臨床家であれ、誰もが考え続けることを、フローレスは促している。そういう点でも、本書はすぐれた著作であると言えるだろう。愛着障害としてのアディクションという彼の理論は、アディクションという障害に苦しむ者たちにとって、愛着がいかに重要であるかを、明白に物語っているのである。

目　次

第1章　愛着障害としてのアディクション……19

愛着理論と自己心理学　22
クロス・アディクション　23
愛着障害としてのアディクション　25
複合アディクションの精神力動　26

第2章　愛着関係の障害がもたらすもの——対処行動としての物質乱用……32

アディクションと他の精神障害のどちらが先行するのか　34
断酒は回復の必須条件なのか　36
どこからがアディクションなのか——基準の問題　38
アディクトなのか、それとも乱用者レベルなのか——鑑別診断　41
精神障害とアディクションの関係　44
パーソナリティの病理とアディクション　50
併存精神障害　52
力動的精神医学の関係性モデル——治療への統合　53

第3章　アディクション治療における愛着理論の意義……57

愛着と生物学——歴史的影響　60
アディクション治療に対する愛着理論の意義　62
愛の一般理論としての愛着　83

強迫的世話　　86

第4章　アディクション──自己修復の試みと挫折の過程……………94

　　　自己心理学　　95
　　　共　感　　98
　　　自己愛　　99
　　　自己対象　　100
　　　自己対象関係と転移　　101
　　　AAと自己対象機能　　102
　　　自己修復の方法　　104
　　　健康的な自尊心の再構築　　106
　　　健康的な自己愛と不健康な自己愛　　107
　　　「アディクション」の新しい定義　　110
　　　欠損理論としての自己心理学　　112
　　　自己治療仮説と感情の調節　　114
　　　感情調節理論　　116
　　　依存と病理　　116
　　　自己対象転移とその治療的意義　　122
　　　心の構造と内的作業モデルの相同関係　　124
　　　生涯にわたる自己対象への欲求と感情調節　　126
　　　AAと自己愛　　127

第5章　効果的な治療の原則──愛着の視点から………………131

　　　心理療法は人にどのように作用し、なぜ効果的なのか　　131
　　　潜在記憶　　136
　　　効果的な心理療法の原則──ケンドールの法則　　139
　　　アディクション治療と愛着　　143

第6章　治療初期──愛着能力を生み出す………………147

　　　治療初期に目指すべきこと　　148
　　　アディクション治療は介入の時期とタイミングが重要　　149

治療初期に問題となりやすいこと　　151
　　　満足と不満　156
　　　セラピストの情動調律機能　　157
　　　アレキシサイミア（無感情症）　　158
　　　トラウマ・ボンディング（外傷性の絆）　　161
　　　神経心理学的な障害　　165
　　　動機づけと変化の段階　　166
　　　再発防止　169
　　　生活史の重要性──現象学的観点から見たナラティブとAA　　171
　　　「パーソナリティ」の障害　　177
　　　ナラティブと生活史　　178
　　　ナラティブと愛着　　179
　　　患者が自らをアルコール症者と名乗ることの治療的意義　　181

第7章　**治療後期の課題**　………………………………………　183

　　　感情は自己発見とセルフケアのために不可欠である　　183
　　　治療後期における再発　　188
　　　アンヘドニア（無快感症）とアディクション　　190
　　　治療後期に気をつけること　　191
　　　治療同盟の重要性　　192
　　　相互性と依存性　　197
　　　治療のまとめ──愛着障害としてのアディクション　　201

第8章　**愛着と治療同盟**　………………………………………　204

　　　愛着志向療法の原則　　205
　　　アディクションと作業同盟　　209
　　　研究と治療同盟　　215
　　　治療同盟──その本質と重要性　　218
　　　愛着スタイルと治療同盟　　220
　　　セラピスト側の役割　　222
　　　研究から得られたエビデンス　　225
　　　共　感　226

柔軟性　236
　　陰性の治療過程の扱い方　248
　　決裂した治療同盟の修復　250
　　患者側の役割　257
　　治療の初期段階　258
　　患者がセラピストを「テストする」仮説　260
　　治療同盟とアディクション――特別に配慮すべきこと　269
　　危機状態によって発動する患者の愛着システム　270

第9章　**アディクションと愛着志向療法――長期的な意義**……………279
　　理論的不確実性　282
　　結びの言葉　290

　　文献　295
　　訳者あとがき　307

愛着障害としてのアディクション

第1章

愛着障害としてのアディクション

> 私たちアルコール症者が健全な対人関係をもつことは難しい。
> 私たちは相手の心を人質に取ってしまうからだ。
> Alcoholics Anonymous member

　パーティに参加するのに少々緊張している？　それなら何杯か酒を飲めばいい。異性に話しかけるのが難しい？　覚せい剤かコカインを少しばかりやれば、舌の回りがよくなり、話が盛り上がって、あなたはきっと人気者になるだろう。あなたの上司や偉い人たちを自宅に招いて夕飯を振る舞わないといけない？　何錠か精神安定剤を飲めば、きっとあなたは気持ちが楽になるだろう。外出して、誰か新しい人に会わないといけない、とただ考えるだけでもう頭がパニック状態？　それならそのまま家にいて、マリファナを吸ってリラックスすればいい。結局のところ、人間関係なんて当てにならないことだらけ。マリファナとの関係のほうがはるかに信頼できるし、自分でコントロールもしやすいのだから。
　こんな思考パターン、あなたにはわかるだろうか？
　幸か不幸か、この21世紀に暮らす私たちの多くが、対人関係にまつわるさまざまな不安や困難に対処するために、アルコールや薬物に頼るようになってきている。もちろん、ほとんどの人たちは上手にアルコールや薬物と付き合って、長期にわたって生活に害が生じたり、危険な状況に陥ったりすることはない。普通ならアルコールや薬物にほどほどに頼ることを学び、害が増えてくるようならやめることができるのだが、ある種の遺伝的な素質や生まれつきの性格などといった条件が重なった一部の人たちは、心の問題を抱えやすく、時と

してさまざまな精神作用物質に過度に依存し、アディクションを発症しやすい。

　とはいえ、アディクションを発症する道のりは単純な一本道ではない。近年の数多くの生物学的研究によれば、長期にわたってアルコールや薬物を使用し続けると脳の機能が変化し、やがて多くの人たちが一度でもアルコールや薬物を使い始めるとやめられなくなってしまうという。ある人にとっては、このコントロールが効かなくなる状態はすぐに訪れるし、ある人たちは長年使い続けてもなかなかコントロール喪失状態に陥ることはない。いずれにせよ、初めのうちは苦手な対人関係上の問題に対処しようとして始まったアディクションが続いていけば、いつの日か他者と愛着関係を結ぶ能力はさらに低下してしまうのである。長期にわたる物質乱用は、その物質の毒性によってゆっくりと脳や末梢神経の働きを障害していき、正常な心の働きをむしばんでいく（Parsons & Farr, 1981）。その結果、物質乱用を始めた当初の対人関係能力は、さらに低下していくことになる。すると対人関係で生じるストレスに対処することはますます難しくなり、よりいっそうアルコールや薬物への依存の度合いが高まっていく。それがさらに人間関係を悪化させ、ますますアディクションで対処しなければならなくなる、というパターンが繰り返されていくのだ。

　３ヵ月前、マイクという男性がセラピストを訪れたのは、うつ状態がひどく、死にたい気持ちに苦しめられていたからだった。セラピストは彼に抗うつ薬による薬物療法とカウンセリングを勧めたが、やがて数週間の治療経過の中で、マイクがとても孤立した生活を送っていることが明らかになっていった。彼は職場の同僚以外ではほとんど人との接触がなく、最近数ヵ月は引きこもり傾向がさらに悪化しているようであった。セラピストがマイクに一番うつ状態が悪化するのはどんな時か尋ねてみると、マイクはこう答えた。「週末が最悪なんです。金曜の夜に帰宅した後は、週明け出勤するまでずっとアパートに引きこもっています」。もともと社交的なタイプではなかったものの、２年前に転勤のためこの町に引っ越してきて以来、「もう二度と人から拒絶されたくない」という気持ちが頭から離れないという。転勤の５年前に離婚したことをきっかけに、彼は新しい友達や恋人を作らなくなっていた。「もう無理なんです。遠くで暮らす元妻のもとに子どもたちもいるのですが、元妻が再婚してからというもの、子どもたちとまったく連絡がとれな

くなってしまった。息子や娘は、もう私になんか電話してくれないんですよ」

週末はどう過ごしているのか、セラピストが尋ねてみると、マイクは「DVDを何枚か借りて、あとは12本入りのビールを2〜3パック買ってくる」と答えた。さらにカウンセリングを進めてみると、彼が人との関係をあきらめ、引きこもるにつれて、そのぶんアルコールに頼って他者から拒絶される恐怖と孤独感をやわらげようとしていることが明らかになっていった。自らの孤独感をアルコールに頼って改善しようとする独自の対処行動がかえってうつ状態を悪化させ、状況をさらに難しくしていることは明らかだったが、ビールで酔いが回った彼の脳はそれに対してどうすることもできなかったのである。もともと社交的ではなかった彼にとって、アルコールの量が増え、その毒性が脳をむしばみ始めると、日々の生活能力まで低下していき、さらに自信を喪失する状況へと悪化していったのだった。完全に断酒するか、せめてビールの量を減らすことを当初セラピストが提案してみたところ、彼は完全にパニック状態になり、こう抗議したのだった。「何を言ってるんですか？ あのアパートの部屋に、飲まずに一人でいろって言うんですか？ 酒だけが自分の唯一の心の安らぎなんですよ。この苦しい気持ちを少しでもやわらげてくれるものがまったく何もなくなってしまったら、僕はもう生きてなんかいられないですよ！」

マイクの例を見てもわかるとおり、アディクションの問題を抱える人たちは、全員が初めから致命的に対人関係に破綻をきたしているわけではない。多くのアディクトたちはもともと対人関係に多少は困難を抱えているものだが、長年アルコールや薬物を使用し続けることが直接の引き金となって、徐々に社会的な機能不全へと陥っていくのである。生まれつき他者と愛着関係を結ぶ能力が障害されていたのか、それとも長年の物質乱用の結果として愛着関係を結べなくなってしまうのか、という問題は、アディクト本人の回復を支援していく際にはさして重要ではない。どちらの場合でも、支援の方法は結局同じだからである。愛着理論は、人間がたった一人で自らの感情を完璧にコントロールすることなど不可能である、という立場をとる（Lewis et al., 2000）。その観点からアディクトたちを見てみると、機能不全に陥っている愛着スタイル（たとえば不安定な回避型、アンビバレント型、無秩序型）を彼らが克服し、対人関係の中で

健康的に感情をコントロールする能力（安定的な愛着関係と共感性）を獲得しなければ、アディクトたちは強迫的なアディクション（たとえばアルコール、薬物、セックス、ギャンブル、仕事など）を永遠に選び続けるしかないのである。

愛着理論と自己心理学

　愛着理論（Bowlby, 1979a）や自己心理学（Kohut, 1978）に理解のあるアディクションの専門家たちは、アディクションと健康的な対人愛着関係とは反比例の関係にあることを熟知している。アルコールや薬物が止まっていないアディクトたちが、通常の健康的な対人関係において生じるさまざまなストレスに適切に対処することは、100％不可能ではないにしろ、きわめて難しいものである。このことは物質乱用者と向き合っている熟練のアディクションの専門家たちなら誰もが気づいていることであり、アルコホーリクス・アノニマス（Alcoholics Anonymous：AA）のメンバーたちも感覚として理解しているものである。1940年代初頭に AA が発足して以来、メンバーたちは互いにこう言い聞かせてきた。「私たちアルコール症者が健全な対人関係をもつことは難しい。私たちは相手の心を人質に取ってしまうからだ」と。

　回復の道を歩み始めたアディクトたちは、長年自分たちの対人関係が健康的ではなく、不満足なものだったこと、他者から操作されたり、他者を操作したり、あるいは人間関係において必要以上にトラブルを抱え続けてきたことにやがて気づいていく。アディクトたちは感情が揺れやすく、嫉妬や不信、失望感など、数え切れないほどの感情の問題が、親しい人との愛着関係を支配してきた。新しい人と対人関係を結び、初めて会う他者と適切に会話を重ねていくことは、通常アディクトたちがもっている対人関係能力をはるかに凌駕する難題と言ってよい。多くの場合、アルコールや薬物を使うことは、少なくとも初めのうちは、彼らの不安に満ちた対人関係能力を補完する行為なのである。つまずいてばかりで不器用な彼らの他者との愛着スタイルに対して、アルコールや薬物は潤滑油のように作用し、一時的にせよ心の平安をもたらしてくれるのである。

　果たしてアディクトたちは治療によって乱用物質をほどほどにコントロールして使えるようになるのか、という点についてはいまだに議論が多く、この問題は第2章で詳しく論じることにする。ただここでは、これまでアディクショ

ン臨床を事実上支配してきた断酒断薬に基づく治療モデル（Miller, 1995）の不十分な点を補完する役割を愛着理論は担っている、ということだけを指摘しておきたい。アディクションからの回復のために断酒断薬を最優先とするAAの見解と愛着理論は十分両立可能である。アディクションを専門としている臨床家たちは、アルコールや薬物が止まっていないアディクトたちと治療的な信頼関係を築くことがいかに困難であるか、体験を通して知っている。アルコールや薬物に依存しているアディクトが治療者との愛着関係に入るためには、アディクトはまずアディクションの対象となっているものから離脱（脱愛着）しなければならない。なぜならアルコールや薬物は感情に強力に作用する物質であり、心理的な報酬効果も高く、アディクトが日々の生活で出会う他者との繊細な感情のやりとりなど簡単に覆い尽くしてしまう。つまり、アディクトたちの乱用物質に対する愛着関係は、苦痛に満ちた過去の対人関係を代償してくれるものであると同時に、未来の対人関係を阻害してしまうものでもあるのだ。

クロス・アディクション

　アディクトが一つのアディクションを手放したと思ったら別のアディクションを手に取っている、という行動パターンは、アディクション臨床では古くから知られていることであり、一般的にクロス・アディクションと呼ばれている。AA発足当初から、12ステップに基づくミーティングのメンバーたちは、新規参加者たちが易々と断酒に成功しても、すぐに他のアディクションにはまってしまうことに気づいていた。飲酒行動をやめたアディクトたちが処方薬やその他薬物の依存へと移行し、その後再びアルコールに戻ってしまうこともある。事前に警戒しておかないと、多くのアディクトたちは主たる依存対象を手放した途端、摂食障害やギャンブル、セックスにはまったり、タバコの量が急激に増えたりするクロス・アディクションに陥っていく。なぜならアディクトたちは、アルコールや薬物と最後のお別れをした瞬間から急激に不安が高まってしまうからである。アディクションの専門家たちにとって、この最後のお別れは非常に重要な意義をもっている。アディクションの世界に通じる最後の扉が閉まることで、それまではしばしば苦痛でしかなく、それゆえ本人が無視しようとしてきた対人関係の世界へとアディクトは本能的に入らざるをえなくなるからだ。そしてその先に、AAが回復と呼ぶ真の変容体験が待っているので

ある。

　AAに参加することで飲酒行動をやめ、それまでの対人関係にトラブルを与えてきたさまざまな性格上の偏りを修正し、生活スタイルを改善することができるようになるアルコールのアディクトたちが少なくないことは確かである。とはいえ、それら成功者たちの陰には、断酒を継続することに失敗し、他の強迫的なアディクションでみられるパターンと同じような自己破壊的行動を繰り返す者たちが大勢いることもまた事実である。彼らは再発を繰り返す中で、(たとえばコカインや大麻などの) 強迫的使用をやめようとして別の強迫的行動に置き換わるだけに終わってしまうこともある。多くのアディクトたちは過食になり、急激に体重が増加し、そしてまた急激にやせていく。彼らの摂食行動は、酒や薬物と同じように強迫的で、同じようにコントロール喪失状態へと陥っていくのだ。あるいは彼らはアルコールや薬物の場合と同じように強迫的に仕事に依存し、ギャンブルにはまり、セックスに溺れることで、空虚感や退屈、不安、抑うつ気分に圧倒されている現状から何とか逃れようとする。アディクションが止まらない彼らは、AAが回復と呼んでいる健康的なしらふの状態や心の平安を体験することはない。何らかのアディクションにとらわれている限り、たとえ酒が止まっていたとしても、彼らはAAの言うしらふの酔っ払い状態なのであり、もともともっている強迫的な性格傾向は何ら変わっていない。AAで読み続けられているビッグブック (Alcoholics Anonymous, 1939) も、「AAのプログラムを受けるには重病すぎる」人がいて、すべての人にAAが有効であるわけでもないと認めている。「彼らは不運な人たちなのだ。自らの行いの結果というよりは、もともとそのような素質を持って生まれてきたとしか言いようがない人たちもいる。彼らは誠実さや実直さが要求されるような生き方を理解し、実現していく能力に生まれつき乏しい者たちである。彼らはまず回復にまでたどりつけないであろう。その他、感情や理性に重大な病を抱えた者たちもいる」(p.58)。

　ビッグブックの言うところの「重大な病」は多くの場合、強迫的な行動障害であることが多い。実際、アディクションと他の強迫的な精神障害は併存しやすいことが知られている (Orford, 1985)。セックス依存や性的倒錯、共依存 [訳注1] 関係、窃盗癖、買い物依存や横領・使い込み、ギャンブル、あるいは自

[訳注1] アディクションの援助者の間で多用される用語で、もともとは家族がアディクト本人の世話をすることをやめることができない病的関係性を意味している。

傷行為などといった生活を浸食し、破壊していくさまざまな行動は、互いに強い相関を示すことが多い。たとえばニコチンとアルコールのアディクションの間には強い相関関係がみられるし（Irons & Schneider, 1996）、セックス依存とコカインの使用（Washton, 1989）、買い物依存と摂食障害、ギャンブル（Carnes, 1991）との間にも相関関係を指摘する研究は多い。セックスのアディクションから回復途上にある75名を対象とした調査研究によれば、39％がアルコール・薬物のアディクションも抱えており、32％に摂食障害を、13％に強迫的買い物傾向を、そして5％に強迫的ギャンブルを認めたという（Schneider & Schneider, 1991）。行動のアディクションにまつわるこれまでの研究成果と一致して、強迫行動と強迫的なインターネット使用との間にも一定のパターンがみられたとする最近の報告もある（Morahan-Martin & Schumacher, 2000）。セラピストが初診時にインテーク（病歴聴取）をとる際、アルコールや薬物のアディクションで受診した患者が同時に他の強迫的な行動の障害を抱えていることに気づかされることは稀ではない。実際、回復過程の初期段階にあるアディクトがとりやすい行動パターンとして、アディクションを新たに別のものへ切り替えるか、同時並行ですでに抱えていた他のアディクションのほうを強化することが多いことも指摘しておきたい。根底にある自らの心の欠損が修復されるまで、物質乱用者たちは一つの強迫的行動を別のものに置き換えるパターンを取り続けることが多いが、愛着理論（Flores, 2001）と情動調節理論（Khantzian, 2001）はその現象を説明するうえで有力な理論であると言えるであろう。

愛着障害としてのアディクション

　以上のことから、アディクションは一種の愛着障害と見ることもできる。私たち人間は、単独で自らの感情を長期にわたって制御し続けることが生物学的に不可能なので、自らの情動を制御してくれる他者との愛着関係を確立することが困難な人の場合、親密な対人関係が欠けている状態を埋め合わせる代用物としてアルコールや薬物に依存しやすいのである。感情面で他者と親密な関係を維持することが難しいから、ある種の脆弱性をもっている人たちはさまざまな強迫的行動（たとえばセックス、食べ物、薬物、アルコール、仕事、ギャンブル、コンピュータゲームなど）を用いて耐えがたい心理的空虚感や不快感の脅威から意識をそらそうと試みる。だからこそ、たとえ一つの強迫的な行動パターンが放棄

されたとしても、もともとの自我構造の欠損が改善されない限り、また別の同様な行動パターンに置き換えられるだけに終わってしまうのである。

近年の愛着理論や自己心理学の研究成果によれば、機能不全に陥っている愛着スタイルは対人関係から満足を得る能力を阻害し、それがさらに対人関係を悪化させてしまうような内的作業モデル［訳注2］を本人に生み出してしまうという。初期の発達段階で複数の失敗体験を経ることで、人によってはアディクション型の行動パターンが強化されることになるのだが、ある意味でアディクションは自らの欠けている心の部分を修復しようとする誤った試みなのである。年齢ごとに各発達段階で必要とされる心理的な欲求が満たされないまま年齢を重ねていった物質乱用者は、「心の中」に欠けているものの代わりとなるものを「心の外」に常に求め続けるしかないのだ。

愛着理論は、子どもたちと養育者との間の人間的な絆を研究の対象とすることの重要性を科学的に証明してくれている。したがってアディクションと愛着関係との関連性を詳しく調べることの重要性についても、疑問の余地はないように思われる。もともと古典的な発達理論は幼少期の体験が成人後の精神病理に与える影響の大きさを認識していたものの、愛着理論が登場して初めて、それら幼少期の愛着関係がいかに重要であるかを明確に理解できるようになったと言えるだろう。長期間安定した親密な関係をもつことは、人の心を構成する不可欠な要素の一つである。そして長期間安定して支援してもらえる対人関係を構築することができない場合、それは発達初期の愛着体験に直接的な悪影響を及ぼすことになる。ある種の脆弱性をもった個体は効果的ではない愛着スタイル（Ainsworth, 1989）を克服することができない状態が続くと、アディクションという強迫的な行動を用いて心理的欠損を補完する方向へと駆り立てられていく。ルーイス（Lewis et al., 2000）はこのような生物学的レベルで駆り立てられる欲求の重要性をこう強調している。「愛着とは単なるよくできた仮説なのではない。それは人間の法則である」。

複合アディクションの精神力動

新米のセラピストから見れば表面上は治療がうまくいっているように思われ

［訳注2］ボウルビィが提唱した概念で、養育者との関係から生み出される自己や他者に関するイメージのこと。

る高機能な患者だったとしても、実際には多くのアディクトたちは複合アディクションの行動パターンを隠し持っていたり、あるいは基本的に強迫的な性質をもつ他の精神症状に自らのアディクションの症状を置き換えたりしているものである。それらの強迫的な行動は、アディクトが他者との関係から安定的な満足を得ることができないことから派生している。愛着理論は、感情の調節が自分以外の他者の協力なくして不可能であること、そして私たちはそれぞれが互いに対して情動調節機能を果たしている存在であることを明らかにした。だからこそアディクトたちは自らの心が抱える欠損が修復され、機能不全に陥っている愛着スタイルが改善されない限り、強迫的な行動障害を次々と置き換え続ける他ないのである。このような現象を取り巻く力動はアディクションの専門家たちがよく目にするものであり、以下のように分類されることが多い。

スイッチング：一つの強迫的行動をやめる代わりに別のタイプの強迫的行動が開始されること。
マスキング：一つのアディクションが他のアディクションの存在を覆い隠しているか、あるいは他のアディクションを正当化している状態。
融合：複数のアディクションが同時に存在しなければアディクト本人が効果を実感できないこと。
儀式化：一つのアディクションが他のアディクションでみられる行動パターンの一部となっている状態。
無感覚化：一つのアディクションに対する羞恥心が他のアディクションによって麻痺してしまっている状態。
脱抑制：一つのアディクションが他のアディクションに対する抑制を低下させてしまうこと。
交替：一つのアディクションから他のアディクションへと移り変わっていくパターンが固定化している状態。
強化：アディクション同士が相互に強化し合うこと。

このような力動をより具体的に読者に理解してもらうため、症例を提示しよう。若い男性精神科医であるアランは、2年も経たないうちに立て続けに2人の女性患者から性的に不適切な対応をされたと訴訟を起こされてしまったため、勤務先の管理者の命令で心理療法を受けることになった。話は3年

前にさかのぼる。当時、複数の医師たちが集まって新たに医療法人を立ち上げる準備をしていたが、医学部でアディクションについて十分な教育や訓練を受けた精神科医が一人もいなかったため、法人としてアディクション治療に詳しい精神科医を探していた。そこでアランに白羽の矢が立ったのである。アランは自分自身がかつてコカインのアディクションに陥って入院治療を受け、見事に回復した経歴をもち、その後は継続的に断薬できており、12ステップに基づく自助グループにも熱心に参加していたことから、開業準備中の医師たちはまさにうってつけの候補と当初思ったのである。実際、赴任後アランは夜遅くまで働き、患者たちからも慕われ、彼自身もすっかり仕事に惚れ込んでいた。彼が次々とアディクトたちをうまく治療へと導いていったために彼の外来はすぐに人気が出て、大変混雑するようになり、初診の予約も取りづらいほどであった。彼の能力の高さに対する名声は瞬く間に広まり、診察や指導に来てほしいという要望も相次いだ。

そのアランが訴訟トラブルを抱えることになって心理療法を受けにきた時、まず彼の治療を担当するセラピストが驚いたのは、その外見であった。細身で引き締まった体をしていて、服装も凝っており、頭髪は念入りに形を整えられていた。彼は椅子にかけると静かに座っていることができず、下肢を細かく動かし、指は常に彼が握っていた大きなコーヒーカップの腹を細かく叩き続けていた。一方で彼は上機嫌で、話を盛り上げては満面の笑みを浮かべていた。彼の若々しく魅力的な外見と溢れんばかりの笑顔に触れると、誰もがいとも簡単に魅了されてしまうのだった。彼の面接はさほど難しくなかった。セラピストに対して特に隠し立てもせず、アランは自らの病歴を滔々と語り始めたからである。

彼は幼少期に注意欠陥障害（ADD）と診断され、5歳の時に治療薬のリタリンを処方されていた。「母はいつも神経質で、僕をどう育てたらいいかわからず大変だったようです。治療薬が見つかって、やっと落ち着きました。その後、僕は高校、大学の教養課程、医学部とひたすら努力を続けました。いつも全力で取り組み、忙しくしていました。僕の父もそんなタイプだったんです。10代の頃は女性とデートなんかしたことなかったです」。彼はおどおどした口調に変わり、目を丸くしてこう語った。「僕はとても恥ずかしがり屋で、太っていたんです。大学の教養課程の時はね。だけど医学部に進んですべてが変わりました。ダイエットに成功して、女の子たちが寄ってくる

ようになったんです」。アランは笑い、眉毛を動かしながらおどけた表情を作ってみせた。「教養課程の時は酒も薬物も何もしなかったんだけど、医学部に進んでからは期末試験を乗り切るため、そして研修医になってからは眠気覚ましにスピード（覚せい剤）の錠剤に手を出すようになってしまいました」

　「覚せい剤を使うと食欲がなくなって簡単にやせることができたんです。やせ始めると、今度はひたすらジョギングして、さらに体を鍛えるようになりました。走っているとすごい興奮が得られるんですよ。何ヵ月もしないうちに、僕はすっかり体を鍛えることにはまっていきました。何度もマラソン大会に選手として参加したし、それでも足りずに毎日早朝から出勤前、何時間も走っていました。そうなると女性が自然と僕のほうを振り向くようになったんです。それまでは女性の近くにいるだけでひどく緊張していました。女性が怖かったんだと思います。でもコカインを知ってから、世界がすべて変わりました。薬物と女性、この２つは完璧な組み合わせだったんです。その後何が起きたかは、すでにあなたもご存じでしょう」。アランは笑い声を立てた後、にやりと笑顔を作り、最後にコーヒーを豪快に飲み干したのだった。

　彼の診療行為をめぐって訴訟を起こした２人の女性患者について質問されると、アランは肩をすくめ、首を振りながらこう答えた。「確かに、僕はもう少し慎重であるべきでした。女性なんて診察室の外にも大勢いるんですからね。僕の診察を受けにくる若くてかわいい女の子たちが、いくら僕に色目を使ってきたからといって、いちいち相手にする必要などなかったんですよね。今後はもっと気をつけますよ」

　これまで一度でも結婚したことがあるか尋ねてみると、アランはにやにやしながら首を振った。「冗談言わないでください。僕を見てくださいよ。誰かと真面目に付き合うなんて、そんな面倒なことをする人間だと思えますか。それに僕は飽きっぽいんですよ。きっと注意欠陥障害のせいだと思います」

　セラピストがこれまで人生で何人の女性と性的関係をもったことがあるか、アランに尋ねたところ、彼は一瞬押し黙り、数秒後こう答えた。「わからないな。ちょっとどうだろう。たぶん２、いや３……おそらく400人近いと思いますよ」

アランのような症例は決して稀ではない。彼がたどってきた人生には、多くのアディクトたちがしばしば体験する数多くの生きづらさが浮き彫りになっている。彼が幼少期に注意欠陥障害を発症したことは最初の情動制御障害の所見であり、リタリンによる薬物療法を受けたことで、人生の早い段階から「困った時には薬が一番役に立つ」という思考回路が形成されていったことも容易に想像できる。きょうだいも親友もいなかった彼は、子ども時代、肥満のことで同級生たちからいじめられると耐えきれず、ますます引きこもりと孤立の道をたどっていったのであろう。彼の母親は過剰に心配しすぎていたし、逆に彼の父親は心理的距離が遠すぎたため、彼にとって両親はどちらも彼の感情を制御し、共感してくれる役割を果たしてはくれなかった。そのため、健康的で安定した自己を育むことが難しくなったであろうことも推測される。心理的に寄り添ってくれる存在や感情面で共感してくれる人が周囲にいなかったために、引きこもりがちだった幼少期のアランにとって、ひたすら学校の勉強に打ち込むか、過食すること以外に気分転換と心の安らぎを得る手段がなかったのである。その頃からすでに彼が自分の心の外にある強迫的な行動によって自らの感情を制御するしかなかったことは危険な徴候であり、幼少期から自らの心の中に自分自身を安心させてくれるものが何一つなかったことを示唆している。

　彼の心に上述したような脆弱性や欠損があったからこそ、彼が大学に進学した際、覚せい剤の誘惑に溺れやすかったと言えるであろう。覚せい剤は彼の勉強に対するアディクションを続けていくうえで不可欠な一部を占めるようになり、勉強と覚せい剤の双方のアディクションが互いを強化し合い、またマスキングするようになっていったのである。彼が人生において行ってきた他のすべての対処行動と同様に、過剰な覚せい剤の使用によって体重が急速に減少すると、それはアディクションに類似したジョギングへの極度のとらわれへと融合していった。薬物は彼の極度に臆病な心を覆い隠すことにも役立っていたし、彼がセックスに対するアディクションとコカインの使用との間を何度もスイッチングし、互いに交替し続けることへとつながっていった。それぞれのアディクションは他のアディクションに対して脱抑制的にも作用していた。薬物はもともと強迫的なセックス行動の一部をなし、それと融合していたのだが、外部環境の制約で薬物の使用が困難になると、今度はセックスへのアディクションとジョギングが相互に強化し合うようになり、よりいっそう強迫的かつ過剰になっていったのである。

アランの置かれていた状況は、すべてのアディクトたちと、最終的には彼らに治療を提供する側のセラピストたちさえもが直面することになるジレンマを映し出している。アディクトたちを物質乱用へと駆り立てる原動力となっているのは耐えがたい空虚感や不安感だが、それを直視することを避けるために、物質乱用者たちは一つの強迫的で容易にアディクションへと転化しうる行動を別の行動へとひたすら置き換え続ける。だからこそ、アディクトが回復するために断酒断薬は不可欠な要素なのである。すべてのアディクションがなくならなければ、アディクトたちは彼らが手にすることのできる唯一の健康的な情動調節の手段を獲得しようとはしない。彼らが本来獲得すべきもの、それはさまざまな他者との健康的な愛着関係なのである。

第2章

愛着関係の障害がもたらすもの──対処行動としての物質乱用

> 医者たちは長年、アルコール症者たちを、あたかも
> 精神安定剤欠乏症の患者であるかのように治療してきたのだ。
> Joe Pursch, M.D.

　歴史を振り返ってみると、アディクション治療理論の流れは大きく分けて2つあると言ってよいだろう。一つは断酒断薬を治療目標とする疾病概念モデルであり、もう一つはメンタルヘルスモデルである。遅くとも1930年代後半頃には両者の断絶が生まれたと言ってよい。それはビルとボブという2人のアルコール症者が何度も伝統的な医学的治療に助けを求め、その都度失敗に終わっていたことから、他のアルコール症者たちにも呼びかけて「アルコホーリクス・アノニマス（AA）」という自助グループを結成した時から始まった。彼らは皆、アルコール依存症という共通の病を抱え、そしてたび重なる挫折感に打ちひしがれていた。彼らは皆、助けを求めていたのだが、彼らの苦しみの本質を医者たちは理解できずにいたのだ。そしてアルコール症者たちは苦闘と団結の末に、アメリカの地に自助グループ運動を生み出した。それは、自分たちを助けてくれなかった医療システムに対する拒絶の歴史でもある。そのためか、AAが結成されてから70年以上が経過しているにもかかわらず、いまだに多くのメンタルヘルスの専門家たちは自助グループという存在を受け入れることに困難を感じているようである。

　長年にわたって、アディクション治療におけるメンタルヘルスモデルは主として学者や研究者たちが主張してきた考え方であった。対照的に、断酒断薬を目指す疾病モデルは主として臨床現場で実際に患者たちと接するさまざまな援

助者たちが採用してきた考え方であり、彼らの多くは純粋な断酒断薬中心主義（Miller, 1995）を掲げるリハビリ施設で働いていた。研究者たちの中には現場で直接依存症者と接する者もいたが、彼らの多くはたまたまキャリアの一時期に依存症を研究対象として選んだに過ぎなかった。そして、アルコール症者は学習によって「適正に」飲酒できるようになる、と主張する学習理論に影響された膨大な数の研究論文を生み出していったのである。研究者たちが節度ある飲酒やモデレーション・マネジメント（節酒を目標とする自助グループ）の可能性について発表した研究成果は、長年アルコール症者や薬物のアディクトたちと直接関わってきた臨床家たちの日々の実感と真っ向から対立するものであった。そして両者の対立はますます深く、深刻になっていったのである。

　幸いなことに、すべての研究者たちが臨床現場の援助者たちと対立関係にあったわけではなかった。徐々にではあるが、熱心な専門家たちが双方の立場を理解し、協力し合おうとする流れを作り出していったのである（Brown, S., 1985; Flores, 1988; Khantzian et al., 1990; Minkoff, 1995; Vaillant, 1983）。いわゆる併存障害［訳注1］と呼ばれる分野では近年進歩が著しく、特に併存障害を抱えた特殊な患者層を対象とする臨床的な治療モデルでは、幅広い考え方を取り入れて診断や治療を行うことが主流になりつつある（Jerrell & Ridgely, 1999; McHugo et al., 1999）。大事な点は、一般の精神科医療とアディクション治療を分裂させてきた根深い対立感情が徐々に消え、長年引きずってきた壁を乗り越えて協力関係が生まれるようになったことにある（Meissen et al., 1999; National Association of State Mental Health Program Directors, 1999; Ridgely et al., 1998）。今や先駆的な取り組みや実験的なプロジェクトが次々と生み出され、以前なら対立することもあった多様なアディクション治療の考え方が統合的に理解され、取り込まれるようになっている。その結果として、重複障害［訳注2］患者に対してより効果的な治療が可能となっていったのである（Group for the Advancement of Psychiatry, 1993; National Association of State Alcohol and Drug Abuse Directors and National Association of Mental Health Program Directors, 1998）。

［訳注1］アディクションの患者が同時に呈することが多い他の精神障害を指す。
［訳注2］アディクションと他の精神障害を同時にもっている病態を指す。

アディクションと他の精神障害のどちらが先行するのか

　アディクションがわが国において重大な健康障害をもたらす要因の一つであることは周知のとおりである。かつてアディクションの治療と言えばAAか、点在している小さな病院、あるいは人里離れたところにある専門施設のプログラムくらいしか存在していなかったものである。それが今や、どの主要都市にも少なくとも1ヵ所はアディクションの治療を提供する病院かクリニックを見つけられるようになった。治療施設の需要が増大したということは、それだけ私たちの社会においてアルコールや薬物の使用が増えてきていることの直接の結果に他ならない（Ray, 1983）。アディクションの拡大をもたらす最も重要な要因は、特定の乱用物質がどれほど簡単に入手でき、どれほど身の回りに、身近に存在しているか、という点にある。どれほど社会全体がアディクションという行為に寛容になろうとも、あるいはどれほど個人の性格傾向や遺伝素因がアディクションを発症させやすいものだったとしても、乱用物質を簡単に入手することができなければ、人はアディクションを発症することなどできないのである。

　30年前、アディクションの治療は現在と比べればはるかに患者層が絞られていて、対応もさほど難しくはなかった。そもそも治療はほとんどアルコールのアディクションだけにしか提供されず、患者たちはほとんどが40～50代の白人男性に限られていた。病状によっては、まず解毒から治療は始まり、その後患者に断酒を指導し、AAのミーティングに通うよう指示するだけでよかった。ところが今や、同じアルコールのアディクトでも、特に若年層の場合、アルコール以外のさまざまな薬物を並行して乱用していない人を見つけるほうが難しいほど、患者層が変わってしまった。あるアディクションをやめた途端に、別のアディクションが始まる、というクロス・アディクションの問題は、今や大半のアルコールや薬物のアディクトたちにみられる現象である。多剤依存症という診断名を目にすることも珍しくなくなっている。そのため、まず患者に対して「あなたにとって今、一番問題となっている乱用物質は何ですか」と質問することは臨床現場で必須である。さまざまな薬物の乱用問題が社会全体に浸透していったことが、今日のアディクション臨床の診断や治療の風景を劇的に変えてしまったのである。

その結果、最近20年間でアディクション治療はますます複雑になり、さまざまな考え方が乱立する状況に陥りつつある。複雑化の要因は多々あるものの、その一つとして少なくとも、合法であれ違法であれ、薬物の使用者が増えているということは否定できないであろう。アメリカでは大麻、ヘロイン、コカインなどといった従来の違法薬物だけでなく、LSDやエクスタシー、覚せい剤などもファッション感覚で老若男女、人種や民族、宗教、社会階層などを問わず幅広く乱用されるようになってきており、それが治療現場を根底から複雑化させてきたと言ってよい。加えて近年、精神科薬物療法が飛躍的に進歩を遂げていることも、臨床現場を混乱させている要因の一つである。現代薬理学は確かに多くの利益を私たちにもたらしてくれたが、一方で精神安定剤、精神刺激薬、鎮痛剤などが乱用されたり、アディクションの対象となったりする危険性も増しているのである。このような状況で、推奨される治療法も実に多種多様になり、正反対の考え方が時に提唱されるなど、アディクション治療の専門家たちが何を道しるべにすればよいのかわからなくなったとしても不思議ではない。それだけではなく、今やギャンブルやセックス、仕事など、体内に何ら物質を摂取することのない単なる行動さえもが、アディクションという範疇で語られるようになり、ますますアディクション全体を統一的に理解することが難しくなっていると言えよう。

　1970年代、AAの12ステッププログラムを通して自らのアディクションの回復を成し遂げた医療関係者たちが、自分が診ているアルコール症患者たちに疾病概念に基づく治療モデルを当てはめて関わるようになった。そして、それは驚くほどの成果を挙げたのである。AAの考え方を一般的な医学的治療に組み込むことは、従来のアディクションの理解と治療を一変させた。アディクションは「病気」なのであり、何か別の精神障害に付随して起きる二次的な障害ではなく、まず先に治療の対象とされるべきものである、という「疾病概念モデル」はアディクション治療を劇的に変容させた。疾病概念モデルの考え方によれば、アルコールであれ薬物であれ、何らかの乱用物質に対するアディクションは、他のより深刻な心の問題を解決すれば消失してしまうような単なる症状なのではない。むしろ治療を前に進めるためには、とにかく先にアディクションそのものをやめなければならないのであり、すべての乱用物質を断ち切ることこそが回復の最初の目標なのである。このような疾病概念モデルを信奉するセラピストたちは、アルコールや薬物の患者が物質乱用をやめない限り、どの

ような心理療法を行っても効果に乏しいと主張する。このような立場は、アディクション治療の重要性をあらためて私たちに教えてくれただけではない。心理的な状態像の一つにアディクションを矮小化しようとする伝統的な治療モデルから完全に離れ、そもそもアディクションは単なる心理的な現象なのではない、とする新しい治療哲学を打ち立てたのである。疾病概念モデルは、「アディクションは病気であり、回復のためには完全な断酒断薬が必要である」とするAAの長年の主張を支持するものであった（56頁の表参照）。

このようなAAの考え方が受け入れられる以前の精神分析の時代には、心理的な葛藤や個人の内面的な力動がアディクションの原因であると一般的に考えられていた。しかし、疾病概念モデルはこのような考え方を逆転させた。抑うつ症状や不安、そして性格の偏りはアディクションの原因なのではなく、アディクションの結果、その症状と見なされるようになったのである。実際の臨床経験を通して、アディクション治療の専門家たちは、確かにアルコールや薬物の患者が物質乱用をやめさえすれば、それらの症状が完全に消失するか、少なくとも顕著に軽減する症例が多いことを知るのである。

ジョージ・ヴァイラント（Vaillant, 1983）による記念碑的な縦断研究は、1970年代後半の「学習による節酒可能論」対「疾病概念モデル」の論争に終止符を打つこととなった。ヴァイラントとミロフスキー（Vaillant & Milofsky, 1982）はこう述べている。「つまり、アルコール症が単なる心理的に不安定な者の一症状であるとする病因論は、昔の後方視的研究から導き出された幻想に過ぎないと言えるであろう」（p.494）。そして、AAのメンバーたちやアディクション治療に従事する者なら誰もが昔から気づいていたことを、ヴァイラントは証明してみせたのである。「前方視的研究は精神科医たちに驚くべき事実を突きつけつつある。それは、アルコール症者でみられるほとんどの精神症状はアルコール乱用の結果なのであって、原因なのではない、ということである。心を病んだ者がアルコールを乱用するのではない。アルコールを乱用することが、心の病をもたらすのだ」（Vaillant, 1983, p.371）。

断酒は回復の必須条件なのか

アディクション治療に関わる人すべてが断酒断薬中心主義を受け入れたわけではなかった。疾病概念モデルは単純化しすぎである、と批判し、AAの基本

的な主張内容に疑問を呈する人は少なくなかった。アディクション治療の専門家たちの中には、薬物にはまる最初のきっかけを理解するうえでは、薬理学的な問題より、むしろ心理的・社会的な要因が重要であると主張する人もいる (Peele, 1989; Ray, 1983)。特定の脆弱性をもつ人において、諸条件が満たされた時、その人はアルコールや薬物にはまり、アディクションを発症する、というのである。実際、「たまたま偶然に」薬物に依存する人などきわめて稀であることが、さまざまな研究成果から明らかになっている。たとえば、病院で何千何万という人が入院中、慢性的にモルヒネを鎮痛目的に投与され、身体依存が形成されている人も少なくないにもかかわらず、彼らは退院後にモルヒネなどの麻薬を継続的に使用し続けることなどない。さらに、大量飲酒者全員がアルコール症者とは言えない、という一見逆説的な臨床上の事実もある。特定の物質が乱用されやすいかどうかは、その物質が望ましい効果（通常は快感）をもたらすかどうかにかかっているが、実際に依存性が高い物質というのは、むしろたいていが耐性や身体依存が形成されやすい薬物であることが多い。

　ここ10年で大学や研究所の学者たちは断片的な研究成果を大量に生み出しているものの、それらを統合してアディクションの全体像を理解することは難しい。エビデンスの多くは、疾病概念モデルに基づく治療理論の根本や中核的な考えを否定するものである。学習理論の観点からアディクションを解釈する多く研究者たち (Kishline, 1994; Marlatt et al., 1993; Sobell & Sobell, 1973) は、節酒やモデレーション・マネジメントを断酒に代わる目標として推奨し、アルコール症者は学習によって健常者のように飲酒することが可能であるとする研究成果を発表した。

　多くの理論家たちが、人が薬物に依存する理由は乱用する本人の側にあって、薬物そのものにあるわけではない、という点では一致している (Ray, 1983)。他方、長期にわたる物質乱用は生理学的・神経生物学的変容を脳にもたらし、それがアディクションの病状を進行させるというエビデンスもそろっている (Heyman, 1995)。近年の生物学的研究によれば、ある種の物質を長期間使用し続けることによって脳の機能自体が変わってしまい、特に遺伝的脆弱性をもつ人の場合、もはや健常者のように物質を使用することは不可能になってしまうという (Leshner, 2001)。

どこからがアディクションなのか——基準の問題

　アディクションと物質乱用の両者の境界線を明確に線引きすることは難しい。物質乱用者と薬物やアルコールのアディクトと、何が違うのだろうか？ 大量飲酒者はいつからアルコール症者になり、薬物乱用者はいつから薬物のアディクトになるのだろうか？　AA は何十年もの間、この問題と格闘してきた。そして彼ら独特の言い回しで、こう問題を提起している。「どの時点からキュウリはピクルスになるのか？」と。物質を使用し続けているうちに、ある時点で乱用者は見えない一線を越え、もはや後戻りができなくなる。まさに一度ピクルスになってしまったキュウリは、二度ともとのキュウリに戻れないのと同じように、脳内回路と神経生理学的な適応現象の結果、物質乱用者の脳機能は不可逆的に変化してしまうのである。見えない一線を越えると、物質とその使用に関連した一連の行動パターン全体が、本人の行動を制御する脳内の指揮系統を支配してしまう。最初の一杯、最初の一錠を飲んでしまうと、物質乱用者はもはやその物質使用を自らの意志で制御することができなくなる。外的な刺激や内的な心理状況が引き金となって、特定の反応パターンが強力に誘導され、強化され、アルコールや薬物のアディクトたちはその支配下に置かれるようになるのである。

　節酒（Sobell & Sobell, 1973）やモデレーション・マネジメント（Kishline, 1994; Marlatt, 1998）、そして自然回復（Sobell, 1995）などといった学説理論に基づいて、これまで多くの研究成果が生み出されてきたが、それらは AA の根本的な原理や回復に関する見解と真っ向から対立するものが多かった。治療成果に関する研究結果や主張内容を比較検討するうえで、避けては通れない問題がアディクトと物質乱用者の区別である。両者を鑑別することはきわめて重要であり、そのためにはまず、「アルコール症者をどう定義するか」という基準の問題を提起せざるをえない。節酒か断酒か、という問題に関する研究成果を比較するうえで混乱が生まれやすいのは、そもそも「アルコール症者」の構成要件が一致していないからである。『精神疾患の分類と診断の手引（DSM）』をひもといても、残念ながらこの問題を解決してはくれない。なぜなら、実際には AA に積極的に参加しているアルコール症者が、アルコール依存の診断基準を満たさない場合も多々あるにもかかわらず、DSM ではアルコール症という概

念を採用していないからである。

　民主党員と共和党員の対立関係に似て、モデレーション・マネジメント（Moderation Management：MM）派とアルコホーリクス・アノニマス（AA）派は、互いにアルコール症者や乱用者の定義で一致を見ることのほうが稀である。とはいえ、節酒とMMを提唱してきた研究者たちの中でも最右翼とでもいうべきソベルら（Sobell & Sobell, 1993）は、最終的に（数々の困惑と苦痛に満ちた議論の末）、MMの対象から真のアルコール症者は除外されるべきであることを消極的ながら認めるに至った。

　この問題に関連して、節酒の領域で成功する人と失敗する人の予後を予測する因子について、今少し詳細に検討しておきたい。特にMMで成功する人の場合、身体依存の形成が比較的軽症で、より年齢が若く、家族歴でアルコールや薬物のアディクションをもっていない傾向が認められている。ある人は、そのような条件を満たす人はそもそも初めから本物のアディクトなのではなく、単に物質乱用者なのだ、と言うかもしれない。最も熱心なAAメンバーも、すべての過量飲酒者がアルコール症者であるとは限らないことは特に抵抗なく理解しており、もし過量飲酒者が飲酒量を調節し、節酒できると主張するのであれば、「どうぞ頑張ってください」と答えるであろう。

　ヴァイラントは何年も前から、アルコール症は高血圧と同じように連続体であり、軽症の人もいれば重症の人もいる、と提唱している。彼の立ち位置はAAの主張と隔たりはなく、実際AAにおいても「アルコール症者には進行している者と進行していない者がおり、両者は区別されなければならない」と言われている。AAメンバーたちは経験上、いまだ進行していないアルコール症者は、進行した者と比べて症状は重症でなく、アルコールに伴う生活上のトラブルも少ないことを知っている。両者に大きな相違点があるとはいえ、どちらも同じような回復プログラムが有効であり、アルコール症者と診断するに当たっては、両者を区別する必要はない。多くの進行していないアルコール症者（たとえば飛行機のパイロットや脳外科医、獣医、弁護士、牧師など）は、アルコール症を抱えているにもかかわらず、社会において責任ある立場をまっとうすることができている。彼らは回復の道に乗り、断酒を達成する前から、進行したアルコール症者たちのようなレベルにまで社会的な機能を低下させるほどは飲酒していなかった。

　ヴァイラントの研究は、自己申告や飲酒量の多さだけでアルコール症者と診

断することがいかに当てにならず、主観に左右されてしまうか（つまり多くの過量飲酒者はアルコール症者ではないこと）について一つの根拠を与えてくれている。ヴァイラントの記念碑的な研究（Vaillant, 1983）によれば、アルコール症を正確に判別するうえで最も信頼できる方法は、アルコールに関連した社会的問題行動（たとえば飲酒運転による逮捕、飲酒に起因する健康問題、公衆の面前での泥酔、飲酒に起因する法的トラブルなど）の数と頻度であるという。本人のアルコール症の重症度は社会的問題やトラブルと非常に高い相関関係を示しており、それらのエピソードを見つけて中身を詳しく精査したほうが、「コントロール喪失やアルコール症などといった曖昧な概念」(p.37) を測定しようとしたり、本人の飲酒量に関する主観的な報告に頼るより、はるかに信頼度が高い、とヴァイラントは述べている。

　脳画像研究など近年の神経学的研究によれば、アディクションは単なる悪い習慣では済まないことが明らかになってきている。アメリカ国立薬物乱用研究所（National Institute of Drug Addiction：NIDA）長もアメリカ国立精神衛生研究所（National Institute of Mental Health：NIMH）長も、いまだ明確にわかっていない一線をアディクトが越えれば、もはや神経生理学的レベルで不可逆的な変容が起きると述べている。そして物質乱用が長期化すると、神経細胞同士のシナプス（接合部）やある種の神経伝達物質の産生が変わってしまい、最終的には脳機能自体が持続的に異常な状態になってしまうという。脳機能の変化は（内側前脳束付近にあると考えられている）脳内報酬系に影響を与え、結果的に（たとえば脳が報酬効果を感じられなくなるなど）さまざまな症状が生じる。こうしてアディクションは脳の病気へと進行していくのである。

　節酒が可能であると主張し続けるために何らかの文献を探している人は、オードリー・キシュライン（Kishline, 1994）の著作を引用してMMの有効性を訴えることだけは控えたほうがよいかもしれない。アメリカのアディクション治療業界ではすぐに知れわたった事件だが、彼女はある日、高速道路で自動車を運転中、道を間違って別の車に正面衝突する事故を起こしたのである。その衝突事故で38歳の男性とその12歳の娘が死亡した。この悲劇的な事件が特に広く知れわたった理由は、キシュラインがMMの創始者として有名だったからである。そして、事故当時の彼女の血液中アルコール濃度は法定上限の3倍の値であった。彼女は裁判中、タブロイド紙に「節酒はよいことより害のほうが大きいのでは？」と書き立てられることになった。今では、キシュラインは

MM運動を振り返って「多くのアルコール症者たちが自分たちの問題を隠していただけだったのかもしれない」と語っている。

　この悲劇的な事故は、結果だけ見れば、かつて物議を醸したソベル夫妻による節酒研究（Sobell & Sobell, 1973）と似ていなくもない。ソベル夫妻によって「節酒治療が成功した」と報告されていた患者たちの全員とは言わないまでも、大半が実際にはその後死亡したり、連続飲酒状態に陥ったり、あるいはAAに参加するようになったりしていたことが、テレビの報道特集番組で暴露されてしまったのである。ソベル夫妻の研究結果については、その後方法論的な瑕疵や倫理的問題があるのではないかと攻撃されたり（Pendery et al., 1982）、それに対する反論も提起されたり（Marlatt, 1983）、何年にもわたって専門誌上で議論が続いた。特に、飲酒に伴う害の危険性が高い患者にまで、節酒を推奨することに伴う倫理的なジレンマに注目が集まった。ある論者は、MMは医学の「まず、害を与えてはならない」とする大原則に反すると批判する。ソベル夫妻の研究成果に関する賛否両論は最終決着を見ないままであるが、支持する側も批判する側も、他の研究者たちの後追い研究では、夫妻の研究成果と同じ結果は得られていない、という点では一致している。つまりソベル夫妻らの研究は、最大限好意的に解釈したとしても、例外的な結果としか言えないのである（Nathan, 1992）。

　節酒やMMに関する予後研究を評価する場合は、ジョージ・ヴァイラントの研究に立ち返って、そこから見直してみる必要がある。つまり、ある限られた一時期の患者層だけを対象とする横断研究ではなく、長期的に経過を追っていく縦断研究でなければ、どのような治療であれ、有効性を評価することなどできないのである。ヴァイラントの研究や、回復途上にある多くのアルコール症者たちの経験から見ても、アルコール症と診断されるほどの病状に陥っている人でも数週間、数ヵ月、時には数年にわたって節酒することは不可能ではないことを教えてくれているのである。

アディクトなのか、それとも乱用者レベルなのか──鑑別診断

　患者の物質乱用がどの程度進行しているのか評価することは、治療法を選択するうえで不可欠である。その患者は休みの日だけなど、限定的かつ散発的に使うの人なのか、それとも乱用レベルなのか。あるいは特定の物質に依存して

いるアディクトレベルなのか、それともアディクション以外の併存精神障害も抱えているのだろうか。多くのアルコールや薬物を使う人たちの使用量や頻度は、散発的な使用、乱用、そして大量使用に至るまで、さまざまである。彼らの全員が物質に依存するわけでもなく、そして依存してしまった人全員がアディクションと言われるレベルの重大な生活上の問題を引き起こすわけではない。一部の人たちは力動精神医学的な、あるいは生育歴上の問題を抱えており、それらは遺伝負因や生物学的な要因の影響を受けつつ、アルコールや薬物を過剰に摂取しすぎた場合、最終的に物質乱用という障害が発症しやすくなったり、あるいは現在抱えている併存精神障害を悪化させたりする（Flores, 2001; Khantzian, 2001）。

物質乱用と併存精神障害との関係性を正しく評価するためには、その患者の物質使用のパターンを時間軸に沿って連続的に見ていかなければならない。著者（Flores, 1997）は、物質乱用の進行パターンはある程度予測可能であり、おおむね以下の4つのカテゴリーに分類しうると考えている。

⑴アルコールや薬物を試しに使い始めて比較的早期に、うまくコントロールすることを学ぶことができた一群。彼らは物質使用量が一過性に過剰になる時期があったとしても、アディクトと呼べる病状とは言えない。
⑵中年期前後で、うまくアルコールや薬物の使用量や頻度を自己調節できないことに気づいた一群。結果的に単独で、あるいは専門家や自助グループの12ステッププログラムの力を借りて断酒断薬できるようになるので、AAで言うところの「進行していない」アルコール症に該当する。
⑶中年期以降、断酒断薬の必要性に気づくものの、実行に移せないか、一時的に断酒断薬できたとしても長続きせず、その後も再発を繰り返す一群である。彼らは何度も人生で大切なものを失い、肝硬変と診断されたり、周囲の積極的な介入を受けたりすることで、紆余曲折を経て断酒断薬にたどりつくので、AAで言うところの「進行した」アルコール症に該当する。
⑷ごく短期間を除いて継続的な断酒断薬を達成することが不可能な一群で、たとえAAの12ステッププログラムをどれほど頑張ったとしても乱用をやめることができない。彼らは最終的に何らかの合併症が進行して死亡するか、刑務所に入るか、ホームレスになる。

上記カテゴリーの(3)と(4)の患者群は、アディクション以外の併存精神障害も抱えている可能性が高い。併存精神障害の存在に気づかず、未治療のままだと、その後の治療が成功する可能性は著しく低下する。カテゴリー(3)と(4)では、たとえば双極性障害やパーソナリティ障害など、アディクションとは独立した別の精神障害をもっている可能性が高く、その併存精神障害が一定期間以上持続することで、断酒断薬を達成することが困難になる。多くの場合、物質乱用をやめることでかえって併存障害の精神症状は悪化する。境界性あるいは反社会性パーソナリティ障害のような重度のパーソナリティの問題もまた、治療や回復を妨げる併存障害の一例である。

　物質乱用と精神症状との主な関係性については物質乱用治療研究所（Center for Substance Abuse Treatment：CSAT）から出版されている文書（TIP No.9）に詳しくまとめられている（1994）。治療改善プロトコール（TIP No.9）には、患者のスクリーニングと評価過程において考慮されるべき物質乱用と精神症状との関係のパターンの一覧が提示されている。

・物質乱用の結果として二次性に精神症状が生み出され、それは表面上、一次性の精神障害と区別することが難しい。
・物質乱用が他の一次性の精神障害の発症を誘発したり、悪化させたりする。
・物質乱用が他の一次性の精神障害の存在を隠している。
・物質乱用からの離脱の結果として二次性に精神症状が生み出され、それは表面上、一次性の精神障害と区別することが難しい。
・精神障害と物質乱用とが互いに独立して併存する。
・精神障害に伴う行動は物質乱用問題と見分けがつかないことがある。

　プロトコールの最後はこう締めくくられている。「重複障害の組み合わせは一つであるとは限らない。むしろ組み合わせは多岐にわたることのほうが多い。……精神障害を抱えている患者は物質使用障害を併発するリスクが高く、物質使用障害患者は他の精神障害を併発するリスクが高い」(p.4)

精神障害とアディクションの関係

重複障害

　重複する精神障害を抱えたアディクションの患者たちを治療する場合、独特の困難さが生じる。多くの物質乱用者たちは、アディクションの悪循環が進行して生命の危機にまで至ることを防ぐため、入院による解毒治療か構造化された治療プログラムを要することが多く、したがって重複障害患者たちはそのような治療初期段階から壁にぶつかることになる。アディクションのリハビリ施設やスタッフたちは、精神科医療機関の支援を仰がなければならないことが少なくないが、両者は歴史的に治療論や組織の構造、スタッフの資格や専門性、そして財政基盤も何もかもが異なっている。そのため、患者たちはまったく異なる環境を行ったり来たりしながら治療を受けなければならない。リハビリ施設と医療機関との間の連絡や協力関係は乏しく、双方で提供される治療内容は必ずしも互いに補い合う関係にあるとは言えない。加えて、重複障害患者は一人ひとりが多様で異質な病状を呈することが多く、たった一つの重複障害専用プログラムだけではまったく対応できない。

　そのため重複障害患者の治療に当たるセラピストは、まず随伴する病状全体にくまなく目を通し、どのような病状があるのか確認することに慣れていなければならない。なぜなら、アルコールおよび薬物の乱用者たちは実に多様な精神障害を併せ持つことが多いからである (Miller & Brown, 1997)。さらに薬物の患者の場合は複数のアディクションを抱えている可能性も高く、一つのアディクションが収まってもすぐに他のアディクションへと移行しやすい。そのため、重複障害患者はアディクションの治療者にとって複雑で難治な一群なのである (Flores, 2001)。アディクションの障害に付随する諸問題が多様なだけではない。アディクションの治療を自ら求め、あるいは周囲から要請されて半強制的にやってくる患者たち自身の社会的背景の多様性も、さらに治療を困難にする要因の一つである。したがって万能な、すべてのアディクションに当てはめることができるような治療法などありえないと言ってよいだろう。

　回復過程の初期段階では、一対一の個人心理療法は、特に重複障害患者において、他の治療法と組み合わせて用いられることがほとんどである。ケムカーら (Kemker et al., 1993) が述べているように、「アディクションの専門家は自分

一人で患者を治療できると思ってはいけない。アディクションという病はあまりに根が深く、患者の孤立もひどく進行しているからだ」(p.299)。愛着理論という立場から見れば、アディクトが物質を使用し続ける限り、有効な治療関係を樹立することも維持することも困難である。乱用物質の薬理作用はあまりに強大で報酬効果が高く、セラピストが提供可能などのような治療も簡単に蹂躙されてしまうであろう。しかし乱用の止まらないアルコールや薬物のアディクトたちが、乱用行動に伴う負の結果を免れ続けることもまたきわめて稀であり、いずれは物質乱用のデメリットがメリットを上回る時期がくるものである。

　愛着システムは危機的状況で作動し始める。持続的な物質乱用によっていつかは生み出されるであろう危機的状況は、セラピストにとって千載一遇の治療上のチャンスなのであり、アディクトの心理的防衛メカニズムが主導権を握る前に積極的に介入しなければならない。危機的状況が特に重大な場合、アディクトはリハビリ施設や専門医療機関を紹介されることもある。治療を多施設で協働して行うことは確かにきわめて重要ではあるものの、その際、セラピストは絶対に愛着関係を犠牲にしてはならない。物質乱用がどれほどの破壊力をもっているか、アディクト本人に直面化しつつ、取り返しのつかないような治療関係の破綻は絶対に回避する面接技術を習得することは、アディクションの臨床現場では必須と言える。

　ジョン・ウォレス (Wallace, 1978) は、アルコール症者に対する心理療法について史上初めて包括的な分析を行った研究者である。そのもはや古典とも言うべき論文において、彼はアルコール症患者を治療する際に直面する諸問題や、治療戦略上の選択肢について論じている。ウォレスは、アルコール症者の治療を成功させるには、同程度の危険性がある2つの治療選択肢の間を縫うように、安全なルートを見つけなければならないと説く。危険な選択肢の一つは過剰な支援（たとえば、患者の抑うつ状態ばかりに注目して分析を繰り返し、本人のアルコール乱用について触れない）であり、もう一つは過剰な直面化（つまり、本人にただちに断酒を要求し、それができないなら治療終結を迫る）である。セラピストはどちらの断崖絶壁にも転落せず、両者の間にある細くて狭い尾根を慎重に歩み続けなければならない。これはベテランのセラピストにとってさえ、時に成し遂げることが難しい課題である。セラピストが延々と飲酒の原因について解明しようと分析し続けても治療が進まない中、本人がAAのミーティングに何回か参

加して、死にそうになるまで連続飲酒し続けたアルコール症者のよくある話を聞いて、一気に突破口が開ける場合もある。一方で、AAメンバーたちは新規参加者に対して「AA狂信者」や「ビッグブック崇拝者」たちの存在を警告することもある。教条主義的な一部のAAメンバーは、「AAの伝統的なやり方に全面的に従わないなら来なくて結構」と新規参入者たちを突き放すことで、回復を支援するどころか、かえって必要な援助から彼らを遠ざける結果になってしまうことさえあるのだ。

多職種多機関で連携して治療を行う際に留意すべきこと

　どのような治療計画を立てるべきかは、複雑に入り組んだ臨床上の諸要素諸条件によって決まってくる。治療を行う場所はどこがよいか（たとえば入院、通院、あるいは日中通うリハビリ施設など）、物質乱用の進行度はどれくらいで、何を乱用しているのか（たとえば慢性期のアディクション、ヘロインを静脈注射、クラックコカイン［訳注3］を吸煙、初期のアルコール乱用など）、患者本人の動機づけのレベルはどの程度か（たとえば裁判で弁護士から勧められてきたのか、それとも自発的な受診なのか）、治療内容は何がよいか（たとえばグループ療法か、個人心理療法か、AAなどの自助グループかなど）、併存する他の精神障害は何か（たとえば双極性障害、不安症、パーソナリティ障害など）、回復の段階はどれか（たとえば初期、後期、前熟考期、維持期など）、治療目標をどこに設定するか（たとえば完全な断酒断薬か、それとも節酒や薬物の使用量や頻度を減らすだけでよいかなど）、慎重に見極める必要がある。以上の諸要素諸条件を十分に検討し、答えを出すことで、初めてセラピストがクライエントの治療全体でどのような役割を果たすかが明確になっていくのである。

　物質乱用者に対して多職種多機関で治療に当たる必要がある場合、それぞれの担当者の役割が交錯し、治療に当たるセラピストの立ち位置がわからなくなってしまうこともありうる。物質乱用者とセラピストとの治療同盟の重要性は忘れ去られてしまい、患者は複雑に絡み合った治療システムの中に飲み込まれてしまうことも稀ではない。包括的な治療プログラムでは、グループ療法、アルコールの呼気検査や薬物の尿検査、必要なら精神科薬物療法や家族療法、疾病教育的なセッション、解毒、神経心理学的な諸検査、そして12ステップに基

［訳注3］鼻から直接吸引するのではなく、加熱吸煙できるように加工されたコカイン。

づく自助グループの紹介などが同時に提供される。AAなどで行われているプログラムに馴染みの薄いセラピストの場合、自助グループを患者に紹介することは難しい作業かもしれない。ケムカーら（Kemker et al., 1993）は、「自助グループと心理カウンセリングという2つの異なる治療モデルを統合して行うという課題に向き合わなければならない」セラピストの問題について、詳細に論じている。特にアディクション治療において非常に重要な鍵となる要素は、患者に診断名を受け入れてもらい、「回復を目指す考え方やライフスタイル」に慣れてもらうことであると力説している（p.294）。

　それまで慣れ親しんだものとはまったく異なる考え方や生き方を学ばなければならないのは、新たに受診してくるアルコールや薬物のアディクトたちだけではない。新たにアディクション臨床を始めようとする援助者たちもまた、新しい枠組みに適応しなければならない。その意味でアディクション治療に関わろうとする者は、12ステップに基づく自助グループのプログラムやAAなどで語られる「専門用語」を熟知しておかなければならない。マターノとヤロム（Matano & Yalom, 1991）もケムカーらと同様に、伝統的な心理カウンセリングの方法にAAなど自助グループとその12ステップに基づく回復の考え方を統合していくことの重要性を指摘している。回復と断酒断薬を目指すことが治療の中心に置かれ、患者自身がアルコールや薬物に依存していることを否認しないように支援していかなければ、ただうつ状態や不眠を改善しようとするだけの旧来の治療だけでは失敗に終わるであろうと、彼らは警告している。

　アディクション臨床を学び始めたばかりのセラピストにとって、回復に向けた考え方やライフスタイルに慣れ親しむことは決して容易なことではない。継続してアディクトと関わっていこうとセラピストが考えているのなら、まずセラピスト自身が12ステップに基づく回復プログラムで用いられている用語や理論をしっかり学んでおかなければならない、とマターノとヤロムは強調している。そうでないと、患者がAAの用語を自分の正当化のために勝手に歪曲して利用し、AAの考え方を曲解し、誤用していたとしてもセラピストは気づくことができないからである。

　2年間で2回も飲酒運転で逮捕されたボブは、実刑ではなく執行猶予付の判決にしてもらう条件として、裁判所命令で心理面接を受けに来院した。面接を開始して30分後、セラピストが心理カウンセリングを受けることの有

用性を指摘したところ、ボブは手を振りながらこう反論し始めた。「とんでもない。俺はこれまで何度か AA のミーティングに行ってみたし、そこで子どもの頃からどんなふうに育ってきたかしゃべることと、俺が酒を飲むこととは何の関係もないってよくわかったんだ。俺が酒を飲むのは、俺がアル中だからさ。AA のプログラムで言われているように、子どもの頃の自分を振り返って悲しんでみたところで何の意味もないだろう。とにかくさ、心理カウンセリングなんてアル中には何の役にも立たないんだよ。やればやるだけ、余計に飲みたくなるだけさ」

ボブは深々と椅子に腰掛け、満足げににっこりと笑顔を浮かべた。「AAでは『自己分析するな。仲間を頼れ』って言うだろう？」

セラピストは少しもたじろがず、こう語りかけた。「ミーティングにすでに何度か参加されたことは素晴らしいことですね。もしされていないなら、私からも参加をお勧めしようとちょうど思っていたところだったんですよ。もし次回ミーティングに参加されることがあれば、ぜひオールドタイマー[訳注4]をミーティング終了後に探してみて、ビル・ウィルソンについて聞いてみてください」

「なんでだよ？ そのビル・ウィルソンってやつは誰だ？」とボブは尋ねた。イライラして顔は歪み始めていた。

「きっとオールドタイマーなら、AA の創始者の一人であり、ビッグブックを作り出した主要なメンバーであるビルが、当時有名だった 2 人の心理学者からどれほど多大な影響を受けたか、教えてくれると思うからですよ。ビル・ウィルソンはカール・ユングと手紙をやりとりする間柄だったし、あとウィリアム・ジェームスの名著『宗教的経験の諸相』を熟読していたんです。カール・ユングとウィリアム・ジェームスの 2 人はウィルソンに計り知れないほどの衝撃を与え、AA で言われる霊的存在という考え方や、AA プログラムの運営の仕方に 2 人の思想の足跡が残っています。その他にも、オールドタイマーならきっと、ビル・ウィルソンが二度もヘンリー・ティブー医師のカウンセリングを受けたことを教えてくれるでしょう。カウンセリングはいずれも 4 年ほど続いたそうです。もちろん、カウンセリングを受けることは、ビルが断酒し続け、回復することに何の悪影響も与えませんでし

[訳注4] 長年断酒し続けているベテラン AA メンバーのこと。

た。AAの創始者が専門家によるカウンセリングでよくなったのですから、きっとあなたにとっても悪くはないと思いますよ」

　マターノとヤロム（Matano & Yalom, 1991）は、セラピストがアルコールや薬物のアディクトたちに、どこまでが彼ら自身の責任で、どこからは彼らの責任ではないのか、範囲を明確に理解できるよう支援することも重要であると指摘している。たとえば、アディクションが再発することは病気の一部なのであるから、アルコール症者はアディクションという病気そのものに責任を負う必要はないが、彼らは自分たちの回復には責任を負っているのだ。一度酒を口につけてしまった後、しばしば飲酒コントロールを失ってしまうこと自体には責任はないが、そもそも最初の一口を選択した責任は患者自身にあることを、セラピストは伝えなければならない。

　　メアリーは2回連続して診察の予約をキャンセルした後、ようやくセラピストの前に姿を現した。そして診察室に入るなり、すぐに「また飲んじゃった」ことを認めた。2ヵ月もの間断酒できていたにもかかわらず、なぜまた飲み始めてしまったのか尋ねてみると、彼女は肩をすくめ、両手を見つめてもう一度肩をすくめ、もごもごとつぶやいた。「わかんない。ただ滑っちゃったのよ」
　　「それは違うんじゃないかな」とセラピストは優しく答えた。「あなたは滑ったんじゃない。再発したんだ」
　　メアリーはセラピストに視線を戻した。「どういうこと？」
　　「滑ることと、再発することは全然違うんだよ。滑るって意味は、何かが思いがけずあなたに起きたことを意味するんだけど」。セラピストはメアリーの目を見ながらこう強調した。「再発は違う。あなたは何かが起きたから自動的に飲んでしまったんじゃない。あなたが最初の一口を選んだんだよ。再発って、要するに飲むことを事前に考えているから起きるんだ。飲むことに関する判断を下したのはあなたでしょう。あなたが自分のやったことに関して責任を否認し続けるなら、今回の再発から何か教訓を得ることなど絶対にできないし、きっと今後も再発を何度も繰り返すことになると思う」

パーソナリティの病理とアディクション

　パーソナリティの病理とアディクションの関係性について理解しておくことは、治療上きわめて重要である。両者の関係について貴重な縦断研究を行ったヴァイラント（Vaillant, 1983）は、アルコール症とパーソナリティ障害がそれぞれ複雑で、多面的な要因から発症することを見出した。ヴァイラントによれば、「片方の障害が出現すると、もう片方も発症する可能性はきわめて高い」（p.159）という。シュキット（Schuckit, 1973）も同じ意見であり、かつて双方の病態が組み合わさる3通りの可能性についてこう述べていた。

・パーソナリティ障害から派生する共通の症状として、パーソナリティの病理と物質乱用の問題の両方を抱える患者がいる。
・物質に依存している患者は、アディクションの結果としてパーソナリティの病理を呈することがある。
・他の要因から、アディクションとパーソナリティの病理の双方が派生することもある。

　シュキットが挙げた3つの可能性を見分けることは重要である。なぜなら乱用された物質の薬理作用の結果として二次的にパーソナリティの病理を呈している患者に有効な治療法は、そもそも初めにパーソナリティ障害に罹患している患者が二次的に物質を乱用している場合には当てはまらず、それぞれまったく異なるアプローチが必要だからである。長期にわたって物質乱用が続いてきた場合、脳や身体に対する負荷や障害が進行しており、結果的にどこまでがパーソナリティ障害で、どこまでがアディクションなのか見分けることが困難なこともある。多くの場合、一定期間以上断酒断薬が達成されなければ、両者を正確に判別することは不可能である。かつて著者（Flores, 1988）は、両者の関係が正確に診断された途端に急激に改善に向けた変化がみられた症例を報告したことがある。

　アリスは35歳の白人女性で、5年以上にわたって地元の精神保健センターで心理カウンセリングを受けていた。彼女は突然感情を爆発させたり、挑

発的で要求がましい行動をとったりすることが目立ち、これまで6人ものセラピストたちが「燃え尽きて」彼女の担当を交替していた。5年前に彼女は境界性パーソナリティ障害と診断されており、センターの職員たちの誰もが担当することをためらう名物患者であった。センターとしては、何とか彼女に他の治療機関に移ってもらおうとして、当クリニックの外来グループ療法に彼女を紹介してきたのである。こうして毎週のグループセッションに彼女が参加するようになったのだが、やがてグループ内で彼女が延々と絶叫し続けることや、グループ外で起きるトラブルの多くが、非常に重度の連続飲酒発作の後に起きていることが明らかになった。グループ療法を受けるようになって半年後、アディクションの臨床経験が豊富な司会者は彼女に対して、感情爆発には特有のパターンが存在していることを指摘するようになった。当初、彼女は指摘されたことを否定していたが、徐々にそれが正しいかもしれない、と渋々認めるようになり、やがて司会者以外のメンバーたちからも同様の指摘を受けるようになると、素直に受け入れるようになっていった。グループ内の誰からも同じ指摘を受け続けて、いよいよ現実を受け止めざるをえなくなった彼女は、自らのアルコール症という問題に対して治療を受け、断酒したほうがよいという意見を受け入れた。30日間の外来断酒プログラムを終えた彼女は、クリニックの外来グループ療法に戻り、AAのミーティングにも通い続けている。

アリスの行動の変化は劇的だった。他のメンバーからの反論に激怒することなく、他者からの意見を受け入れることが可能であることを、彼女は初めて証明して見せたのだった。以前なら、自分を否定する意見を言う相手には激しく攻撃していたのが、今や彼女は異なる視点から物事を見ることができるようになっていた。彼女の行動変化はあまりに明白であったので、かつて彼女を担当したことのある精神保健センターの職員たちも、グループ療法の治療効果によって彼女の態度や振る舞いが変わったと、感謝の言葉を寄せてくれるようになった。センターの職員たちは、彼女が酒を断ち、AAに参加するようになったことが、治療的介入に彼女が良好な反応を示すことになった一番の要因であることには気づいていないようであった。実際には、アルコール症という問題を援助者が正しく診断できたことで、彼女の原疾患であるアディクションが適切に治療されることにつながったのである。彼女のアディクションが生み出す感

情爆発にその都度スタッフが対処し続けるという、不毛な過ちを繰り返すのではなく、グループの司会者は彼女に飲酒をやめることを求め、さらにグループの力動を使って彼女に対する要求を強化した。その結果、境界性パーソナリティ障害と誤解されていた彼女の問題行動は、すみやかに消失していったのである。

併存精神障害

　アルコール・薬物の乱用と他の精神障害との相互関係は複雑である。たとえば、何らかのメンタルヘルスの問題を抱えた患者は、一般人口と比べて物質乱用の生涯有病率がはるかに高いことが、数多くの研究報告から明らかになっている（Miller & Brown, 1997）。しかし逆もまた真である。多くの研究で、アルコールや薬物の使用がうつ病や不安症を誘発することが報告されている。その他、社会恐怖や不安症などといった慢性的な情緒の障害も、患者によってはアルコールや薬物による自己治療的行動につながることがある（Kushner et al., 1994）。アルコールや薬物の使用障害と診断された患者たちは、他の精神障害を生涯で発症するリスクも非常に高く（Regier et al., 1990）、長期にわたってアディクションの治療を受け続けている患者は、他のメンタルヘルスの問題を呈する割合もきわめて高い（Brown et al., 1995）。一方で、それら診断可能なさまざまなメンタルヘルスの障害は、アルコールや薬物の使用が止まるか減少することにより、軽減するか、完全に消失しうるとも言われている（Miller & Brown, 1997）。

トラウマとアディクション

　近年、アルコールや薬物のアディクトたちは驚くほど高率に未治療の性的トラウマを抱えていることが、数多くの研究成果によって明らかにされている（Bollerud, 1995）。特にアディクションを抱えた女性は心理的、身体的、性的虐待から派生した心理的トラウマに苦しんでいることが多い。ボララッド（Bollerud, 1995）による予備的調査によれば、トラウマを抱えた女性の割合は75％にものぼるという。他の研究者たちも、女性がアディクションを発症する理由は男性とはかなり異なるため、治療は女性特有の問題に合わせて提供されなければならないと指摘している（Covington, 1997）。女性のアディクションがも

たらす問題が男性とは異なる過去の経験に由来しているとはいえ、ボラッド はアディクションとトラウマ関連障害とを正確に鑑別することは、両者の症状 があまりに重なっている部分が多すぎるため、容易ではないと認めている。そ して解離性障害を発症している患者も含め、トラウマ関連の患者のうち、AA を利用している者のほうが回復率は高いというエビデンスもあるという。

力動的精神医学の関係性モデル——治療への統合

　今、私たちに求められているのは、一つの包括的なアディクションの基礎理 論なのではないだろうか。新しい理論は、さまざまな精神医学の理論を疾病概 念モデルと統合できるだけでなく、現在わが国で提供されている標準的な治療 場面にも応用可能な、新しいアディクション臨床のガイドラインともなるよう なものでなければならない。どれほど包括的で、知的パズルとしては楽しめる 理論が提唱されたとしても、その根本的な主張内容が現場の臨床感覚とずれて いて、実際の治療に応用されて効果を発揮できるという現実的要請からかけ離 れたものであったならば、その信憑性は長続きしないであろう。現場で治療を 行っているアディクションの専門家たちの大半は、12ステップに基づく治療理 論と密接な関係がある治療プログラムを用い、断酒断薬を最終目標としてい る。したがってアディクトたちと直接関わっている彼ら臨床家たちの日々の経 験とはあまりにかけ離れた理論が提示された場合、それは現場では無視される 運命にあると言ってよいだろう。

　愛着理論は、包括的なアディクションの基礎理論となりうる素質をもってい る。その臨床研究の歴史は長く、力動的精神医学の理論にしっかりと根ざしな がら、誰もが無視できない理論的な広がりを提供してくれている。そして、ア ディクションの臨床現場で普及している断酒断薬を最終目標とする治療法の妥 当性［訳注5］を説明するうえでも役立つであろう。何よりも注目すべきこと は、愛着理論の基本原理はどれもがAAプログラムで語られている回復思想 とまったく矛盾しないという点にある。ルーイスら（Lewis et al., 2000）もこの ような考え方を支持して以下のように述べている。

［訳注5］評価方法が測定しようとしている対象の性質を的確に反映しているかどうかという問題。

アディクトにとって再発を防いでくれる防波堤は、理屈でも知的理解でもなく、他者との交流にある。これはAAとそこから派生した無数の同様な自助グループが、実際に日々証明し続けている事実である。似たような体験を抱えた人たちが集まり、そこで互いに物語を共有することは、言葉では表現できないほどの強大な力を参加者全員に与えてくれる。それはロバート・フロスト［訳注6］が別の文脈で語ったところの「人生の解明」なのかもしれない。「必ずしも、宗派や崇拝のもとになるほどの、偉大な解明とは限らない。混乱に対する、瞬間の休止にとどまることもあろう」［訳注7］。AAのミーティングにおいて大脳辺縁系に支配される感情が調整され、メンバーたちの心のバランスが取り戻される。そして誰もがグループを中心に仲間となり、一体感を共有することになるのだ（p.214）。

　AAと愛着理論の考え方は一見するとかけ離れているような面もあるかもしれない。しかし両者を組み合わせ、統合的に理解する試みは、アディクションを治療する際にとるべきセラピストの立ち位置についてより深く理解し、その意義を明らかにするうえで必ずや役に立つはずである。愛着理論と組み合わせて考えることにより、AAの考え方はより強固な理論的基盤を手に入れることができる。それはAAが厳密な科学的根拠に基づいていない点に不満をもっている人たちにとっても朗報であろう。AAをより幅広い視点から理解する契機ともなり、AAのプログラムを批判してきた人々の全部とは言わないまでも、一部の疑念を晴らすことにもつながる。愛着理論との統合は、AAがより正確に、そしてより深く理解される契機をもたらすだけでなく、12ステップの考え方と対立してきた他のアディクション理論や思想と、より調和のとれた関係性を構築することにもつながるのではないだろうか。
　アディクションの発症機序と治療を説明できる有効な枠組みとして愛着理論を理解することは、それと関連した他の理論の意義を理解することも可能にしてくれるはずである。20世紀後半、力動的精神医学は劇的な進化を遂げた。古典的な精神分析に代表される「一者」心理学（つまり、中立的立場の分析家が患者の異常な行動の背後にある無意識の世界を解釈しようと試みること）とは対照的に、力動的精神医学の関係性モデルは「二者」心理学である。関係性モデルから見る

［訳注6］1874-1963年。アメリカの詩人。
［訳注7］ロバート・フロスト全集の序「詩が紡ぐ彩」からの引用。

と、患者の心理状態は文脈と絡み合って存在している。患者の心理は、セラピスト、つまりは患者が関わっている相手の心理を抜きにして理解できない。心理療法においては、患者が成長過程で出会ってきた他者との文脈を重視しているものの、どのような場面であれ、対人関係の中で生じる行動はすべて、その時点での状況と、その状況に参加しているすべての人たちの心理状態の組み合わせによって決まってくるのである。治療関係であれ、一般社会における対人関係であれ、関係性はその中にいる参加者すべての人たちの投影、憶測、期待、願望、そして恐怖によって形作られていく。関係性モデルの発展によって、心理療法家たちは患者個人の心の中の葛藤に目を向けるのではなく、患者の現在の状況をもたらしている対人関係上の困難はどこにあるのか、という点を探索するようになっていった。特に、関係性モデルという考え方を採用することで、アディクションそのものだけでなく、典型的なアディクトが治療上呈する他のさまざまな問題についても、より画期的な理解が可能になった点を忘れてはならない。

　コフートの自己心理学（Kohut, 1977）は、断酒断薬を治療目標とするアディクションの専門家と、力動的精神医学を標榜する心理療法家の間に横たわっていた亀裂を橋渡しする役割を果たしてくれた、最初の包括的理論である。コフートの考え方は、ロンドンのタビストック研究所でボウルビィ（Bowlby, 1973）や他の研究者たち（たとえば Guntrip, 1968; Fairbairn, 1952; Winnicott, 1965）が発展させた初期の関係性モデル研究に影響を受けており、その延長線上にあると言ってよい。対象関係学派は、古典的な欲動あるいは本能理論から離れ、対人適応や発達停止、自我構造の欠損などといった概念をより重視する関係性モデルへと精神分析を進化させていく原動力となった。このような理論的進化の流れは治療現場にも多大な影響を与えており、詳しくは本書の第3章以降で論じていくことになる。

　ボウルビィ（Bowlby, 1988）とコフート（Kohut, 1977）の2人は、アディクションの行動サイクルを従来とは別の視点から、より臨床に役立つ形で説明してくれる理論の創始者と言ってよい。それはただ単に疾病概念モデルと両立可能なだけでなく、さらにモデルを拡張し、なぜAAがアディクションの回復に有効なのか、理論的にも瑕疵なく、満足のいく説明と根拠を与えてくれている。愛着理論と自己心理学は、アディクション治療の現場で起きていることを理論的に説明してくれるだけでなく、AAの思想とも矛盾せず、アディクション治

療で提供される12ステップのプログラムを補完する役割も果たすことができる。コフートとボウルビィの考え方は、12ステッププログラムがなぜ有効で、そのプログラムがどのように治療効果を発揮するのか、そして物質使用障害患者を治療するうえで、12ステッププログラムの力とどのようにセラピストは関わるべきか、という点についても重要な示唆を与えてくれているのである。

表 アルコホーリクス・アノニマス（AA）プログラムの12ステップ
（Alcoholics Anonymous, 1939より引用）

1. 私たちはアルコールに対し無力であり、思い通りに生きていけなくなっていたことを認めた。
2. 自分を超えた大きな力が、私たちを健康な心に戻してくれると信じるようになった。
3. 私たちの意志と生き方を、自分なりに理解した神の配慮にゆだねる決心をした。
4. 恐れずに、徹底して、自分自身の棚卸しを行ない、それを表に作った。
5. 神に対し、自分に対し、そしてもう一人の人に対して、自分の過ちの本質をありのままに認めた。
6. こうした性格上の欠点全部を、神に取り除いてもらう準備がすべて整った。
7. 私たちの短所を取り除いて下さいと、謙虚に神に求めた。
8. 私たちが傷つけたすべての人の表を作り、その人たち全員に進んで埋め合わせをしようとする気持ちになった。
9. その人たちやほかの人を傷つけない限り、機会あるたびに、その人たちに直接埋め合わせをした。
10. 自分自身の棚卸しを続け、間違ったときは直ちにそれを認めた。
11. 祈りと黙想を通して、自分なりに理解した神との意識的な触れ合いを深め、神の意志を知ることと、それを実践する力だけを求めた。
12. これらのステップを経た結果、私たちは霊的に目覚め、このメッセージをアルコホーリクに伝え、そして私たちのすべてのことにこの原理を実行しようと努力した。

第3章
アディクション治療における愛着理論の意義

>愛着とは単なるよくできた仮説なのではない。それは人間の法則である。
>Lewis, Amini, & Lannon（2000）

　愛着理論の立場からアディクションを考えてみた場合、その治療については以下のような基本的かつ単純な命題が前提となる。すなわち、物質乱用者は互いに満足のいく対人関係を構築する力が発達するまでは、再発しやすく、アディクションに陥りやすいということである。治療が成功するためには、健康的な対人関係の作り方を学習してもらわなければならない。このような愛着理論についての、ある意味で単純化しすぎた記述は、治療の核心を突いているとは言えるものの、実際にそれを達成するまでの過程がどれほど複雑で大変であるかを表現するという点では不十分である。上述した愛着理論の基本命題を治療の全体像の中で把握するためには、以下のような愛着理論の考え方を念頭に置いておくことが重要である。つまり物質乱用は、健全な愛着を育む能力が欠如している状態に対して本人なりに見出した解決策であると同時に、愛着能力の欠如がもたらした結果でもあるのだ。したがって、薬物やアルコールのアディクトたちが断薬と断酒を継続するためには、まず有害な物質との関係を断ち、対人関係において健全な愛着を発達させなければならない。
　AAのことをよく知る人であれば、このような愛着理論から導き出される結論と、AAのプログラムにおいて、治療のためにはまず断酒断薬を最優先で考えなければならないと言われていること（それは12ステッププログラムのステップ1に他ならない）とが驚くほど似ていることにただちに気づくであろう。AAの70

年以上の歴史を経て、アルコール症者がアルコールに愛着を抱き続けている限り、治療のほうに愛着を抱くことは不可能であることを、AAメンバーたちは熟知している。メンバーたちは、新しく来た人に対して「単純に考えろ」「とにかく飲まずにミーティングに行け」と強く励ます。AAは、飲酒を他の何らかの行動に置き換えなければ、断酒を継続することなどきわめて困難であることを直感的にわかっているのだ。愛着の観点から見ても、アルコール症者が、アルコールから離れ、回復へと愛着対象を移行させることは困難を伴うものであり、その意味でAAは回復途中のアルコール症者が必要としている援助と感情の調節を提供してくれているのである。

　トムは42歳で営業職をしている。初診時の主訴は、抑うつ気分と仕事に関連したストレスであった。初めの面接では、「仕事におけるとてつもないストレス」について焦点を当てた。
　セラピストが仕事以外の生活状況について問うと、トムは肩をすくめて首を横に振りながら言った。「仕事以外？　そんな時間ないよ、会社のゴタゴタを片づけなきゃいけないんだから」。彼はセラピストをじろりと見た。「もし俺がやらないなら、誰がやるっていうんだい？」
　「いつもあなたは一人ぼっちでやっているように聞こえます」とセラピストは言った。
　「そうなんだよ」とトムはため息をつきながら、椅子にのけぞった。「職場には何人か俺の仕事を密かに狙ってるやつがいるからさ。やつらは俺が失敗するのを見たいのさ。だから彼らを頼ることなんかできるわけがない」
　「家族はあなたを支えてくれませんか？」とセラピストが尋ねた。
　「元妻のことを言ってるのかい？」とトムは起き上がり、あざ笑った。「ふんっ、俺がこのゴタゴタの中にいるのは、そもそもあいつが大きな理由なんだよ。彼女はまったく助けてくれなかった」
　その後15分程度を使って、トムがどれほど孤立しているのかを確認した。彼の2人の娘は大学に行ってしまい、2年前に離婚してからは、彼はアパートで一人暮らしをしていたのだ。そして、彼は幼少期にも同じパターンを体験していた。トムの両親は、トムが6歳の時に自動車事故で亡くなった。トムと2人の妹たちは叔父と生活するようになったが、叔父は「2人の妹は溺愛していたが、反抗的な自分のことは嫌っていた」と言う。そして

徐々に、トムの飲酒についての話題も出てくるようになった。すぐに彼は飲酒について実は心配していることを認め、昨年は数回のブラックアウトと二度目の酒気帯び運転での逮捕があったことを告白した。

「あなたは今までにご自分がアルコール依存症かもしれないと感じたことはありますか？」とセラピストは質問した。

トムは苦笑いをして答えた。「正直、最近は酒について心配をしていたよ。確かに俺は酒に問題があるかもしれない。だけどアルコール依存症というほどではないと思う」

「なるほど。ただ、違いを見分けることはとても重要なことだと思いますよ」

「違いって？」とトムは片眉を上げた。

「アルコール依存症なのか、ただ飲酒に問題があるだけの人なのかどうか、ということです」とセラピストは少し身を乗り出しながら答えた。

「何が違うんだい？」とトムは質問した。

「まず第一に、問題へのとりかかり方が違います。もしあなたがアルコール依存症なら、当然正常には飲酒できず、治療は断酒をするしかありません」とセラピストはトムに力強く微笑んだ。そして、「一方、あなたがただの問題飲酒者ならば、断酒以外の選択肢もあるかもしれません」と言った。

トムは数秒間静かに座りながら、口をすぼめてセラピストを見つめた。「俺はどっちだと思う？　問題飲酒者か、それともアルコール依存症なのか」

「これまでうかがったことを総合しますと、おそらくアルコール依存症だと考えています」

セラピストは、片手を上げて指で数え始めた。

「一つ目の理由は、ブラックアウトがあったこと。二つ目は、２回の酒気帯び運転を犯していること。三つ目は、前妻があなたの飲酒について不満を言っていたこと。四つ目は、飲酒時の行動についてあなた自身、心配していること。そして最後は、あなたの父親もアルコール依存症だったかもしれないということです。アルコール依存症は家族に遺伝するというエビデンスがあります。無視しないで直視してほしい危険信号がたくさんあるのです」

トムは数分間、物思いにふけっているかのように座り、じっと床を見つめていた。その後、セラピストに尋ねた。

「俺はどうするべきだと思う？」

「来週も診察に来ませんか？　それまでにいくつかAAに行くことをお勧めします」

「AA?」トムは驚愕した様子で「それって……」と言いかけたが、セラピストは手を振ってトムを遮った。

「まあまあ。あなたが考えていることはわかっています。『俺は落ちぶれた酔っ払い連中と同じ部屋に集まって何をするんだ？』と考えているんでしょう」

セラピストは引き出しへ向かい、AAの会場リストを引き抜いた。3ヵ所の会場の住所と日時を丸で囲み、トムに渡した。

「どうか、まずは3ヵ所のミーティング会場に行ってみましょう。一番いいミーティングはどこか見てきてください。ちょうどどのセラピストがいいか選ぶみたいに、ミーティング会場も選べばいいんです。AAも良し悪しがあります。どこがいいミーティング会場なのか決めるうえで最も重要な点は、あなたが居心地がいいと感じるかどうかと、あなたがその会場の参加者たちの中で安心して話をできるかどうかです。あなたはきっとミーティングの必要性に気づくと思いますよ」

2回目の診察に現れたトムの雰囲気と表情は著しく変化していた。彼はセラピストに、前回の診察以来、5つのミーティング会場に参加し、ここ数年経験したことがないほどいい気分になったことを話した。トムは明らかに気分が高揚しており、あたかもAAのプログラムと恋に落ちたかのようだった。2ヵ所目のAAミーティング会場では、トムは大学以来疎遠だった飲み仲間と偶然出会い、互いにそんな場所で会ったことを驚いていた。3ヵ所目のミーティング会場では、職場の上司がそこにいたのだった。少し気まずい時間が流れた後、上司とも互いに盛り上がり、職場の他の社員にはお互い秘密にしておくことですぐに合意した。しかし、トムは職場でのその上司との関係で大きな違いに気づいていた。

「俺は今、職場で孤独を感じることが減っているんだ。もう一人味方がいる感じさ」

愛着と生物学——歴史的影響

ほとんどの対象関係論者たち（たとえばガントリップやフェアバーン）は、成人

患者の治療から得られた情報に依拠していたのに対して、ボウルビィは子どもたちの実生活の行動観察から得た情報をもとにしていた。ただし、ボウルビィの観察は、当時の主流だった力動精神医学的な考え方（たとえば Klein, 1948）と完全に一致するわけではなかったため、彼は別の切り口で、愛着へと子どもを動かす主要な衝動、と彼が考えたものを包括的に理解できないか、さらに探究を進めることになった。そして、ボウルビィは文化人類学（たとえば Lorenz, 1952）に目を向けた。文化人類学ならば、感情の調節や愛着の重要性を適切な文脈でとらえられるのではないかと考えたからである。ボウルビィの見解は、幻想と欲動同士の内的葛藤に病因論的な優位性を見て、それが精神病理の根本にあると考えていた当時のクライン学派とは一線を画するものであった。クラインの考え方では、病理は心の内側で発生した幻想に起因する葛藤に根ざしている。他者との関係は、ただ単に自動的に心の内側で発生する過程の副次的現象でしかないのである。クラインとは対照的にボウルビィは、子どもの外界で実際に起こる対人関係の具体的な事象のほうにより強い関心をもっていた。

　ローレンツ（Lorenz, 1952）の研究を深く知るにつれ、ボウルビィはローレンツの刷り込みの概念と愛着の間に類似点を見出した。野生のガチョウの子は母親についていくが、それは母親が餌を与え、危険から守ってくれる存在であると子どもが認識しているからではない。むしろ赤ん坊のガチョウは出生後すぐに、動いている物体を見れば、どんな対象にも（ローレンツにさえ）ついていくのである。ローレンツは、進化の過程でガチョウの子は生まれて初めて見る動く物体（それは通常は母親だが）に固着する、あるいは刷り込まれるように、神経系の回路が作られるようになったと結論づけた。「刷り込みは、より深い関係性へとつながっていく原始的な神経系の表現である。そして、それら神経回路が原始的なものであるからこそ、刷り込みは強固で個体差が少ないのである。ヒト同士の関係性もガチョウと同様に法則とも言うべき強固な特性をもっている。確かに霊長類の愛着はガチョウの子の愛着よりは柔軟であるものの、一般に思われているほどの可塑性はないものである」（Lewis et al., 2000, p.68）

　ボウルビィは、似たような過程が愛着にも起こっているのではないかと仮説を立てた。1950年代前半頃までは、主として母親が食べ物を与える存在であるから子どもは母親に結びつく、と一般に信じられていた。ボウルビィは、ハーロウ（Harlow, 1958）とスピッツ（Spitz, 1945）の研究を引用しつつ、「台所の愛情」とも言うべき俗説の誤りを指摘した。ルネ・スピッツは、孤児院や養護施

設で育った子どもたちや、母親が刑務所に入ったために施設に保護された乳幼児たちの生育状況を調査した。子どもたちは衛生的な環境下で物質的な欲求は適度に満たしてもらっているにもかかわらず、発育は不良であった。なぜなら、彼らは誰かに十分に抱きかかえられることがなく、また適度な量の感情のやりとりが供給されることもなかったからである。衛生的と言われていた養護施設での死亡率はどこも75％にのぼっていた。スピッツは、乳児にとって、誰かに手で触ってもらい、それに対して子どものほうも声を出して喜び、また誰かに撫でてもらい、赤ちゃん言葉で応答し、互いに遊び合う、などといった対人関係の欠如が致命的であることを発見したのである。

ハーロウ（Harlow, 1958）が1950年代に行った有名な研究は、ボウルビィが強調した愛着の重要性をさらに支持するものとなった。大学で心理学を学んでいる学生なら誰もが知っている実験だが、赤ん坊の猿に2つの代理母を選択する自由が与えられた時、猿は哺乳瓶がついているが金網でできた代理母よりも、柔らかい布製の代理母のほうを好んだ。ストレスや恐怖を感じた時、赤ん坊の猿は安心と保護を得る手段としていつも布製の代理母のもとへと走っていった。そして布製の代理母が取り去られると、赤ん坊の猿は部屋の隅に一人で震えていたのである。

アディクション治療に対する愛着理論の意義

愛着理論は、アディクション治療に対して数多くの重要な意義をもっている。愛着理論を実際に治療現場で役立たせるためには、まず理論の要点を理解しておくことが重要である。

1. 愛着はそれ自体が人を動かす基本的な欲求の一つなのであり、別の欲動から派生する二次的なものに矮小化されるものではない。
2. 実際に現実世界で起きる出来事のほうが、無意識の幻想や内的な欲動よりも重要である。
3. 人々がどの程度自らの感情を調節できるかは、幼少期の愛着体験の長さと強度によって決まる。
4. 愛着欲求を伴わない分離と個体化は、正常な発達や治療の本来の目標ではない。

5．愛着関係をもつことや自己対象［訳注1］から応答を得ることは生涯にわたって必要な過程であり、特定の発達段階にだけ存在すればよいものではない。
6．子どもが親に対して抱く愛着は、親が子どもに対して抱く愛着とは異なる。親（あるいはセラピスト）が子ども（あるいは患者）を、自らのいまだ満たされていない愛着欲求を満たすために利用しようとすると、その結果として心理的障害が生じる。
7．人の世話をすることや他者と親しく結びつく関係（相互性）は、自己が十分に発達した時に初めて可能となる別々の発達段階である。
8．愛着理論は、生化学的介入（薬物療法）が人の行動を変化させるのと同様に、環境的介入（ストレスの誘因となる刺激の除去や、安定した愛着関係の提供など）が個々人の神経学的・生化学的な変化を生み出すと考える。

次に、以上の各見解について、それぞれ詳細に解説を加えたい。
　1．**愛着はそれ自体が人を動かす基本的な欲求の一つなのであり、別の欲動から派生する二次的なものに矮小化されるものではない。**愛着理論は自己心理学と同様、対象関係論の産物と考えてよい。これらの3つの理論は重要な類似点を有している一方で、それぞれ古典的な欲動理論に対して異なる距離感がある。愛着理論と他の2つの理論とが異なる最も決定的な要素は、愛着の重要さという点で古典的欲動理論と大きな差があることである。愛着理論は、心の痛みや喜び、そして愛着がもつ意味は、二次的な欲動に還元されないという見解を確固として貫いている。愛着は、固有の力動をもつ一次性の原動力であり、その力動ははるかに広範囲かつ複雑な影響を及ぼすと考えられている（Bowlby, 1973）。

　ボウルビィは、進化的適応の環境下では親子の近接性を促進する仕組みのほうが自然淘汰を生きのびやすいと気づいた。愛着は単に心理学的に必要なだけではなく、互いに相手の近くにいたい、という強力な生物学的必要性によって駆り立てられている。愛着が果たす生物学的に最も重要な機能は、逆境条件下で必要な援助と生存を確保することである。これは、すべての群れを作る哺乳類に当てはまることであり、ヒトに限らず他種の親子関係にも該当する。

［訳注1］コフートが提唱した概念で、乳児にとっての母親のように、自己の一部または延長とイメージされ、かつ何らかの満足感を供給してくれる対象のこと（第4章参照）。

2．実際に現実世界で起きる出来事のほうが、無意識の幻想や内的な欲動よりも重要である。愛着理論と古典的な力動的精神医学との根本的な相違点の一つは、古典的な欲動理論が、実生活の出来事の影響よりも、幻想や心の内部の経験に重点を置く傾向があることに、ボウルビィが納得していなかった点にある。ボウルビィは、内的な体験のほうが外的な現実より優先されることを認めることができなかった。フォークス（Foulkes, 1975）と同様に、彼はすべての複雑に入り組んだ事象を単なる心の内側の過程に還元してしまうような治療の考えを批判していた。それゆえ愛着理論は、目に見える行動ともっと矛盾しない形で観察された事実を、よりよく説明できるものとして定式化されたのである。ボウルビィは、精神病理は対人関係での実体験から発生するものであり、古典的な欲動理論は抽象的な思索に耽溺しすぎていると訴えた。

ボウルビィはさらに精神分析の根本的な教義にさえ異議を唱えた。彼は、フロイトの言う力動的な、エネルギー経済学的な見方はもはや現実的ではないと考えるに至っていた。なぜなら、それらの見方は時代遅れの19世紀の物理学と生物学に依拠したエネルギー放出モデル［訳注2］に基づいているからだった。フェアバーン（Fairbairn, 1952）と同様、ボウルビィもまた、古典的なフロイトの理論は19世紀の物理学をもとに作り出された時代錯誤のモデルに根ざしていると見ていた。ボウルビィは、彼の考えの理論的妥当性を証明するために、生物学、進化論、動物行動学、人工頭脳学（サイバネティックス）、情報システム論などの最新の知見を取り入れ、新しい理論モデルに転換することの必要性を説いたのだった。

ボウルビィにとって、精神分析の文献で使われている対象という単語の使われ方はつまずきの石であった。むしろ彼は、愛着対象という単語を使うことを好んだ。なぜなら、彼はその言葉のほうが愛着関係における双方向性をよくとらえていると考えたからだった。対象はあまりに広範囲な概念を含んだ単語であり、不正確でさまざまな解釈を生んでしまうとボウルビィは思っていた。マローネ（Marrone, 1998）が指摘したように、「『対象』という単語は、さまざまな意味をもっている。それは『もの』であるかもしれないし、あるいは欲動や何らかの意図の『標的』にもなりうる」（p.109）のだ。愛着対象は、群れをな

［訳注2］熱力学で扱われる蒸気のエネルギーのように、心のエネルギーも抑圧によって本来の出口が塞がれると、別の放出先に向けられ、結果としてさまざまな障害が生まれるとするフロイトの考え。

すすべての哺乳類において主要な原動力となるものは関係性を求めることである、というフェアバーン（Fairbairn, 1952）の考えをより正確に反映していた。愛着対象という言葉はコフートの自己対象と同じ機能を果たしている。なぜなら、自己対象転移［訳注3］と同様に愛着もまたそれ自体が修復的な力をもっているからである。

3．人々がどの程度自らの感情を調節できるかは、幼少期の愛着体験の長さと強度によって決まる。愛着理論は、子どもと養育者との結びつきの研究が重要であることを科学的に証明してくれたものであるがゆえに、アディクションと愛着の関係を探究することの妥当性も明らかにしてくれている。確かに古典的な発達理論において、幼少期の経験が成人の精神病理に与える影響の重要性は常に理解されていたが、愛着理論の登場によって初めて、幼少期の愛着関係の意義が適切に把握されるようになったと言ってよいであろう。親密さが長期安定して維持される対人関係は人間の本質を構成する不可欠な要素であるが、長期安定した満足を与えてくれる対人関係を結ぶことができない状態は、幼少期の愛着体験の質と直接関係がある。効果的ではない愛着スタイル（Ainsworth, 1989）を克服することが難しい場合、欠損を代償する行動として、人はアディクションという強迫行動に陥りやすくなってしまうのだ。

4．愛着欲求を伴わない分離と個体化は、正常な発達や治療の本来の目標ではない。アディクションとその治療に愛着理論を当てはめてみた場合、それはアメリカ社会において重要な意義をもっている。この国では、人々は独立心や自律性、そして他者に頼らないことに最高の価値を見出しているが、それはしばしば自己を他者から疎外してしまう危険性も伴っている。そして、この疎外感という問題が誰よりも明確かつ一貫して認められる者たちこそが、アルコール症者や薬物のアディクトたちなのである。彼らほど、他者を頼らない者は世界中でいないであろう。彼らは愛着関係から個体化に至る連続体の最末端で生きている。アディクトたちは確かに自律性を手に入れているが、それは疎外と対人関係面における相互性の欠如という代償を払い続けることで、ようやく得られているのである。愛着理論は、一者心理学を克服しようとする運動そのものであるばかりでなく、人はいつも他者との関係性の中で存在している、という人間に関する基本的な関係性の概念も含んでいる。愛着理論と同様に、効果的

［訳注3］自己心理学の用語で、過去の養育者との関係で自己対象が十分供給されなかったことを背景に、現在目の前にいる他者に新たに自己対象を見出そうとする心の動きを指す。

な治療というものはどれも、人の本質は個人的な存在なのではなく社会的な存在であるという基本的な考え方を背後にもっているものである。

ボウルビィは、対象関係論から次のことを学んだ。内面へと取り込まれた自己表象［訳注4］と対象表象［訳注5］は内部に強い情動を抱えており、それら取り込まれた表象は、心の中で体験されたことを外部世界へと投影しやすい傾向をもたらす (Ogden, 1982)。投影性同一視［訳注6］の力によって、人は、外界で出会う他者が、あたかも自分自身の心の中にある苦悩や期待感をもたらした原因であるかのように無意識に強制し、誘導し、刺激する。これはいわば「人生の脚本」、あるいはその人の対人関係で起こりうることを特定の方向へと駆り立てる自己充足的予言［訳注7］のようなものである。最終的には自らの心の中にある期待感や内面で体験されたことのほうに、外界が一致させられてしまうのだ。逆説的だが、外界のほうが内面に一致させられてしまった結果として、外界で何度も馴染み深い体験が繰り返され、結果的にある種の倒錯した安心感が生み出される。それは外界の一貫性を求める気持ちや欲求を満足させ、一時的にせよ不安軽減に役立つのである。

この問題を追究していく中で、ボウルビィは従来の精神分析で論じられていた内在化の過程は、単に外界にあったものを心の内面に置き換えるだけであり、あまりに機械的すぎると考えるようになった。そして代わりの概念として内的作業モデル (internal working model：IWM) を提唱したのだった。ボウルビィのIWMはピアジェの表象理論 (Piaget, 1954) ときわめて互換性の高い内在化に関する表象モデルであり、対象関係論が言うところの内在化された自己表象と対象表象という考え方ともいくつかの類似点をもっている。しかし、理論の面ではIWMとより互換性が高いものとして、間主観性理論 (Stolorow et al., 1987) を挙げることができる。なぜなら間主観性理論は、関係性の中で双方の個々人がどのように対人関係の場を作り出していくか、という点を特に重視しているからである。

［訳注4］自分自身に対するイメージ。
［訳注5］他者に対するイメージ。
［訳注6］自らの感情を他者に投影し、自分ではなく他者がそのような感情をもっていると見なす心のメカニズム。
［訳注7］アメリカの社会学者マートン（Merton, R.K.）による用語で、最初に予想したことが次の行動を生み出し、結果的に予想どおりの現実が生じてしまう現象。

常に側にいてくれるわけではないとしても、少なくとも愛着対象が何かの際には自分に応答してくれるはずだという確信は、以下の２つの変数によって規定されていると言ってよい。変数とは、(a)愛着対象はたいていの場合、自分が支援や保護を求めた時に応答してくれるタイプの人間であると見なしうるかどうか、[および] (b)自分は、誰からも、中でも特に愛着対象から、助けとなるような応答をしてもらえる人間であると見なしうるかどうか、の２つである。論理的にはこれらの変数は互いに独立しているが、実際には両者は混同されやすい。そのため、愛着対象のIWMと自己のIWMは相補的に、互いに強化し合うような形で発達していくことが多い（Bowlby, 1973, p.238）。

　養育者の情緒的応答性は、IWMの構造が確定されるうえできわめて重要な要素である。コフートが指摘したように、親が子どもとどのように「一緒にいるか」のほうが、親が子どもに何をするか、よりも重要なのである。スターン（Stern, 1995）もボウルビィときわめてよく似た見方をしているが、それは彼が、関係性の本質である「一緒にいるという経験」こそが内在化されるのであって、単なる対象や自己表象だけではないと考えたからである。マローネ（Marrone, 1998）は、ボウルビィの内在化に関する定義を以下のように記述している。「内在化されるものは完全に心の外にあるものでもなく、完全に心の内側だけのものでもない……子どもの心に表象されるものは関係性そのものなのであり、関係性から切り離された存在としての親なのではない」（p.44）。ウィニコットの名言「親の存在から切り離された単なる赤ちゃんなど存在しない」という言葉とよく似ているが、IWMも存在の基本単位は自己表象や対象表象なのではなく、対人関係やその関係性を支配する規則である、という考え方に基づいている。乳幼児は体験を繰り返しているうちに、親から何を予測すべきか学習していく。そして、それら予測から作り出された規則が知覚イメージとともに内在化され、その後の親密な対人関係において、子どもの思考、感情、行動を導いていくことになるのである。「あなたとの関係性を維持するために、私はどのような存在であらなければならないのか」という暗黙の心のルールがIWMの構造を決定し、人々が対人関係において特定のパターンを繰り返してしまう性質をさらに強化する原動力となるのである。

ダンは38歳の自称コカインとセックスのアディクトで、約3年間、クリーン［訳注8］で女性セラピストの治療を受け続けていた。転移［訳注9］の問題を克服することは難しかったものの、ダンは徐々に、女性との関係を支配してきた自らの心のルールを変えていく能力を習得しつつあった。彼が断薬を続けたことと、セラピストがほどよく支持的な治療環境を提供し続けたことにより、やがてダンは自分のアディクションを悪化させてきた原因について理解できるようになった。その日のセラピストとの面接が始まって約10分が経過した頃、ダンは並外れた明晰さで彼の内面を支配してきた実家の雰囲気について告白し始めた。

　「実は、僕の家族について先生にまだ言っていないことがあるんです。今まで話してきたことは、表面的なことばかりでした。僕が決して父に会わないこと、姉たちを避けていること、そして生前、母を避けていたことの、本当の理由を先生には言ってなかったんです」

　セラピストがうなずくのを見つつ、ダンは話を続けた。

　「なぜ9歳の時、一家でインディアナ州を出て、オハイオ州の祖母のところに引っ越したのか、先生に言ってなかったですよね」

　セラピストは静かに座り、語り続ける彼のほうをじっと見つめていた。ダンは、セラピストが彼の人生において彼を振り回してきたすべての女性を象徴しているんだと思う、と語った。そして、それに気づいた後も、彼が女性たちに過剰に気を遣ってしまう苦しみはほとんど軽減していない、とセラピストに語った。彼の言うには、その理由はおそらく、幼少期から彼に怒りをぶつける女性が大勢いて、彼を支配してきたからであり、しかもその女性たちの影響力はさまざまな姿形で彼に向けられてきたために、もはや内臓レベルで条件づけされた自分自身の反応を変えることは不可能だったからだった。彼がセラピストに対して胃が痛くなるパターンは、小学2年の頃、担任教師だったシュワルツ先生の時と同じだった。ダンの母親は彼を汚い服と洗っていない髪の毛のままで登校させていたので、シュワルツ先生はいつもクラスの他の生徒たちに対して彼の姿を見せしめにしていた。そして先生はそのような彼に対するいじめに、ある種の快感を得ているようでもあった。自

［訳注8］アディクション的な行動が止まっている状態。
［訳注9］精神分析の用語で、過去の養育者など重要な他者との間で経験された欲求や感情などが現在目の前にいる他者に向けられること。

宅では、ダンの祖母が母親と一緒になって、ダンは父親に似て生きる価値のない役立たずだと、飽きもせず繰り返し彼に言い聞かせていた。

ダンはいったん話をやめ、何か指示を待っているかのようにセラピストの顔を覗き込んだ。セラピストは優しく答えた。「続けていいわよ」

「僕は祖母や母から聞かされてきた悪口に反論するつもりはなかったんです。だって彼女たちは正しかったんだから。僕の父親は正真正銘の大バカ者だったんですよ。とっても遠い存在で、自己中心的で、道徳観念というものが完全に欠落しているやつでした」

「道徳観念がないって？」セラピストは尋ねた。

「そう、僕の父親は会う女性たち全員とやろうとしてました。その行動で僕ら家族全員が恥をかかされてきたんです。父は医者で、確かにいろんな面で優秀だったと思いますよ。だけどとにかく節操というものがなくて、もちろん誠実さも、道徳心のかけらもありませんでした。僕が父に似てると言われても、何も嬉しくなんかなかったですね。それはむしろ僕にとっては呪いの言葉でした。僕の親族のすべての女性たちにとって僕は、彼女たちが父に対して抱えている不平不満を好きなだけぶつけることができる格好のサンドバッグだったんですよ。父が自分の担当患者たちの中でも一番金持ちの女性と再婚するために駆け落ちして、僕と他の家族みんなを捨てて出て行った後も、僕が父に似てるって話は止まりませんでした。父が出て行ったことは、ある意味でちょうどいいタイミングだったのかもしれません。だって医道審議会が父の医師免許停止処分に向けて手続きを始めていたところだったんです。処分の理由は、父がいつも受け持ち患者をはめようとしていることが発覚したからでした。はめるって意味は、文字どおりでもあるし、経済的な意味でもありますけどね。何人かの患者さんや、特にその旦那さんたちは激怒してましたよ。父は自分が思っているほどは、ほとんどの人たちは父のことを魅力的でいい男だとは思っていないんだってことに、気づいていなかったんじゃないでしょうかね。ああ、それから忘れないうちに言っておきたいんですが、父は自分自身や周囲の人たちに過剰に睡眠薬とかを処方してしまうという、ちょっとした問題も抱えてました」

ダンは今や深く昔を振り返る気分に浸りきっていた。彼の視線はゆっくりと右から左へと動き、あたかも心の中で昔の家族の様子を映した動画を眺めているかのようだった。彼は話を続けた。「何年かすると、僕の母も決して

無実の傍観者なわけではないってことに気づきました。彼女も父から喜んで過剰処方してもらっていたんですから。母も結局は同じ穴のむじなだったんです。お似合い夫婦ってやつですかね。両親の離婚裁判は泥沼化しましたし、地元ではそれなりに話題にもなりました。根も葉もない誹謗中傷や、下世話な噂話も結構ありましたよ。スワッピングとか、薬物を使っての乱交パーティとか、ポルノ撮影会とか、セックスクラブのこととかね。僕のいた小さな田舎町ではもうその話でみんな持ちきりでしたし、地元の新聞社は吐き気がするほど、くだらない噂話を微に入り細に入り記事にして書き立てたものでした。裁判が終わった後、母は地元の好奇の目を逃れるために、僕ら全員を連れてオハイオ州のコロンバス市に引っ越すしかありませんでした。父は医者としてそれなりに仕事をしていたのですが、稼いだお金は好き放題に全部使い果たしてしまっていたので、母は無一文でした。離婚後、母が崩れるのにそれほど時間はかからなかったですね。彼女は治療薬と呼んでいましたが、自分の神経を鎮めるんだと薬のアディクションに溺れ、2年前に死にました。僕自身のアディクションがなくなって、しらふになった目から過去を振り返ってみると、なぜ母がいつも半裸状態で家中をさまよい歩いていたか、わかるような気がします。僕の母は特別賢いタイプではなかったはずですが、若い頃はそれなりに魅力的だったんだと思います。だから父は母と結婚したんだと思いますよ。母は年をとるにつれて、もっていた魅力のすべてを失っていきました。そして最後の数年間は、本当に気持ち悪いとしか言えない状態でした。母が裸で家中を歩き回ったり、夜になると僕のベッドに潜り込んできて、叫んだり、僕が新しい恋人だなんて言い出したりしてたのも、みんな薬物でラリってる時でした。そしてその後、母が薬物でひどくやられている夜などには、怒りと身体的な暴力に急に変わることもありました」

ダンはいったん話をやめ、もう一度セラピストのほうを見て、続けてよいか確認しようとした。セラピストはダンから見て「OK」と受け取れるサインを送った。

「僕の家族には、いつも性的な強い緊張感が至るところに張りめぐらされていました。それは誰が見てもわかったと思います。緊張感は特に僕の2人の姉が思春期を迎えると、さらに強くなっていきました。母を模範としたのでしょうか、2人の姉、ジャニーとポーラはすぐに自らの性を武器として利

用することが上手になっていきました。2人とも自らの性が男に及ぼす力を熟知していて、どの男にも、父が母にしたようなことは絶対に許しませんでした。それに、姉たちは僕の体や性についてからかうことも大好きでした。洗面所にいても、寝室にいても、僕の性器や体つきに関する姉たちのえげつない言葉責めから逃れることはできませんでした。時には立ち直れないくらい、彼女たちの言葉で打ちのめされることもありました」

さすがに話しすぎたと感じたダンは口を閉じ、椅子に深く座り直した。彼がいったん話すべきことは全部話し終えたと感じ取ったセラピストは、こう語りかけた。「あなたが話してくれたことの一部は過去にも聞いたことがあったけど、全部まとめて話してくれたのは初めてだわ。私が考えていたよりも、ずいぶんとひどい生活状況だったのね」

「確かに、自分でも自分の話したことを通して全部聞いてみると、本当にひどい日々だったんだなって実感します。これまでずっと自分でも認めないようにしてきたのかもしれないけど、実際には自覚していたよりもつらかったのかもしれません」

5. 愛着関係をもつことや自己対象から応答を得ることは生涯にわたって必要な過程であり、特定の発達段階にだけ存在すればよいものではない。愛着理論の専門家たちは、一対一、そしてグループやネットワークの中の、どちらの愛着関係も必要であると理解していた。なぜなら、もともとはどちらも個体の生存を確保するという生物学的な役割を果たしていたからである。発達初期においては、乳幼児が危機的あるいは危険な状況に陥った場合、愛着関係を通して必要な支援を獲得することができていた。しかし個体が成長するにつれ、同年代の仲間たちやさまざまな集団と親しい関係を結ぶことのほうが互恵性は大きく、意味論的な順位という点でもより重要になっていく (Lichtenberg et al., 1992)。それら各種集団との親密さは、必ずしも物理的に近いことが条件なのではなく、むしろさまざまな意味や表象の複雑な組み合わせに媒介されて成り立っている。アディクションからの長期的な回復を達成するためには、集団との親密な関係性を結ぶ能力の習得が不可欠である。AAに参加するだけでなぜ断酒効果があるのかと言えば、アルコール症者たちに、彼らのアディクションをAAという集団との親密さに置き換える機会を与えてくれるからなのだ。

愛着、情動調律、そして情動安定性には非常に繊細な相互作用がある。愛着

理論の専門家たちは、以前から愛着にまつわるある重要な逆説について熟知していた。それは、安定した愛着関係は人を自由にする、ということである (Holmes, 1996)。このことは安定した愛着関係にある子どもについてと同様に、AAであれ個人のセラピストであれ、何らかの治療を受けている中で、安定した愛着関係にある患者についても言えることである。安定した愛着関係にある子どもたちは養育者からより遠くに離れて、周囲の環境を探索するリスクをとることができるのと同様に、安定した愛着関係にある患者たちも治療中、自らの心の中を探索するためにより多くのリスクをとることができるのだ。

マローネ（Marrone, 1998）はスターンの言葉を引用しつつ、上述したような考え方についてこう論じている。

> スターン（Stern, 1985）は人間存在の基本的状態とは孤独ではなく、共生であると論じている。そして、人とのつながりや親密さ、愛着、そして安心感などは生得的な、最も基本的な感情であるという（p.240）。さらに彼によれば、乳幼児にとって「人との関係性の質」、すなわち愛着は初期の母と子のつながりを超えて、児童期へと続いていくものであり、母だけでなく、同年代の子どもたちへとつながりは広がっていく。スターンはさらに愛着と安心感とが情動面で相互に絡み合っていることも明らかにしている（p.158）。

6．子どもが親に対して抱く愛着は、親が子どもに対して抱く愛着とは異なる。親（あるいはセラピスト）が子ども（あるいは患者）を、自らのいまだ満たされていない愛着欲求を満たすために利用しようとすると、その結果として心理的障害が生じる。カレン・ワラント（Walant, 1995）はアメリカ社会が過剰に分離と個体化を強調しすぎることを批判して、以下のように論じている。私たちがあらゆる犠牲を払ってでも自立することを最優先とした結果、私たちは自らの感情を自分一人で調節できるという誤った考えを生み出してしまったのだと。人に依存することは病であり、人を必要とすることは恥である、という社会規範が優先され、親子の感覚という本能は犠牲にされてきたのである。物質乱用を愛着理論の観点から見て、彼女はアディクションのことを、発達初期段階で欲求が満たされなかったトラウマの影響に対処する方法として個人が編み出した二次的な代償物であると述べている。ワラントが「社会規範の乱用」と呼ぶ過剰な分離と個体化の影響を何とか相殺するために、彼女はアディクショ

ンの患者たちに対する治療法を、より関係性と親密さを重視したものに変えていく必要があるとも指摘している。それによって、アルコールや薬物のアディクトたちは、彼らが陥っている孤立した存在から、より大きく、より満足度の高い何かの一部となることが可能になるからである。さらに彼女は、患者とセラピストとの間に完全な理解が成立する瞬間を「没入体験」と呼び、それは疎外され、周囲から切り離されてしまった患者の自己を取り除くために不可欠であると強調している。

　愛着理論は、乳児とその親は互いに親密な情動の絆を生み出すよう、生物学的にプログラムされていると主張する。そのような愛着関係は重要な情動調節機能も果たしている。動物実験によれば、安定した愛着関係は生化学的・神経生理学的な変化を生み出すことができると言われている（Lewis et al., 2000）。群れを作るすべての哺乳類は、同じタイミングで感情のやりとりをすることにより、互いの生理的条件を調節し、互いの神経系の内的構造を変容させているのである。このような相互作用による調節を生み出す関係こそが、愛着の基盤なのである。

　情動は（母子関係から始まる）コミュニケーションという機能も果たしている。群れを作るすべての哺乳類の中枢神経系は開かれたフィードバックループなのである。哺乳類はその群れの中で互いに作用し合い、そして互いの神経生理学的環境を変えていく。このような相互作用が相手に与える影響の力が愛着の基盤となる。そして影響の記憶は、それによって生み出された変化の中に刻み込まれているのである。

　7．**人の世話をすることや他者と親しく結びつく関係（相互性）は、自己が十分に発達した時に初めて可能となる別々の発達段階である**。アディクションとは満足の得られる対人関係が欠損していたことの結果であると同時にそれに対する一つの解決策でもあるがために、その治療を成功させるためには、他者との愛着関係を作り出す能力に注目することが不可欠であると言ってよい。発達段階における人格の成熟とは、自己と他者は互いに別々の欲求や願望を抱えた存在であると理解することができ、一方的に要求し合うのではなく、互いへの配慮に基づいて共感的・互恵的な関係性を作り出すことができることを指している。対象関係論（Jordan, 1986）が私たちに教えてくれるように、互いに親密な関係をもつことは、個人の発達と成長にとって非常に重要な意義をもっている。互いに配慮し合う、という関係は、幼少期から競争、能力、実績、個人主

義、そして自立心のほうが愛着関係より価値が高いと教え込まれてきた多くの物質乱用者たちにとっては特に難しい課題である。互いに親密になり、配慮し合う関係を作り出そうとすると、必然的に対人関係には責任が生じること、そして喜びも不満もその関係性から生じうることに気づかされることになる。成熟した対人関係は、どちらか片方の人間によって一方的に作り出されるものなのではなく、むしろ互いに話し合って納得し、同意し合う双方向的なコミュニケーションの積み重ねが不可欠であることを、物質乱用者たちは学ばなければならない。支配と従属、依存と自立といった中核的な課題は、患者たちが経験するさまざまな対人関係において苦痛を伴いながら体験され、克服されなければならないのである。

　対人関係において相互性が成立するためには、そもそも相手が自分とは異なった存在、分離した存在であると同時に、自分と同等の存在であることを理解していなければならない。他者と自分との違いが生み出すさまざまな葛藤や自己愛の傷つきに対処することは、発達段階で誰もが獲得しなければならない能力なのだが、物質乱用者たちは習熟できていないことが多い。要求に応じるか、反抗するか、あるいは渋々服従するか、逆に相手を支配するかが、対人関係における対処パターンのレパートリーが少ないアディクトたちが通常選択する行動である。長期にわたって断酒断薬を維持し続けるためには、アディクトたちは対人関係におけるさまざまな葛藤を、対人関係そのものを放棄してしまったり、サドマゾヒズム的なパターンに退行してしまったりしないで、解決する方法を学ばなければならない。互いの意見の相違を解消していく体験は、心理的構造を安定化させる効果を生み出すのであり、最適不満度［訳注10］こそが、かつては自己対象によって供給されていた葛藤解決機能を自らの心の中へと内在化していくために必須の条件であると言ってよい。自己と、自己対象の機能を供給してくれている他者とのつながりが一度破綻し、再び修復された際に、確固たる心の構造が作り出されるのである（Harwood, 1998）。

　マイケルは35歳のコカインのアディクトであると同時に、自称セックスのアディクトでもある。治療によって薬物乱用は止まっており、2年間にわたって積極的に週1回の外来グループ療法に参加し続けていた。かつて入院

［訳注10］コフートが提唱した概念で、トラウマ体験になるほどではなく、本人が我慢し、それをバネにして成長できる程度の不満を指す（第6章参照）。

治療プログラムを終えて退院した後、すぐに外来グループ療法に参加するようになったのだが、当初、彼は自分の人生には何の刺激も喜びもないと頻繁に訴えていた。グループに参加するたびに愚痴をこぼしていたのだが、彼は薬物だけは使わずに過ごすことができていた。他方、グループに参加し始めた最初の1年半の間、彼のセックスの問題はむしろ増え続けていた。グループの外では、頻繁に複数の性的パートナーをもち、出会い系でのごく短期間の交際を繰り返していた。彼が熱心にグループ療法に参加し続けているうちに、グループの外でも徐々に意味のある対人関係を作り出せるようになっていった。やがてある一人の女性と真剣に交際するようになり、出会い系に走らず6ヵ月目に入ろうとしていた。さらにある日、グループ療法の中で、彼はギターを習い始めたと誇らしげに宣言したのだった。彼は人生で初めて、「セックスと薬物とロックンロール」以外のものを楽しめるようになったと語っていた。彼はグループ療法の中でも、しばしばセッションが終わった際に「今回のグループはすごくいい内容だったと思うよ」などと、みんなを励ます役割を担うようになっていた。

　このような彼のグループ療法における蜜月期は、ある日2人のメンバーが卒業し、代わりに2人の女性が加わったことにより終わりを告げた。その時点までは、グループメンバーの構成は非常にバランスがとれていたのだが、2人の新規参加者のうちの一人の女性は攻撃的で、時に非常に侵襲的な性格の持ち主だった。ある日、マイケルはグループ内で、真剣交際中の女性との関係で悩んでいることを語っていたところ、その新規女性メンバーの一人、アリスが彼の行動について偏見に満ちた意見を交えつつ、攻撃的な質問を次々と繰り出し、彼を尋問し始めた。そのようなやりとりが数分続いた後、グループの司会者がマイケルに尋問されている時の気持ちについて尋ねた。彼は「いや、そんな気にしてないですよ。全然大丈夫でしたよ」と答えた。彼はアリスと司会者に向かって微笑み、それ以外の感情が存在している可能性を微塵も感じさせなかったため、グループはそのまま進行していった。

　その週以降、2回続けてマイケルはグループ療法を休んだ。毎回、もっともらしい欠席の理由を電話で連絡していた。3回目にようやく姿を現したが、グループセッションの大半を静かに引きこもった様子で座っているだけだった。司会者は彼に、グループのメンバーが入れ替わったことが彼の沈黙や2回の欠席と関係しているか尋ねた。マイケルは否定したが、今ひとつ説

得力に欠けていたため、その問題について他のグループメンバーたちも語り始めた。他のメンバーたちも、明らかに彼の表情が変わったことに気づいていた。最終的にマイケル自身が「ちょっと変な感じはした」ことを認めたが、具体的にどのような感情だったのか、説明することはできなかった。グループメンバー全員の支援を受けて、やがてマイケルは自分の子ども時代、母と2人の姉たちが家全体を支配していて、彼に対して自分たちの意見を押しつけてきたり、性的な羞恥心をかき立てたりするような話し方が多かったことを語り始めた。アリスの話し方が、子ども時代の感覚を思い出させなかったか尋ねてみると、マイケルはよくわからないとしか答えなかった。さらにグループで掘り下げていくと、アリスが確かに彼の姉を思い出させ、3週間前に彼を尋問した時、彼は嫌な気持ちになった「かもしれない」という、「漠然とした認識」までたどりつくことができた。他のメンバーから、なぜ司会者から質問された時にそう答えなかったのか聞かれると、マイケルは「自分がその時どんな気持ちだったか、はっきりわからなかったから」と打ち明けた。その後数ヵ月間のグループ療法の中で、マイケルは自分の漠然とした感覚、特にグループから離れたくなったりする感覚が、何らかの感情や記憶の存在を示唆するサインである可能性を考えるよう促されていった。その結果、彼が人に共感したり、自他の感情を認識したりする能力は高まっていったのである。

アディクション治療の長期的な目標は、アルコールや薬物のアディクトが相互性や愛着関係を保てるように支援することにある。そうして初めて、物質乱用者の疎外と孤立という悪循環を打破することができるからである。しかし、愛着関係をもつことと同じくらい、自他がそれぞれ個別の存在であるという感覚を維持することも重要である。愛着関係と自立性の両極を、アディクトは注意深く行き来しなければならない。安定した愛着関係は、不安定で両価的な愛着スタイルをまず手放さなければ得ることができない（Ainsworth, 1989）。治療後期の目標が達成された際には、物質乱用者たちは健康的な相互性なるものを理解し、体験できるようになる。そして対人関係における葛藤を、アルコールや薬物に頼ることなく解消する、という重要な課題に取り組むことができるようになり、その結果、対人関係に満足を感じることができる可能性も高まっていくのである。パインズ（Pines, 1998）は相互性がなぜそれほど重要であるの

か、以下のように説明している。

　健康的な人間は、他者から互恵性や満足感、絶えざる成長への刺激などを受け取ることができるような文化の中に埋め込まれて育つ。このような文化に埋め込まれている状態から、他者との愛着や絆の発生過程が始まる。そして、愛着と絆から自立と交流という、人生における心理的二重らせん構造が生み出されていく。生物学的なレベルから派生するこの基本的互恵性は、公平さを求める感覚へとつながっていき、やがて何事も正しく行動しようとする衝動が生まれ、そのような行動から満足感を得ることもできるようになっていく。正しく行動する、ということは誤った状態に陥った時には正しい状態に戻す、ということも意味している。つまり、そこに償いへの衝動と、「間違ったことをしてしまった」という感覚の起源がある。そのような感覚から、人間的な罪の意識が生じる。そして罪の意識がなければ、人間同士の関係性は完全に破壊されてしまうのだ (p.27)。

アディクションや物質乱用を愛着障害という観点から見てみると、それは自己対象から応答を得ようとする不適切な表現形であると言うことができ、だからこそなぜAAがアディクトたちに有効であるのかも説明することができるのだ。物質乱用とは、適切な愛着の形成が妨げられた結果であり、自己の傷つきに対する反応である。自己心理学が言うように、自己と自己対象との結びつきは、心理的成長と健康を得るために不可欠な要素である。対人関係において満足を得たいという欲求は万人に共通であり、他者との間に健康的な親密さを築くことが難しければ難しいほど、人との結びつきに代わる代償物である乱用物質に頼りやすくもなるのである。

8．愛着理論は、生化学的介入（薬物療法）が人の行動を変化させるのと同様に、環境的介入（ストレスの誘因となる刺激の除去や、安定した愛着関係の提供など）が個々人の神経学的・生化学的な変化を生み出すと考える。デカルト以来、科学を支配してきた心身二元論を、愛着理論は克服しようとしている。患者が積極的に治療を受け、感情が突き動かされる時、彼らの脳も変化しているのである。実際、効果的な心理療法が神経生理学的なレベルで変化をもたらすという研究成果は日々増え続けている。現代の私たちの技術ではいまだ十分に微細なレベルの変化まで測定できないものの、すべての心の動きは生理的変化

も伴っているという科学的研究も急速に増えつつある。つまり、愛着とは単なる抽象的な概念なのではなく、複雑な生理的過程なのである。動物実験ではその正しさが証明されている。安定した愛着関係は安定した神経生理学的なホメオスタシスを作り出し、逆に安定した愛着関係を欠く場合、神経生理学的な全身のシステムに破綻が生じる。近年の研究では、愛着理論は心理学的な理論というよりは、むしろ生物学的な理論であることが示唆されているのである。

　この理論は、私たちの情動や神経生理学が、愛着対象あるいは自己対象からの入力と外的制御を必須条件としているオープンフィードバックループ［訳注11］である、という立場をとっている。私たちは誰かに頼らなければ自分自身の感情を調節できない。調節能力の程度は、発達のきわめて早い段階における愛着体験の時間的長さと強度によって決まる。より安定した早期の愛着があるほど、自己調節もそれだけ成功しやすい。安定した愛着が欠如していれば、それだけより混乱しやすく、情動も不安定となりやすい。

　　心身二元論が偽りであることは、トラウマのサバイバーを治療している際に最も明白になる。エマは回復中のアルコール症者で、ＡＡで断酒９ヵ月を達成後、幼少時代の性的虐待の記憶をおぼろげながら思い出し始めていた。抑圧されたトラウマが突然フラッシュバックのように思い出されるようになり、その苦痛から彼女はすぐに治療を受けにきたのだった。彼女は再び飲酒してしまうのではないかと恐れており、彼女のアルコール症が、性的虐待に関連する苦痛を伴った感情を回避し続けるための代償行為であったことに気づいていた。デイヴィス医師との６ヵ月の治療を経て、経過としてはそれなりに効果を生み出していたものの、同時に苦痛も生み出していた。以下の彼女のセッションの記録はその苦闘の過程を描いている。

　デイヴィス医師は、エマのすすり泣きが止むのを待った。ところが、彼女の涙は止まらなかった。それどころか勢いを増し、彼女のどこか心の奥底から湧き上がってきていた。

　何とか自分自身を落ち着かせようとしたが、エマはすすり泣きながら息をするのがやっとで、発作的に喘ぐ体を止めることができなかった。

　この光景を目の当たりにすることは、セラピストにとってもつらいものだ

［訳注11］外部からの刺激とその結果である出力からのフィードバックの双方によって制御されている系。

った。エマは、あたかも体がその全細胞の分子構造の奥底まで汚染していた邪悪な毒を吐き出そうとしているかのように見えた。

　彼女が泣き止もうとすればするほど、彼女の中の何かがそれに協力することを拒んでいるかのようだった。自らの体を浄化しようとする彼女の本能的な努力が、想像上の敵から力をもぎとろうとするエマの断固たる決意とぶつかり合っていた。安全な病室内であっても、エマはそこでふさわしい姿であろうとして落ち着こうと闘っていた。

　デイヴィス医師は、自制しようとするエマの努力は無駄だとわかっていた。なぜなら、実際には自分を押しとどめる必要などなかったからだ。

　彼は、本当は彼女に対してこう叫びたかった。「手放しなさい！　あなたは自分自身と闘っているんだよ。本当はあなたの心は一つなのに、あなたは無理やり自分を二つに分けようとしているんだ」と。そして彼女が問題を解決しようとしている行為が、かえって問題そのものよりさらに大きな問題を作り出していることを説明したかった。「あなたの『自己』とは、あなたの体とは完全に切り離されて、それとは別のあなたが存在しているかのような錯覚を作り出しているだけの、頭の中の言葉遊びに過ぎないんだ」と。セラピストは、心と体は互いに作用し合う別物なのではなく、一つのものであることを知っていたからだった。

　彼は似たようなエピソードを、心理療法を実施してきた15年間で無数に経験していた。彼は、エマの自分を押さえ込もうとする努力はただ余計に事態の悪化を招くだけだとわかっていたが、彼女が泣いている最中にそれを言うことは単に無神経なだけでなく、無益であることも明らかだった。知的な説明を彼女に行えば、彼女に思考することを強いることになるだろう。しかし、その思考すること自体が、エマの大きな問題だったのだ。彼女は人生の大半を、頭の中だけで生きのびてきたのだから。彼は彼女の体が表出しようとしているものは真実であり、彼女の感情もまた正当なものであることを彼女に気づいてもらうことのほうを選んだ。エマは知的な説明ではなく、体験を必要としていたからだ。そのことを念頭に置きながら、彼は優しく「息をして」と言った。

　エマはセラピストの指示に従って、深く息を吸い込んだ。もはや自らを縛りつけようとしていた自身の心と闘わなくてもよいとわかると、彼女の体の発作的な抵抗も鎮まっていった。そして彼女はもっと楽にすすり泣くように

なった。自然に任せて、涙は流れ続けた。

彼女の感情のほとばしりがいったん落ち着くと、彼はもう一度「息をし続けてください」と促した。彼女は再び息を殺していたのだった。彼の言葉によって、彼女はもう一度コントロールすることを手放すことができた。エマはゆっくりと息を吐き、残っていた心の汚染物質や毒素を放出した。呼吸を繰り返すことで、彼女の感情が全身を洗い流すことができたのだ。そして彼女は静かに、より穏やかに泣いた。

デイヴィス医師は、涙が完全に、自然に流れ終わるまでじっと待ち続けた。

エマは泣き終わった後、セラピストを見上げて、ぎこちなく微笑んだ。彼女は左手にある机の上のティッシュボックスに手を伸ばした。膝の上にティッシュボックスを置き、数枚ティッシュを取り、涙を拭き取ってから鼻をかんだ。

セラピストは視線をそらした。エマが泣くところを見るのは侵襲的とは思われなかったが、彼女が鼻をかんでいるところをじっと見つめることは、より侵襲的に感じたからだった。涙以上に鼻水が出るところは人に見られたくないものだ。

最後にエマは口を開いた。「先生、私が泣いているのを見てて、うんざりじゃない？」

彼はあえて彼女の質問に直接は答えなかった。「まず第一に、私はあなたの感情が哀れなものだとは思いません。ただ、苦しみと痛みがあったのだろうなとは思います」

彼女の顔に、安堵の表情が広がった。エマは視線を合わせて微笑み、椅子に崩れるように座ってから、髪の毛を手でかきあげた。

「私はいつになったら、内臓がズタズタに引き裂かれるような思いをすることなく、こういうことについて話すことができるようになるのかしら」

「どんなことにも、それにふさわしい時というものがあるものですよ」

彼は椅子に座りながら、身を前に乗り出した。

「あなたの体が喪の過程を終えさえすれば、きっとあなたに教えてくれるでしょう。それまでは、自分の感情を自然なままに放流してあげてください。一番やってはいけないことは、再び自分自身をあなたの感情から切り離してしまうことです。そうなると、あなたはもう一度酒を飲み始めることで

しょう」
　エマは顔を歪めた。「先生、私はそんな答えを聞きたかったんじゃない」
　彼はうなずいた。「わかってますよ。そう言うあなたの言葉自体が問題の一部なんです」
　彼女は首をかしげてとぼけて見せた。「それってどういう意味？」
　彼は少し躊躇した後、すべて見透かしているかのように彼女に微笑んだ。「あなたのプライドがとんでもなく高くなければ、感情を出すことなんて、そんなに難しいことではないと思いますよ。あなたのプライドが、私といる時に自分をさらけ出しにくくしているんだと思います」
　「先生のせいだとは思わないで。だって私は誰といても自分をさらけ出すことなんてないし」。エマは無理に笑った。「むしろ私はこの半年間で、自分のこれまでの人生で出会った誰よりも先生の前で、恥ずかしいほど泣きじゃくってきたじゃない？」
　デイヴィス医師は彼女に笑顔で返した。「あなたが自分の恥の感情と心の痛みの違いをわかるようになるといいんですけどね」
　エマは彼の意図を探るかのように見つめながらこう言った。「そうかもしれない。私はいつも、自分自身を裁いてしまうんです」
　「そう。昔あなたの母親が、叔父さんがあなたの体を触るように、あなたが仕向けたんじゃないの、と問いつめてきた時と同じようにね。長い時間かけて慣れてしまったことは、なかなか変えられない」
　「なんて言うか、ただ私って、自分のことをすごくダメな人間だなあって思うことがあるの」
　「私と今、一緒にここにいて、そう感じてる？」とデイヴィス医師は尋ねた。
　「ええ。そうね。こうやって先生は毎日病室に来てくれて、私がどんな気持ちなのか、気づかせてくれるでしょう。でも先生は、もういい加減、私が自分で気づけるようになっていてもいいはずって思ってると思う」
　「あなたが自分の感情を見極めることが難しいことも、あなたに自分は生きている価値がないって思わせている原因の一つみたいですね」
　「もちろん」。かすかな笑みが彼女の顔をよぎった。「先生が私の至らないところを思い出させてくれるから、何とか完璧を目指すことで、自分に対する恥の感情が自分自身を押しつぶさないようにしてるんだと思う」

彼はうなずいた。

「感情って、私、本当に苦手なんです」とエマは少し吐き捨てるような声で言った。「私、あまりそういう練習はしてないから」

「もう一つ、あなたがあまり練習していないものがありますよ」とデイヴィス医師は答えた。

「それって何?」とエマは尋ねた。

「あなたは、人に頼るってこともあまり練習してないみたいですよ。あなたが弱さをみせたり、私の援助を受け入れたりすることは、すごい成長の印だと思いますけど」

エマの目は再び涙で溢れた。今度はこれまでとは違い、感謝の涙だった。もちろん、彼の言うとおりだった。セラピストは本当の問題をしっかり見極めていたのだ。彼女は自分では人を必要としすぎていると感じており、そこに大きな困難を抱えていたのだった。

デイヴィス医師との対話を通じて、彼への圧倒的な感謝の気持ちが彼女に溢れた。時々、この日もそうだったが、彼女は理解されていると感じ、セラピストと完全に気持ちが通じ合っていると実感することができていたからだった。そして漠然とした、ほとんど忘れていた幼少時代の記憶が戻ってきていた。それは、抱き上げられ、抱きしめられ、柔らかく暖かいブランケットに包まれていた時の、あの懐かしい感情を彷彿とさせるものだった。

彼女は彼に穏やかな視線を送った。エマはもっと言いたいことがあった。誰かに頼ったり、誰かに世話をしてもらったりすることすべてが、彼女にとってどれほど難しいことだったかを、彼に伝えたかった。セラピストにすべて説明したいという衝動はあったものの、実際にはそうしなかった。なぜなら、彼が彼女のこれまでの苦闘に十分気づいていることを知っていたからだった。そして、そのことに気づいた彼女は、予期せぬ喜びを味わうこともできた。言葉によらなくても、誰かにわかってもらえた、という感覚である。

愛着理論の立場から、ルーイスら (Lewis et al., 2000) は「心を『生物学的なもの』と『心理学的なもの』に分けることは、光を粒子と波に分類することと同様に誤っている」(p.167) と指摘している。彼らはその著書のカバーに、いかに愛着への欲求が強い生物学的な力に基づいているか、そして安定的な愛着関係の維持のためには、いかに他者の感情面での適切な応答が必要であるかに

ついて、こう書き記している。

　理性や思考を司る領域よりもはるかに古い、脳の原始的領域は、すべての人類が共通にもっているある能力を生み出している。この太古から存在する中核的な衝動が働くと、私たちの神経系は、その個体のみで自立できるものではないことが明らかになるのだ。むしろ身体の生命力が生み出す静かな律動の中で、私たちの脳は周囲にいる人々の脳と結びつく。そして、それら言葉を超えた、強力なつながりが私たちの気分を決め、私たちの健康や幸福を確固たるものとし、継続させ、そして脳構造を変化させていく。したがって、自分は何者であるのか、そして自分は何者になるのかは、多くの場合、自分が誰を愛しているのかによって規定されるのだ。

　ルーイスらが、科学的な研究の対象として愛の問題を取り上げるリスクをあえてとったことは称賛に値する。たいていのメンタルヘルスの専門家たちは、特にセラピストや患者が対象となる場合、この問題を避けたがるものである。無数の書物や論文が、セラピストと患者の治療関係を支配する攻撃性や嫌悪感、嫉妬、恐怖など、その他数え切れないほど多くの感情について論じてきたが、愛だけはタブーとされてきたのである。愛という言葉は雑多な誤解や不明瞭な定義づけにさらされる危険性があったため、これまで多くの人々が避けてきた領域だった。しかしルーイスらは、科学的厳密さに欠けると非難される不安を乗り越え、その領域へと足を踏み入れていったのである。

愛の一般理論としての愛着

　愛に関する研究が非科学的であると非難されてしまうジレンマから脱する一つの方法は、愛を扱う科学的方法として愛着に着目することである。愛着理論は、愛と呼ばれる不明瞭な心の過程を理解するための言語や方法を提供してくれている。愛着理論は、天候のように、誰もが話題にはするけれど、実際には誰も手出しができない、というようなテーマを、あえて扱うことの正当性を証明する試み、とも言えるだろう。感情面での絆や愛着が果たしている機能のことを愛着理論は強調しているが、その観点から見れば、愛とは単なる同時的な相互調節である、と考えてみてもよいだろう。

愛着理論と自己心理学が何度も力説しているが、私たちは対象を求め続ける動物である。私たちは生まれつき、他者との皮膚レベルでの接触を求める衝動をもっている。そして、このような接触が奪われ続け、人と触れ合うという課題を達成する能力が欠けたままであればあるほど、それだけ私たちは情緒面でも障害を抱えることになり、アディクションに陥りやすくなるのである。アメリカでは国の薬物問題対策の一つとして「Hugs, Not Drugs（ドラッグではなくハグを）」という標語があり、それが書かれたステッカーが車に貼ってあるのを時折目にすることがあるが、この言葉は私たちが実際に理解しているよりもはるかに真実に近いのかもしれない。この見方によってはもの悲しい標語の意味することは、単純明快である。他者との親密な触れ合いは、人の神経生理学的環境を変化させ、安定させることにより、薬物に対する有効な代替物となりうるのだ。

　専門家たちの中には、上述のような考え方は、セラピストが「愛の力で患者を健康にする」といった類の、素人的で誤った信念の一例に過ぎない、と批判する人もいる。確かに上述の標語は表面的には、感情に流されているような、理想主義的な、ある意味で甘い考え方のように見えるし、このような理論を擁護しようとする試みは、決して楽しい作業ではないかもしれない。しかし、愛着理論の専門家たちが愛着について定義している方法論を詳細に検討してみることで、早まった偏見や嘲笑を回避し、何らかの新しい洞察を得る可能性はあると思われる。子どもたちにとって早期に保護者を失う体験がもたらす影響を科学的に研究する過程で、ボウルビィは、親との絆が中断されることにより、その後の子どもの発達や成人後の対人関係に至るまで、はるかに長期的な影響がもたらされることを発見した。ボウルビィは、実際に目で観察される行動のほうを単なる推測や先入観よりも優先していたので、愛着理論は群れをなす哺乳類同士で典型的に交わされている相互交流の結果として何が起きるのかを解明することができたのである。そして、それら相互交流を突き動かす衝動こそが、一般的に愛と言われるものなのだ。

　もしこの問題がアディクションとどう関わってくるのか、あなたに疑念が生じているのであれば、キャロライン・ナップ（Knapp, 1996）が自らのアルコール症について、その著書『酒を飲むこと―愛の物語』で語っている以下の文章を読んでみてほしい。

ラブストーリー。そう、これはラブストーリー。
　酒を飲むこと、それは情熱、肉欲的な快楽、深い魅力、強い欲求、恐怖、渇望である。それは、人を不具にしてしまうほど強力な欲望である。それなしには生きていけないものに、「さようなら」を言わなければいけないことでもある。
　私は、酒を飲むことが私にもたらす感覚と、私の気持ちを違う方向に向けてくれて、私の自己意識ではなくて、私が抱えている感情よりもつらくはない何か他のものへ、私の注意を向けさせてくれる特別な力が大好きだった。私は、酒を飲む時の音が大好きだった。ワインボトルからコルクが抜けていく時の音や、トクトクとグラスに注がれる時の音、そして角氷がタンブラーに入る時のカタカタという音。私は他の人たちと一緒に酒を飲む時の、みんなのお決まりの仕草や、そこで生まれる友情、そして酒がもたらしてくれる安心や勇気が、温かく優しい気持ちが、大好きだった (p.5)。

　愛着は単なる哺乳行為なのではない。それは単につながり合っていることとも異なる。それは愛と呼ばれるものに類似した、複雑な発達過程である。愛着理論は対人関係についての理論でもある。それは特に脅威と、安全への希求を契機に形成される対人関係に関する一つの考え方である。最近の科学的知見や、70年間に及ぶ豊富な臨床経験に基づき、説得力のある内容となっているその著書において、ルーイスら (Lewis et al., 2000) は愛着の観点から、愛にまつわる謎やその本質について以下のように明らかにしている。

　愛することとは互いに生理的な影響を及ぼし合うことであるがゆえに、一般に考えられているよりもはるかに深く、文字どおりのつながりをもたらすことになる。大脳辺縁系の調節によって、恋人同士は互いの感情、神経生理学的環境、血液中のホルモン濃度、免疫機能、睡眠リズム、そして全身の安定性を調整することができるようになる。もし、片方が旅立っていけば、もう片方は眠れなくなり、月経周期が遅れ、風邪を引くことになる。一緒に居さえすれば、2人は砦のように守られて、それら体の変調に打ち勝つことができるのである (p.207-208)。

強迫的世話

ルーイスら (Lewis et al., 2000) は愛を同時的な相互調節として定義している。愛が、ボウルビィと愛着理論が強迫的世話として考えるものや、12ステップが共依存と呼んでいるものと混同されないように、健全な相互関係と、愛着を維持しようとして慢性的に自己犠牲を繰り返すこととを区別することが必要である。愛着理論の観点から見た愛とは、対人関係において受け取り、与える能力を意味している。承認や関心を必要としていることは健康的なことだが、共依存状態にある多くの者たちが対人関係において常にやりがちな、他者から認めてもらい、愛してもらうことに過度に依存することとは混同されないように留意すべきである。成熟した発達段階に到達しているすべての人たちは、健康的な意味での愛や感謝を必要としている。共依存関係にある者たちの愛情や承認への渇望は、しばしば相手が自分たちの人生において本来果たしているよりもはるかに不釣り合いなほど、情緒面での相手の重要性が高まってしまっていることと関係している。共依存関係にある者たちは、世話をする相手のことに本当は関心がなくても、相手との関係性が自分の人生において実際には何ら意味がないものであったとしても、しばしば見境なく、とにかく誰かから感謝や愛情を得ることへの飢餓感を抱えている。実際、彼らは相手を知れば知るほど、心からの愛情を感じることができなくなるものである。彼らは、自分のことをよく知らない他者からの承認に関心があるのだ。彼らはあたかも、質が得られないことへの代償として、量(「私はすべての人から愛されていなければならない」)に置き換えることへと駆り立てられているようなものなのだ。したがって、そもそもよく知らない相手や、好きでさえない相手からの承認を底なしのように渇望していること自体に、彼ら自身が気づいていないことが多い。

最も重要な点は、彼らの愛への切望と、愛を感じ、愛を受け取り、愛を与える能力との間に顕著な矛盾があることである。些細な対立や少しの意見の相違でも容易に傷つき、くよくよと思い悩み、相手のほうが自分にひどい仕打ちをしたのだ、と頭の中で勝手に考えることに、彼らは密かな慰めを見出す。他者の行動によって不当にも傷つけられた、という犠牲者の顔を彼らはしているが、その裏に、自分自身が抱えている過剰な期待感や恨み、怒りを隠しているのである。彼らは誰に対しても過剰な思いやりを示し、役に立ちたいという姿

勢を見せるが、彼らの行動は自然な心の温かさから生じているというよりは強迫的なものである。明らかにそうではないと連想させる行動や振る舞いをしているにもかかわらず、彼らはとても心配し、気にかけているような外見を呈することがある。しかし、実際には本当の意味で誰かのために尽くす、ということなどないのである。マルティン・ブーバー（Buber, 1960）は、表面上はわかりづらいにせよ、いかに強迫的世話が本来あるべき心の温かさを欠いているかについて、以下のように巧みに論じている。

　人が人とともに存在することの根本は、孤独ではなく、本質的関係性にある。たとえ存在の起源の問題をわきに置き、純粋に存在自体を分析したとしても、事態は何ら変わらない。単なる孤独に陥っている人の場合、他者への強い憐憫に突き動かされたとしても、その人は本質的に自分自身だけであり続ける。行動と援助によって、その人は相手に近づこうとするが、自らの存在を囲んでいる見えない壁は、それによって崩れることなどない。相手が触れることができるのは、彼の援助であって、彼自身ではないのである。彼は本当の意味での相互性など期待していない。むしろ実際のところ、彼はそれを避けようとしているのかもしれない。「彼は人のことをいつも気にかけている」かもしれないが、彼は彼のことを他者が気にかけてくれているかどうかなど、少しも気にしていないのだ。一方、本質的関係性においては、個々の存在を取り囲む見えない壁は乗り越えられ、新しい現象が姿を現す。それは一つの命が、他の命へと開かれていく、という形でしか姿を現さない。それは着実に一歩ずつ進んでいく過程というよりは、いわば究極の現実がただ点から点へと獲得されていくものである。命の連続性の中で姿形を見せることもある。そこでは、他者は単に想像上や感情の中でしか存在しないものなのではなく、人の実体の奥底にも存在する。それゆえ他者の神秘が自分自身の神秘の中に存在している、という体験が得られるのだ。精神論的ではなく、存在論的な意味で、実際に2人は互いの人生に参加し合う。このような体験は確かに、人の人生の過程で、ある種の僥倖という形でしか訪れることはない。しかし、いまだそのような体験が訪れていない人でも、その存在の中に、存在を構成する原理としては見出すことができる。なぜなら意識しているにせよ、していないにせよ、そのような体験を欠いていることは、その人の存在の性質や性格を決定するうえで不可欠な部分を占めているからであ

る。そして確かに、多くの人々の人生の過程でそのような体験の機会は与えられるであろうが、彼らの存在において体験を成し遂げることはないであろう。人々は関係性の機会を得ることはできるが、それを現実のものに変えることはしない。つまり、彼らは関係性を、自らを他者へと開く機会として利用しないのである。多くの人々は、最も貴重で、かけがえのない、二度と同じものを得ることができない関係性の機会を、ただ浪費しているのだ。人々は人生をただ通り過ぎていく。しかし、まさにこの空虚が人の存在を貫き、その最も深い奥底まで浸透していくことになるのだ。「平凡な日々」は、どれほど目立たない、ほとんど感じ取ることができない部分でさえも、存在の分析対象とすることができる。なぜなら「平凡な日々」には、「平凡でない」ものが織り込まれているからである (p.170)。

　強迫的世話と対人関係において相互関係を構築できないことが、いかに容易にアディクションと絡み合ってしまうものであるか、以下の症例で説明してみたい。

　　ドナは、5年前までアルコール症の治療を受けていたセラピストの予約を取ろうと電話した。彼女は5年ぶりの診察で、前回の治療を終えてからアルコールも薬物も使っていないこと、延べ8年以上の断酒断薬期間を維持しており、定期的にAAにも参加していることを報告した。アルコール症はもう大きな問題ではないとセラピストに断言した後、再び診察を希望した理由を話し始めた。
　　「先生は覚えていないかもしれないけど、私が最初に先生の診察を受けた理由は、あるアルコール症の男とのどんづまりな結婚生活にはまっていたことでした。そして、私のアルコール症は夫婦で飲酒することとあまりに密接な関係があったから、まず私が断酒しなければ、最悪な結婚生活から抜け出すことも絶対ありえない、と先生は言いましたよね」
　　「そうです」セラピストはうなずいた。「よく覚えていますよ」
　　「ええと……」ドナは少し落ち着かない様子で、座りながら身もだえた。「先生のところを最後に受診してから、どれくらい経ちましたっけ……」
　　「5年です」とセラピストは言葉を挟んだ。
　　ドナは天井を見上げて、無理に力弱く微笑んだ。「先ほど話したように、

最後に受診してから5年の間にさらに2回結婚して、2番目の夫とは離婚し、今日ここに来た理由も、実は3回目の結婚生活も終わらせようかと考えているからなんです」。ドナはいったん話をやめて、セラピストが何かしら批判したり反対したりするのではないかと表情をうかがった。セラピストが何も反応しないとわかると、話し続けた。「ただね、3回目の離婚をする前に、いったい私の何が間違っているのか知りたいと思ったんです」

「あなたは自分に何か問題があると思っているのですか?」とセラピストは尋ねた。

「そうなんです」ドナは膝の上で手を組み、気持ちを落ち着かせようとした。「私がAAで何か学んだことがあるとすれば、それは自分自身がどんな形で問題に関わっているかという点に目を向けないと、解決方法なんか決して見つけられないってことです。三度の結婚生活の失敗の中で、何か共通している問題点はないかどうか自分自身に問い続けているんですが……」。ドナはセラピストのほうを見上げて、困ったように眉をひそめた。「きっとそれは私なんです」

「あなたが結婚生活の問題に自分自身がどう関わっているのか、自ら進んで目を向けてみようとしていることはとてもいいことだと思いますよ。ただ……」セラピストは机の隅に置いてあるドナのカルテを軽く叩いた。「私の記憶が正しければ、あなたはすべての責任を背負い込んで、自分の責任ではないことでさえも自身の問題と感じてしまう傾向がありましたよね。だから、あなたが問題とどう関わっているのか、ちょっと話してみませんか。なぜなら、あなたが考えている自分の姿と、あなたの実際の姿とは、全然違うかもしれないんですから」

ドナは微笑んだ。「私は、先生がどれほど私のことを知っていて、理解してくれていると感じていたか、忘れていました」。微笑みはすぐに消え、額にしわを寄せた。「でも、今回は私だと思うんです。私は何に対しても満足できないみたいだし、今回の結婚生活でも、一度目と二度目の結婚でしていたことと同じことをしている気がするんです」

「なるほど。もしあなたの言うとおり、一度目の結婚生活でしたことを二度目、三度目にもしたのであれば、それはあなたが感情を交わし合えない人を選び、そしてあなたが自分にはふさわしくないか、自分には値しないと感じている何かを、相手が何とかあなたに提供してくれるように、必死に頑張

っているっていうことになりますけど」
　困惑がドナの顔に打ち寄せた。「その何かっていったい何ですか？」
　「愛です」。セラピストは少しの間、静かに座り、自分の言葉が十分にドナの心に落ちていくのを待っていた。
　「ねえ、治療の最後の１年間、誰かがあなたの感情をかき立てると、あなたはどれほど居心地が悪くなるかについて話し合ったことを覚えてませんか？」
　「え？」ドナは顔を赤らめた。「ああ、確かに、思い出しました」
　セラピストは前かがみになった。「私はね、それが、あなたが治療をやめた理由なんじゃないかって、ずっと思っていたんですよ」
　「それってどういうこと？」ドナは、ぽかんとした表情でセラピストを見つめた。「先生が言ってる意味がわからないです」
　「あなたにとって、私に支えてもらったり、心配してもらうことが居心地悪かったから、治療をやめたんじゃないかと思っていた、ということです」
　ドナは下唇を甘噛みしながら、セラピストが指摘していることについて思いをめぐらせた。
　「うーん……もしかすると、先生の言うとおりかもしれない」
　「あなたが治療を終えてしまうのは、本当はまだ少し早いんじゃないかと思ってました。だけど、私はあなたに治療を続けるよう強いることはしたくなかった。だって、私がそんなことをしたら、あなたの夫があなたにしてきたこと、そしてあなたが実家を出ようとした時に、あなたのお父さんがしたことと同じになってしまうからですよ」
　「確かに考えてみると、今までの３人の夫たちには共通点がある」。ドナは下唇を嚙み続けた。「３人はみんな、私のことを必要としてたんです」
　「そう、そのパターンですよ。あなたは世話をする人を必要としていて、３人のあなたの夫たちは逆にみんな、自分のことを世話してくれる人を必要としていたんです」。セラピストは言った。「ある意味、理想的な組み合わせだったんですよ」
　「もちろん、実際はその正反対、最悪な組み合わせでしたけどね。私は結局、いつも怒り狂ってましたから」。ドナは顔をしかめた。「夫たちは、私がなんで、もう甘やかしはやめるって、もっと距離をとりたいって思ったか、全然理解できないんですよ」

「私が思うにはね」とセラピストは言った。「彼らがあなたを選んだのであって、あなたが彼らを選んだのではないんですよ」

ドナは手を握りしめた。「なんだ、そっかあ。私ってそんなにわかりやすい女なの？　先生の言うとおりよ。以前、先生は私に言いましたよね。私はいつも面接される側で、面接する側じゃないって。私はいつも『私は相手にとってふさわしいか』ってことしか頭にないから、相手が私にとってふさわしいかどうかなんて全然考えてこなかったの」

「自分は人から愛を受け取るに値しない存在なんだ、というあなたの気持ちが、自分のそういう内面の気持ちとぴったり合う男を見つけるように、あなたを駆り立ててしまうんです。そしてその気持ちが、あなたにとって受け取ることがとても居心地の悪いものを男があなたに与えるように、それを男から与えてもらう権利を何とか獲得しようとして、あなたをがむしゃらに頑張らせてしまうんですよ」

自らの自尊感情の低さと、強迫的世話の問題にあらためて取り組む決意をドナが表明して、そのセッションは終わった。彼女は、セラピストとの面接中に話題になった居心地の悪い感情に向き合うことを約束し、その問題が解決するまでは、たとえ治療関係が濃密になって再び彼女が治療を中断しようとしても、そのことを注意して止めてほしいとセラピストに依頼した。ドナは、誰もがそうであるように、感情のバランスをとるために対人関係を必要としていた。ただ、ドナの場合、彼女の心の中に内在化され、いまだ修正されていない対人関係の暗黙のルールによって、彼女が健康的な相互関係や安定した愛着を経験することが妨げられていただけだったのである。

ボウルビィ（Bowlby, 1980）は、ドナのような人の人生を支配する強迫的世話が生み出される要因や特徴を、以下のように的確に記述している。

彼らはしばしば、多くの場合は肉親との死別体験を含むが、悲しく苦しい人生を歩んできた人を選ぶものである。彼らがその人に提供する援助は、ほとんど偏執的とさえ言ってよい。そして、その援助は当然のことながら相手に喜ばれることもあれば、そうでない場合もあるが、相手の気持ちとは無関係に与えられるのである。また、その援助は、援助を受ける人が実際に何らかの喪失体験をしていても、あるいはそのような体験があると単に本人が思

い込んでいるだけだったとしても、実際の体験の有無とは無関係に与えられる。そのような援助と被援助の関係は、最もうまくいった場合は、援助を受ける側にとって何かしら役に立つこともあるであろう。少なくとも一時的には。ただ、最悪の場合、そのような関係は一方的で強力な支配関係に終わってしまうかもしれない。表面上は援助を受ける側のため、という行為であるように見えながら、結果的には援助を受ける側は、援助を提供する側の囚人になってしまうのである。加えて、強迫的な世話人は、援助を受ける側が楽な時間を過ごしているように見えてくると、嫉妬心を抱くことさえありうるのだ。

　強迫的な世話人は、実は自分自身が気づくことができず、あるいは気づきたくないと思っている悲しみや援助を求める気持ちすべてが、自分にではなく、援助を受ける側にあると見なしている。つまり、援助を受けている人は、ある意味で援助を与えている者の身代わりとしてそこに立っているとも言えるのである（p.156-157）。

症例ドナが陥っていた苦境は、治療における最も重要な、究極の目標とは何か、について明らかにしてくれている。アディクトであるか否かにかかわらず、人は愛を受け、愛を与える能力が発達するまでは、常に感情をうまく調節できない状態に陥るリスクがあるのだ。エーリッヒ・フロムは、この究極の目標について以下のようにはっきりと言い切っている。

　神経症患者がどんな訴えをしようとも、どのような症状を呈したとしても、それは愛する能力がないことに根ざしている。愛という言葉が、人を気遣う体験や、責任、尊敬、そして他者を理解しようとすることや、その人の成長を強く願うことを意味しているのならば。精神分析療法とは、本質的には患者が愛する能力を得る、または取り戻せるように援助する試みなのである。この目的が実現されていないならば、ただ表面上の変化だけしか達成されることはないであろう（Fromm, 1950, p.87, 傍点は原書のまま）。

愛と安定した愛着がもたらす長期的かつ広範囲な影響を検討することには、数え切れないほどの意義がある。それは子どもの発達だけの問題にとどまらず、成人の精神病理やアディクションにまで及ぶのである。安定した愛着ある

いは愛が、私たちの脳の発達や機能の仕方を変化させることを示す研究成果は日々増えており、医学が分断してきた生理学と心理学の区別はもはや偽りであることが明らかになりつつある。このことは、治療に関しても重要な意義がある。なぜなら、治療が成功裡に終わるためには治療同盟が重要である、ということこそが、あらゆる調査研究で何度も取り上げられている、最も一貫性のある変数だからである。愛着、治療同盟、絆、友情、相互的な生理的調節、そして愛などといった言葉たちは、どれもただ親密な対人関係にまつわるすべての複雑な機微とニュアンスを定義し、説明しようとする意味論的試みなのである。

第4章
アディクション──自己修復の試みと挫折の過程

> 私たち自身であるためには、まず私たち自身を完成させなければならない。
> Will Durant（1926）

　ボウルビィの理論は包括的で説得力に富むものではあるものの、効果的なアディクション治療を構成するあらゆる細かいニュアンスに至るまで論じ尽くしているわけではない。ボウルビィの観察は子どもたちを対象とした研究から生まれたものであるため、彼の理論をそのまま直接臨床へと応用することは、必ずしも容易ではない。アディクションの治療に対して愛着理論が潜在的にもっている力を発揮させるためには、ボウルビィが観察から得たデータや、彼が採用した文化人類学的な考え方を、他の理論や情報源から得られたものと組み合わせて、拡張する必要がある。特に自己心理学が貢献してくれる部分が大きいとはいえ、それを含めた関係性モデル理論全体が、アディクション治療において重要性の高い実践的なパラダイムの中にボウルビィのモデルを組み込むことで、愛着理論に足りない部分を補完してくれていると言ってよいだろう。

　コフートとボウルビィが互いの著作から明らかに影響を受けていたと証明できる証拠はないものの、双方ともに全体としては力動的精神医学、中でも特に対象関係論に根ざし、常にその枠から考え続けたという共通点をもっている。両者の個々の理論はあたかも同時並行的に発展していき、互いに直接の影響を受けることはないまま確立されたかのようにも見える。コフートの臨床研究は、自己愛のホメオスタシスを維持する能力に障害を抱えた成人患者を主たる対象としていたため（ボウルビィが臨床データを収集した対象は子どもに限定されてい

た）、特にアディクション治療に適応する際に重要となるものの愛着理論には欠けていたある視点を、コフートは追加してくれている。ここで手短にコフートの業績を振り返ってみることは、彼とボウルビィの双方の理論がどのような関係にあり、どのような意義をもっているのか理解するうえで手助けとなるであろう。

自己心理学

ハインツ・コフート（Kohut, 1972）が空虚感と抑うつ気分を主訴とする患者を対象にして打ち立てた臨床理論は、多くの重要な点で、子どもが発達上必要としている安定した愛着関係が破綻した場合に生じうるさまざまな困難について、ボウルビィが観察したことを拡張するものと言ってよい。コフートは当時標準的だった精神分析の欲動理論を超えて、その理解を拡張し、自己愛の傷つきやすさは、そもそも患者の自己感覚が不十分にしか形成されていないか、過去に損傷を被った結果であると主張した。ボウルビィに似てコフートも、まず幼少期に自らを制御する内的な心の構造が発達し、やがて個人として自立し、相互性の能力を獲得していく流れの中で、親の子に対する反応性がきわめて重要であることを強調した。子どもの中核的な自己は乳児期に形成され、それが子どもの根本的な自尊心や理想、目的意識などへと具現化されていく、とコフートは指摘した。中核的な自己は理想と目的意識という二種類の固定点を中心とした、両極性の構造をもっている。その最後の著作（Kohut, 1984）において、コフートは自己を構成する第三の因子を付け加えた。それは自らの分身や双子のように、自分に似た存在を求める欲求の成熟と関係しているものである。

主たる養育者との愛着関係は、さまざまな心の装置の働きや欲動、葛藤などが自己という統合的な感覚へと集約されていくことを促す。コフート（Kohut, 1977）は、自己のことを「空間的な意味では凝集性があり、時間的な意味では継続性のある一つの単位であり、多様な印象や感覚が生まれ、それらを受け取る中心となるもの」（p.99）と定義している。しかし中核的な自己は、あからさまな称賛や非難と関連して発生するわけではない。むしろ、母親が子どもの欲求に対して示す共感的で、非言語的な、直感的な反応性こそが、自律性や自我を確立したいという健康な欲求を育むのである。親が作り出す雰囲気が、中

核的自己を統合させることもあれば、断片化させることもありうる。親が子どもに対して何をするか、ではなく、どちらかと言えば親が子どもにとってどのような存在であるのか、ということのほうが子どもの発達を左右するのである。

　サラは、夫から「おまえが酒の問題をどうにかしなければ、離婚するし子どもたちとも会わせない」と迫られ、治療を受けるようになった。最初の数回の診察ですぐに、サラの人生における唯一の愛着対象は彼女の子どもたちだけであることが明らかになった。子どもたちを失うかもしれない、という脅威は、飲酒へと引きずられていく衝動の力よりもはるかに強力な動機づけの力になっていた。彼女はただちに週1回の心理療法に通い、AAミーティングにも参加することに同意した。サラはとても華やかな魅力に溢れ、知的で、学歴も高い女性だったが、家の外で働いたことはなく、夫との関係は「空っぽで冷え切ったものだった」と述べていた。彼女が飲酒する時はいつも一人だった。夜、夫が布団に入ってしまうか、昼間子どもたちが無事学校に行ってしまった後にだけ、ワインかウォッカを飲んでいた。親しみやすい笑顔を振りまき、機知に富んだ会話を交わし、快活な外見を示していた彼女だったが、親友と呼べる人は一人もいなかった。理由を尋ねても、彼女は「たいていの人は、私のことを楽しい人間だとは思ってくれないみたいなの」としか答えなかった。

　治療は何ヵ月も停滞し続けた。診察に来るのも飛び飛びになっていった。そして診察が始まっても、苦痛で居心地の悪い沈黙が長い時間支配することが多かった。AAミーティングへの参加を勧めても、「あそこの人たちは優しくないし、なんだか私のことを歓迎してないみたいなの」と弱々しげに拒否するだけであった。

　このような状況は、ある日の診察の最中、劇的に変化した。孤立し続けている状況は彼女の回復にも抑うつ気分にもよくない、とあらためてセラピストが警告した時のことだった。彼女はそれまでの性格からは想像もできないような激しい怒りを、セラピストにぶつけてきたのである。「だからどうしたって言うのよ！　私がどんな人間かなんて、見ればわかるでしょう！」彼女は両腕を大きく開いて訴えた。「見てよ！　先生でも、誰でも、私と関わりたいって思う人なんかいると思うの？」

「私は少なくとも、あなたと関わりたいと思っていますけど」とセラピストは答えた。

彼女はセラピストを茫然と見つめた。やがて不安の表情が彼女を覆い尽くした。「私の外見なんて、しょせん全部演技なのよ。煙幕と鏡が至るところにあるの。たとえ魅力的に見えたとしても、そんなの上っ面を維持するだけで精一杯。どうせ他のみんなと同じで、いずれ先生だって私のことに疲れ果てて、私の本性がどんなやつかってわかる時がくるんだわ」

このように思いの丈を吐き出すと、彼女は泣き崩れた。両手に顔を埋め、すすり泣いた。

セラピストは彼女が泣き終わるのを待ってから、身を乗り出して優しくこう話しかけた。「この問題と向き合うことがとてもつらいのはよくわかるけれど、あなたがそのことをきちんと言葉にして、あなたの心に浮かんでくるものをしっかりと感じ取ることがとても大事なことなんだ。あなたが自分自身について言っていることは本当のことなんだって、あなたが思っていることはよくわかります。でも、私があなたから受け取ってきた印象は、全然あなたが言っていることと違うんです。あなたの自分に対する自信のなさは、いったいどこからきているんでしょう？」

サラは椅子に深く座り直し、目に溜まった涙を拭き取った。そして胸の奥底から、大きなため息をついた。「そんなこと、何年も考えたことなんかなかったわ」。姿勢を正すと、セラピストの目をじっと見つめた。「これまで誰にも話したことはなかったんだけど、私がまだ小さい頃……確か5、6歳頃なんだけど、リビングにあった大きな椅子の裏によく隠れてたの。家族の誰にも見つからないようにって。そして目をつむって、自分自身が消えちゃうように念じるのよ。もう何年もそんなことしてた」

そしてサラは苦しげな表情のまま、過去を詳細に回想し始めた。彼女はミシシッピ州南部のとある小さな田舎町に生まれた。両親とも社会的地位は高かったものの、それとは対照的に情緒面では砂漠のような雰囲気の家族だったという。父親は町で唯一の映画館を経営していて、両親とも地元では名士として誰からも愛され、尊敬を受けていた。サラは慎ましく、早熟な一人っ子だったため、両親はあたかも高級な陶器の人形のように彼女を町中に連れ回し、周囲に自慢していた。ところが自宅に戻ると、空気は一変した。父親はサラのことを、自分が50代前半で、母親が40代前半の時に予定外で生ま

れてきた子で、本当は望んでいない子だった、と言った。両親とも、彼女にお金で買えるありとあらゆる高級な洋服や教育やアクセサリーを与えていたが、子どもがいることにどこか困惑と居心地の悪さを感じている様子は否めなかった。特に彼女の父親はもともと静かで風格のある家の雰囲気を好んでいたため、サラが幼少期に明るくはしゃぎ回っていると、騒がしいと言って嫌がることが多かった。そしてサラの母親に向かって「おまえの子どもを少しは静かにさせてくれないか。こっちはたまんないよ」と愚痴をこぼしているのを、彼女は何度も耳にしていたのだった。夜になると、野球場ほどの広さの、周囲から隔絶した広大な農園の真ん中に建つ大きな屋敷で、両親は玄関脇の庭に並んで座り、静かにカクテルを飲みながら語り合っていることが多かった。そしてサラは、一人静かに、自分の部屋で遊ぶのだった。

　このような大事な告白が行われた日から、治療は急速に進むようになった。その後、数ヵ月かけて、サラは彼女の内的作業モデルを変えられるようになっていったのである。彼女の内的作業モデルは「私にはどこか、人に愛してもらうために必要な能力が欠けている」といった内容の、強い観念から成り立っていた。やがてセラピストとの治療関係は深まり、AA でも AA 以外でも交友関係が広がり、人とのつながりはより豊かに、満足のいくものになっていった。人が自らの感情を調節する手段となっていけばいくほど、彼女のアルコールに対する強迫的欲求は低下していった。

共　感

　自己心理学の観点から見ると、子どもが凝集した自己［訳注1］を発達させるためには、養育者からの共感的な情動調律を必要としている。このような凝集した自己、あるいは「両極的な自己とは、自己肯定的な野心と理想化された自己から成る原初的な誇大自己を、成熟した価値観や理想をもつ自己へと変革していく発達課題を達成することに他ならない」(Stone, 1992, p.335)。小さな、あるいは散発的な共感の失敗体験は子どもにとってさほど有害ではない。むしろ、時折共感が失敗に終わる体験は、内在化という大事な変化の過程を促進する効果がある。「ほどよい母親」［訳注2］が提供してくれる支持的な環境下

［訳注1］「一定でまとまりのある自己をもち、人生に意味や目的を感じている状態」を指す。

で、最適不満度が体験されることにより、心の構造を構築し、それまでは外的対象が提供してくれていた機能を内在化していく過程が進んでいくのである。コフートは、共感と情動調律の体験が欠けていることこそが精神病理を生み出す主たる要因であると考えたため、自己の機能回復のためには共感を用いることが治療的手段として重要であると推測した。自己心理学者にとっては、共感あるいは「代理的な内省」こそが、患者に関する情報収集の主要な方法になるのである。セラピストの役割は、患者が求めている隠れた自己対象の機能を見つけ出すことであり、それは転移の関係性の中で賦活化され、姿を現すことになるのだ。もともとは親が自己対象としての機能を果たすことができなかったことにより、子どもが非機能的な手段（たとえばアルコールや薬物、セックスなど）で自己調節しようとし始めたわけであるから、止まってしまった発達課題を修復するうえで鍵となる一つの要素は、セラピストが自らを自己対象として患者に差し出すことに他ならないのである。

自己愛

　精神分析理論を発展させたコフートの主な貢献の一つが、自己愛に対する考え方の変化である。彼は自己愛のことを、対象とつながり愛着関係をもつ、という健康的で、年齢相応の欲求を生み出すために必要な、正常な発達上の課題であると認定した。古典的な精神分析の欲動理論は自己愛のことを、どちらかと言えばわがままで、頑固な自己中心性と解釈し、目先の欲求を我慢することができない性格の反映であると考えがちであった。自己愛の患者が「何事も自分のやり方じゃないと気が済まない」と主張し続けることは、AAがそのメンバーたちに警告しているアルコール症者特有の肥大した自我の考え方ときわめてよく似ている。コフートの見方からすると、自己愛的な欲求は決してわがままなのではなく、自己と自己にとって最も重要な他者、すなわち自己対象との関係性に障害があったことを反映している。自己愛とは、かつて他者によって供給されなかったものを、今度は自分自身が自分に提供しようとする、迂回した形での試みと言うこともできるのである。

［訳注2］イギリスの精神分析家ウィニコットの言葉で、教育や養育に特別熱心ではないが、自然な優しさを子どもに提供できる母親のこと。

自己対象

　他者とは、「それが心の中で自己感覚を喚起したり、維持したり、あるいは強化したりする機能を生み出してくれるものとして体験される時、自己対象と呼ばれるのである」(Wolf, 1985, p.271)。自己対象とは、自己でもなければ対象でもない。むしろ自己対象とは、両者の関係性から生じるある機能の主観的側面を指しているのである。自己対象転移は、物質使用と同じように、実際には自己修復の試みである。幼少期に始まったものの、未完のままに終わっていたある過程を完成しようと試みているのである。コフートは、私たち人間は絶対に自分自身を完成させる希望を捨て去ることはない、と考えていた。同じような意味で、ポール・オーンシュタイン（Ornstein, 1982, 私信）も、治療的枠組みと治療同盟を維持することの重要性を語る際、こう付け加えている。「私たちの自己は、いつも己を完成させることができる適切な環境を探し求めている」と。

　コフートが指摘している健康的な自己愛と病的な自己愛の区別は重要である。発達段階に応じて、子どもの自己対象への欲求に共感的に応答することは、自己の構造がまとまりをもって発展していくために不可欠であり、健康的な自尊心へとつながっていく。理想化自己対象［訳注３］や鏡自己対象［訳注４］を欠いていると、子どもは自己愛が傷つきやすい状態のまま成長することになり、感情調節に障害や困難を抱えることになり、アディクション的な行動へと走りやすくなるであろう。つまり、そのような人は将来必ず経験するであろうさまざまな感情面での傷つきや失望に対処（感情調節）するために必要な心の内部の構造を欠いたままになってしまうのである。バカル（Bacal, 1985）が言うように、「自己対象による誤った応答は自己の中に欠損を生み出し、結果的にコフートの言う転移様状態が確立されることになる。その状態では、本人は成長後に、かつて得ることができなかった応答を提供してくれるような自己対象を探し求め、自己を修復しようとするのである」(p.488)。このような観点からバカルは、転移関係とは本質的に自己修復の試みなのである、と提起している。バカルの主張は、カンツィアン（Khantzian, 1982）の自己治療仮説とよく

　［訳注３］自己心理学の用語で、憧れの対象となるような他者のこと。
　［訳注４］自己心理学の用語で、自分を認め、称賛してくれる他者のこと。

似ている。カンツィアンとコフートは両者ともに、物質を使用することと原初的な自己対象関係は双方とも似たような機能を果たしている、と考えた。どちらも補完的な強迫的行動であり、自己の欠損を何とか補強しようとする、絶望的で不毛な試みなのである。

自己対象関係と転移

自己愛の傷つきに苦しむ患者たちとの臨床経験をもとに、長年にわたってコフートや他の臨床家たち（たとえばStolorow et al., 1987; Wolf, 1988）が集積してきた研究成果によって、今日以下のような7種類の自己対象転移が明らかになっている。

1. **鏡転移**：子どもが生得的にもっている力や重要性、個性などを確認してくれる応答を指す。それは子どもの気持ちや関心と共感的に寄り添っている「母の優しいまなざし」である。この体験を通して、子どもは健康的な自己愛と誇大性を発達させる。そこから健康的な自尊心が生まれ、本人が適切に自己主張できるようになったり、何かを習得したり達成したりすることへの欲求をもてるようになっていく。
2. **理想化転移**：子どもが憧れを抱くことを許し、憧れの気持ちを子どもに供給してくれるような、力強く、側にいると安心を感じられるような自己対象があれば、健康的な理想や価値観、原理原則などをもつ能力が子どもの心の中に内在化される。
3. **分身または双子転移**：子どもと自己対象との間に最適な相互関係が成立した時に生じる強固な自己の感覚を指す。これは第一極（鏡転移）から力と成功を目指す基礎的な努力が派生し、第二極（理想化転移）が基盤となる理想像や価値観を子どもの心に生み出すことと関連して、第三極とも呼ばれる。人格の中核となる部分は、野心と理想像を両極として、その中間にある基礎的な才能や能力の領域において、あたかも溶接で使われるアーク放電のように発生する。人間世界において一人の人間という存在を超えた何かよりおおいなるものに所属したい、という欲求がこの自己対象の要件を構成しており、疎外と孤立の対極にあるものと言ってよい。この転移は、何らかの共同体の一部になりたい、という欲望を反

映している。

4. **対立的転移**：相手を破壊してしまうのではないか、という恐怖を抱えることなく、他者と競争し、自らの潜在的な力を存分に発揮することへの欲求を指す。子どもにとって、それは破壊的な報復を恐れることなく、積極的に遊ぶことへの欲求である。大人にとっては、相手が自分の怒りを許容してくれて、相手との関係が破綻することなく、互いの意見の不一致を克服することができる、という自信のことである。このような体験を重ねることで、リジリエンスが育つのである。

5. **有効転移**：他者との関係性において、自らの重要性や存在理由を実感できる体験を指す。それは自分の存在や応答、そして行為が他者によい影響を与えることができ、自分は誰かの助けとなり、誰かにとって重要な存在である、という感覚である。

6. **自己規定転移**：愛着関係を失う恐れがない状態で、自己の個体化と分離を促進してくれるような対象との関係を指す。それは、愛着関係を維持するために特定の仕方で振る舞わなければならない、という余計な心理的圧力を感じることなく、その人をあるがままで許容してくれるような関係性であることが多い。

7. **証人転移**：自己対象に証人となってもらい、本人に対して加えられた不正や過ちを共感的に理解してくれることへの欲求を指す。このような関係性は、特にトラウマのサバイバーたちにとって重要である。

AAと自己対象機能

　鏡転移や理想化転移、そして他者などといった自己心理学の概念は、人を変革させ、修正させる機能を果たしており、またAAがそのメンバーにとってなぜ有用なのかを、これまでとは別の方法で説明してくれるものでもある。AAにおいてメンバーが自分自身の真の姿を認めてもらったと感じ、他のメンバーによい影響を与え合っている時、鏡転移が起きている。この領域の欠損に苦しんでいる者（鏡渇望人格）は、AAに参加して継続的な断酒を達成すれば、他のメンバーたちから注目されることになり、かつては満たされることのなかった健康的な誇大性や自己顕示欲が満足し、尊敬を得ることができるようになる。AAのメンバーたちが、何かより大きな、偉大なものに同一化して、力や

智恵を得ることができた、という感覚を語る時、その同一化する相手がスポンサー［訳注5］であれ、AAのグループそのものであれ、あるいはその人のハイヤー・パワー［訳注6］であれ、そこには理想化転移がみられるのである。断酒とAA参加の期間が長いベテランメンバーたちは、他のメンバーたちが見習い、模倣したいと思う対象として重要な役割を果たしている。AAメンバーたちが、グループに所属して、仲間が自分と似たような体験をしていることを知ること自体に癒やしの効果を感じる、と語る時は、双子転移が働いている時である。その他多くの自己対象機能は、継続的に12ステップワーク（他のメンバーを助けに行くこと）やスポンサーの役割を果たしていく中で供給されていくことになる。

　両親が死んだ後、セシル［訳注7］は中西部の田舎に住んでいた叔父や叔母たちに転々と預けられていった。17歳の時、彼はすぐに海軍に入り、続く4年間、世界中を回った後、22歳で名誉除隊［訳注8］となった。海軍時代から飲酒するようになったものの、成人後少なくとも20年間はまったく問題を感じさせることのない飲み方を続けていた。2回の離婚を経て、彼は女性と深く親密な関係を結ぶことには慎重になっていたが、最近10年の間、いずれも短期間ながら多数の女性たちとの関係が途切れることはなかった。彼は最近では航空会社に勤務し、仕事の関係で何年かおきに転居を繰り返すことを余儀なくされていた。
　ある日、セシルは「うつ状態で自分の人生に意味を見出せない」という主訴でセラピストのもとを訪れた。現在の都市に転勤となってから、彼は何回かAAミーティングにも参加してみた、と診察早々に自ら語り、自分はアルコール症だ、と認めた。実際、彼が受診したのも、あるAAメンバーがセラピストの名前を彼に教えて、受診したほうがよいと強く勧めてくれたからだった。セラピストはただちに抗うつ薬の内服を指示し、セシルはその後外来のグループ療法に参加することにも同意した。
　治療開始から数ヵ月が経過し、その間、セシルは熱心にAAとグループ

［訳注5］AAの用語で、断酒歴が浅い初心者とペアになって一対一の関係で支える先輩役のメンバーを指す。
［訳注6］AAの用語で、人智を超えた導きの力を指す。
［訳注7］フランスと異なり、英語圏では男性名として用いられる。
［訳注8］米軍で勤務実績が良好な者に与えられる退役時の資格。

療法に参加していた。断酒期間が延びるにつれて、彼は自分の飲酒パターンに気づけるようになっていった。「自分は父親と一緒にいるのがいつも苦痛だったし、そう言えば、そもそも男たちと一緒にいる時はしらふでいられなかった」。そして彼は、自分の身の周りを飲み友達で固め、地元の飲み屋だけが唯一、誰かと交流することができる場所になってしまった自分自身の姿を語り続けた。

やがて、AAがかつての地元の飲み屋ときわめてよく似た役割を果たすようになっていった。あるAAの会場を「ホームグループ」[訳注9]に定め、そこで彼が尊敬でき、模範にしたくなるような数多くの仲間たちを見つけることもできた。セシルはある先輩メンバーにスポンサーとなってもらい、その導きに従ってAAの12ステップに一つひとつ、誠実に取り組み始めた。そして何度も「ビッグブック」や「毎日の瞑想」を読み返していた。彼はこう認めた。「先生、俺はずっと叔母や叔父たちが俺に押しつけてきた神様キリスト様の話にはピンときてなかったんだけどさ、だけどAAのハイヤー・パワーとか、霊的存在とかいう話は、なぜか抵抗なく受け入れられるんだ」

さらに数ヵ月後のある日、彼はグループ療法で興奮しながらこう語った。「AAのミーティングに来てた医者とか弁護士さんたちとか、すげー学歴の高い連中がさ、俺のこと誘ってくれて、一緒にコーヒー飲んだんだよ。そんで、みんな俺にどうやって12ステップに取り組んだらいいかって聞いてきたんだ。ある弁護士さんなんて、この俺にスポンサーになってくれないかって頼んできたんだぜ」

自己修復の方法

心理療法の一つとして自己心理学がいかに重要であるかを説明しようとする中で、ハワード・バカル(Bacal, 1992)はこう書き記している。「古典的な欲動理論を、何ら修正を加えないまま診察場面に当てはめてみたならば、セラピストに理解してもらった、と患者に実感してもらうことなど、まず期待できないであろう」(p.56)。バカルは「古典的精神分析学に精通した理論家が本の中で

[訳注9] AAの用語で、メンバーが所属する主たるミーティング会場のこと。

語っていることと、実際に臨床現場で彼らがやっていることとの間には、著しい矛盾が存在している」（p.56）と断じた。彼の批判が重要である理由は、彼が古典的な力動的精神医学の理論を、実際にアディクションの患者たちを治療している現場で役立つように、何とか適合させようと試みているからである。そして自己心理学がまさにその試みを成功させるために有用な理論であると言える理由は、それがアディクションだけでなく、他のすべての精神病理に対しても役立つ考え方を提供してくれているからである。自己心理学は、心の内部の葛藤にこだわるフロイトの古典的欲動理論から離れ、対人関係や、年齢相応の発達段階に応じた欲求、そしてそれが満たされないことにより情緒的発達が阻害されてしまうことのほうへと関心の焦点を移していった。心の構造が再構築され、情緒的発達の阻害が修復されない限り、患者の内的な自己構造は、欲求を満たすために必要な能力を提供できない。そのため自分の外にある何かに、自らを満足させる手段を探さざるをえない状態が続いてしまうのである。

　オーモント（Ormont, 2001）は現代の精神分析の見方を取り入れながら、以下のように説得力のある議論を展開している。つまり、発達課題が失敗に終わる（養育者が本来成長に必要な応答を子どもに提供せず、その欠損が子どもの人格成長に障害をもたらす）時期が言語を十分に獲得する前だった場合、前エディプス期［訳注10］の段階にとどまっている患者は、セラピストの言葉や解釈に反応することができないという。だからこそ、治療による患者の性格変化はセラピストの解釈によって起きるのではなく、体験を通して、あるいは自己対象の機能を果たすセラピストが患者に「微小内在化」されることによって起きるのである。オーモントによれば、そのような微小内在化の体験なくして、患者の心の構造のさらなる成長はありえないという。

　このような観点から見てみれば、前エディプス期で発達が止まっているがゆえに、感情をシグナルとして利用することができず、情動を制御することに困難を抱えている患者には、それに合わせた治療を提供しなければならないことは明らかであろう。発達が途中で止まってしまっている患者たちは、その心の構造にある欠損を修復するために、心を変容させてくれるような情緒的対人関係を必要としている。この観点からすると、AAが断酒と回復を達成するためにメンバーたちに要求している変革的な体験と、この治療体験とはきわめて類

［訳注10］性別を意識できない乳幼児の時期。おおむね3歳以前の段階を指す。

似した目標を目指していることがわかる。オーモント（Ormont, 2001）はそのような観点で治療を行うことの重要性を以下のように述べている。

　子どもと同じように、患者もまた、成長に不可欠なある欲求をもっている。それは困難に挑戦し、難関を克服することを目指し、そこに喜びを見出すような養育者的存在から称賛を得て、内在化したい、という欲求である。子ども的立場にある患者は、理想化された親の代理的存在と融合したい、という欲求をもっている。セラピストがもっている安定感と規範、そして穏やかな心を患者も分かち合いたいのである。それは、自己愛的な欲求から、自分自身の世話をできるようになることへと移行していくことに他ならない (p.345)。

健康的な自尊心の再構築

　健康的な自尊心とは、子どもの年齢に応じた応答性が周囲から十分供給されていることと、養育者が情動調律を行うこととが合わさって生まれる最終産物である。健康的な養育者が模範となることで、子どもの側に理想化を構成するために必要な他の要素が提供されることになり、それが健康的な自己愛へとつながっていく。そのような自己愛は感情面での健康の基礎となるものであり、主観的な幸福感や、自らの存在価値に対する自信が自己愛を構成している。自らの存在の重要性や潜在的な能力についてバランスのとれた評価を下すことができ、成熟した仕方で他者にそれを伝えることができる人たちは通常、自らの生きる意味を理解し、この世の中に居場所を見つけ出すことができるものである。

　それとは対照的に、コカインのアディクトやアルコール症者たちの中には、職業上は成功し、高い業績を上げているように見える者たちもいるが、彼らと定期的に会ったり、仕事を一緒にしたりしてみれば、彼らの大半は自らの存在価値に関してきわめて脆弱な基本的感覚しかもっていないことに驚かされるであろう。彼らは経済的な、あるいは学術的な成功に対して過剰なほどこだわり、努力するものであるが、周囲から承認され、受け入れられることへの欲求が強すぎるために、かえって常に傷つきやすく、容易に他者から拒絶されたと受け取ったり、羞恥心や屈辱感を抱えたりしやすい心の状態にある。コフート

とウォルフ（Kohut & Wolfe, 1978）はこう述べている。

　幼少期にはいまだ萌芽状態にあった自己に対して、周囲から不十分な応答しか受け取れなかった者たちは、彼らを襲う絶望的で苦痛な空虚感を何とか打ち消そうとして、あらゆる利用可能な刺激を用い、疑似興奮状態を作り出そうとする。彼らが成人すると、自己刺激のために利用できる武器のレパートリーはさらに広がっていく。特に性的な領域では、アディクション的な性的乱交や、さまざまな倒錯した性行動などがあるし、それ以外の領域としては、ギャンブル、薬物、アルコールなどによって生み出される興奮や、過剰な社交性に彩られたライフスタイルなどが挙げられる。もし精神分析家が、それらの活動が生み出す防衛的な外側の殻を突破することができたならば、どの症例においてもその裏に間違いなく見出されるものは、抑うつである（p.418）。

健康的な自己愛と不健康な自己愛

　自己心理学がこれまで一貫して考えてきた健康的な自己愛、あるいは成熟した自己愛とは、自分自身に向けられている情動の備給［訳注11］が減っている状態を指すのではない。それはむしろ他者との関係において、与えることと受け取ることとのバランスがとれていて、相互に満足のいく関係性を築く能力を獲得することなのである。オーンシュタイン（Ornstein, 1981）が書いているように、「自己が比較的独立した自発性の中枢となる能力を獲得した時、……初めて、他者がもっている比較的独立した自発性の中枢にも気づくことができるようになるのである」（p.358）。健康的な自己愛の場合、人は自分自身の個性に対して健康的な自尊心をもつことができるが、それに呼応して同時に、他者の個性や独立性も認めることができる。健康的な自己愛をもつ人は、与えることも受け取ることもでき、対人関係において勝つか負けるかにこだわらなくてもよいのだ。

　対照的に病的な自己愛は、自己愛のホメオスタシスを維持するために、理想化された他者（たとえば「私の価値はあなたの力によって高まる」）か、鏡自己対象

［訳注11］精神分析の用語で、感情や関心などが特定の対象に投入されることを指す。

（たとえば「私の価値は私の力をあなたが称賛することによって確認される」）のどちらかの存在を必要としている。理想化であれ鏡であれ、自己対象は危うい立ち位置にあり、少しでも本人が期待する機能を果たすことができなければ、価値の引き下げや軽蔑を受けることになりかねない。対人関係における真の相互性は、病的自己愛にとって荷が重すぎるのであり、自己も他者も、どちらも不完全な存在である、と受け入れる能力に乏しい本人を圧倒してしまう。したがって病的自己愛は、健康的で成熟した対人関係の一部である「持ちつ持たれつ」の関係を維持できないのである。

病的自己愛を抱えた患者は、サーカスの余興に出てくる手品師のようなものである。巧みな手さばきで、自分が観客に見てほしい部分だけに相手の注意が集中するよう常に誘導することで、観客が隠されている部分に気づかないようにしているのだ。防衛としての誇大性は、健康的な心の構造の一部としての誇大性と混同してはならない。バカル（Bacal, 1992）はこう指摘している。

　私の考えでは、誇大性はそれが指し示している自己の状態を常に適切に表現しているとは限らない。誇大性という用語でコフートが伝えたかったことは、以下の２つの概念に分けることができると思われる。一つは、自己自身の固有の重要性に関する個人的な確信を意味している。これはおそらく、自己対象の鏡転移が最適な形で体験されたことから派生した自己知覚、と言ってよいであろう。それは健康的な形で感情も伴っている。もう片方は、古典的な意味での誇大性に近いと言えるが、個人が普通に体験可能な範囲を超えて膨張してしまった自己知覚を反映したものである。それは正確に言えば、病的な自己状態と言ってよいだろう。それは自己評価の低さを本人が否認していることと関連しているのである（p.72）。

バカルの言う後者の意味での自己愛は、健康的な自尊心や自己評価を生み出す源泉とはなりえず、ある種の防衛となってしまう。誇大的な自己とは、羞恥心や自己評価の低さという苦痛を伴った感情から本人を守ってくれる、偽の自己なのである。羞恥心や屈辱感こそが、自己愛的な防衛の弱点であると同時に、そのような防衛へと駆り立てる原動力なのである、とするモリソン（Morrison, 1989）の議論は、まさに正鵠を得ていると言ってよいだろう。AAのメンバーたちは長年にわたって、アルコール症者の誇大性、自己中心性や謙遜

の欠如こそが、断酒を継続していくために修正するべき最も重要な障壁である、と気づいていた。力動的精神医学の概念から得た用語を、専門的な立場からすれば不適切に用いているとはいえ、AAは回復を目指す者が忘れてはならない問題の本質を突いている。コフートが誇大性と自己愛について理論的に体系化するはるか以前から、アルコール症治療の先駆者たちは、アルコール症者が回復するために必要な「膨張した自我を放棄する」ことについて記述していた（Tiebout, 1954）。ベイトソン（Bateson, 1971）は、アルコール症者の回復において最大の障壁となるものは、彼らの「偽のプライド」を手放すことの難しさにある、と指摘している。初期の理論家たちは、誇大性などの自己愛の問題が、アディクションの過程から必然的に導き出される主要な命題であることを理解していたのである。

　偽のプライド、偽の自我、そして誇大性などはつまり、劣等感や不適格感に対する防衛と見ることができる。ティブー（Tiebout, 1954）が指摘したように、そもそも人が自らを膨張させているということは、そうする必要性が、理由がある、ということである。もしアルコールや薬物のアディクトが、もはやそのような防衛をする必要がない、と感じているのなら、自己を膨張させたり、偽のプライドをもったりすることもなくなるはずである。このような観点から見てみると、人は確固とした自尊心や自信、プライド、つまりは健康的な自己愛をもっているのであれば、誇大性など必要としないのである。逆に健康的な自尊心を欠損している状態に苦しんでいる時、人はしばしば羞恥心と呼ばれる耐えがたい感情を抱えた状態に置かれることになるのだ。

　モリソン（Morrison, 1989）はこう指摘している。「羞恥心を体験している自己の苦痛はあまりに大きいため、完全性や誇大性、優越性や自己充足感などといった自己愛的な構造物が生み出され、羞恥心そのものを否定し、除去しようとする。……したがって羞恥心とは、失敗や欠陥があるという自己愛的な不完全性に直面した自己が、必然的に抱えることになる感情と言ってよいであろう」（p.66）

　屈辱的な物質乱用の夜を終えた翌朝、物質乱用者が抱くことになる後悔の念と羞恥心、そして自己嫌悪という悪循環は、もう二度とこのようなことは起こさない、と誓う偽りの約束へと彼らを駆り立てることになる。単独で自らの行動を制御しようとする試みは必然的に失敗に終わり、自己嫌悪は悪化し、防衛機制はさらに硬直化していく。失敗が繰り返されるうちに、羞恥心や後悔の念

は強度を増していく。物質乱用者たちが苦痛な感情と闘うために手元にある武器は一つしかない。それがアルコールや薬物なのだ。

　カンツィアン（Khantzian, 1994）は、そのプログラムによって偽のプライドという自己愛的防衛を突破できるがゆえに、AA はアルコール症者にとって修正的な効果を発揮できる、と考えた。アルコール症者たちの苦痛の源は、カンツィアンによれば、彼らが飲酒をコントロールできず、自らを制御できない、という点にある。自分自身の弱点を認めることができないため、彼らは孤立し、孤独で、自己や他者から切り離されたままであり続ける。彼らは羞恥心と性格学的な意味での誇大的な防衛姿勢を抱えているため、実行しなければならないこと（自らの弱さを他者の前で認めること）を実際にはできないのである。AA が有効な理由は、アルコール症者たちがそのプログラムに参加するようになれば、他者との接点が定期的に維持されるようになり、継続的な他者との交流を通して、それまで彼らの人生を支配してきた非適応的な対人関係パターンを変えることができるからである。このように他者との接触を維持し続けることによってのみ、自己の障害は修復できるのだ、とカンツィアンは説明している。そして彼は、アルコール症者の自己の障害として４つの側面を挙げている。それは(1)感情の制御、(2)自尊心あるいは健康的な自己愛の欠如、(3)互いに満足感を得ることができる対人関係、(4)セルフケア、である。カーツ（Kurtz, 1982）や他の AA の解説者たちと同様にカンツィアンも、飲酒が止まっていない多くのアルコール症者たちにとって、羞恥心こそが他者との関わりや愛着を困難に、時には不可能にしてしまう要因であると指摘している。

「アディクション」の新しい定義

　アディクションを、羞恥心や恐怖心などといったさまざまな苦痛を伴う感情に対する自己愛的な防衛が生み出す症状、と解釈するならば、自己愛の治療論はアディクション治療と多くの類似点をもっており、応用可能な面も多い。病的な自己愛とは、アディクションと同様、愛着を必要としているが得られない自らの状態を回避しようとして、誇大自己あるいは偽自己という人格構造へと退行することなのである。このような観点に立った時、アディクションも、満たされなかった発達課題の結果である、と言うことができる。満たされていないがために、アディクトたちは傷つき、脆弱なのであり、壊れやすいか、ある

いはすでに断片化してしまった自己しかもっていないのである。脆弱な自己を抱えている者たちは感情を制御することができず、多くの場合、そもそも自分たちがどのような感情を抱えているかさえ、同定することができない。心の内部に、自らを制御するための道具や武器を何ももっていないがために、彼らは「心の外」にあって、そこから提供される自己制御手段を絶えず欲求し続けるしかない（対象飢餓）。苦痛を伴ったり、拒絶されたり、あるいは羞恥心を与えられたりするような対人関係こそが、彼らが自らに欠損を抱えるようになった原因なのである。だからこそ、彼らは必要としているものの、受け取った経験はないもの［訳注12］を得るために、他者に頼ることができないのである。必要としているものを欠損し、対象飢餓を抱えたままの状態にあるアディクトたちは、周囲の他者たちをかき乱し、結果かき乱している自らの姿にさらに羞恥心を抱えることになる。他に頼りになる手段がない以上、物質乱用者たちはアルコールや薬物、あるいは他の外的な自己制御手段（たとえば過食やセックス、仕事、ギャンブルなど）に向かわざるをえないのである。

　したがって、薬物やアルコールの患者たちは常に強迫的で、アディクション的な行動に陥りやすく、自我の構造の脆弱性が修復されて安定化しない限り、一つのアディクションから別のアディクションへと置き換え続けなければならないのである。自我の修復と安定化は、治療的な、健康的な対人関係の中でしか達成できない。一貫性があり、成長を促進するような、本人の自己愛を健全に高め、支えてくれるような環境を患者は必要としている。なぜならそのような環境下でこそ、患者は自らが抱える自己破壊的な衝動を制御し、それに対処しつつ、心の中に取り込まれた健康的な感情や支持的な内的対象表象［訳注13］の存在に気づき、それらを自らの心の一部として構造化していく作業を行うこともできるようになるからである。

　しかし、たとえ心の構造が修復され、いったんは安定化したとしても、他のあらゆる生命体と同様に、絶えず保護され、栄養が与えられ、繁栄と成長が可能となるような環境が提供されなければ、構造を維持し続けることは不可能である。そしてそれは物質乱用者たちが治療環境以外の場所でも、健康的で親密な対人関係を確立し、維持することを学ぶことによって初めて、達成できることなのである。時には対人関係自体が、強迫的でアディクションの対象になっ

［訳注12］すなわち愛着。
［訳注13］心の中に取り込まれた他者のイメージ。

てしまうこともありうるため、他者との関係性において自分のどこに困難の原因があるのか、物質乱用者たちは具体的な他者との関わりを通して体験的に学ばなければならない。そのような学習を終えるまでは、物質乱用者の人生において継続的に満足を与えてくれる対人関係は欠けたままであり、彼らは心の中に空虚感を抱えやすい。だからこそ、心の外に満足を与えてくれるものを探し続けるしかないのである。

欠損理論としての自己心理学

　読者によっては、すべてのアディクションを一つのカテゴリーにまとめあげ、一般化してしまうことに抵抗を感じるかもしれない。確かに数多くのアディクションが存在し、それぞれが固有の特徴をもっているものの、すべてのアディクションは共通の心理的基盤から派生していると言ってよい。どのような理論であれ、それが役に立つためには、複雑で一見すると無関係に見える多様な現象を理解し、ただ一つの簡潔な真実へと統合できるものでなければならない。自己心理学と愛着理論は、それができるのだ。コフート（Kohut, 1977）は、すべてのアディクションの根底には特異的な共通点があると主張した。すなわちどのアディクションも、不十分な心の構造をもっているがゆえに、感情を調節し、自己を修復しようとする不適切な試みなのである。心の構造が安定化しない限り、薬物のアディクトたちやアルコール症者たちが親密な愛着関係を確立することは難しく、彼らは圧倒的かつ激烈な空虚感から意識を反らすために、あらゆる種類の強迫的行動に置き換えるパターンを繰り返す。そして、たとえ一つの強迫的行動が放棄されたとしても、心の構造の欠けている部分が修復されない限り、別の強迫的行動に差し替えられるだけなのだ。コフートはこう述べている。

　　自己心理学という新しい理論が示している説得力は、特に以下の４つの精神障害、すなわち(1)自己愛性パーソナリティ障害、(2)性的異常者、(3)非行少年、そして(4)アディクションにおいて明白である。それら４つは一見するとバラバラな精神の状態であるにもかかわらず、共通の理論的枠組みの力を借りることで、なぜ洞察的な検討が可能となるのだろうか。自己心理学の視点から見てみると、なぜあれほどかけ離れ、時には互いに矛盾し合うような病

像が理解可能となるのだろうか。別の言葉で言えば、上述した4つの病態は、どのように関連し合っているのだろうか。互いにかけ離れ、時には互いに矛盾し合うような症状を呈しているにもかかわらず、いったいどのような共通点があるのだろうか。それら数々の疑問に対する答えは単純である。それらすべての精神障害において、患者はある中核的な弱さを抱えている。その人格の中心に、弱さを抱えているのである。自己に欠損を抱えていることから派生するさまざまな問題に、患者は苦しんでいる。上に挙げた4つの障害が呈する症状は、それが比較的見えづらく、背後に隠れたものであるにせよ、あるいはより明確で目立つものだったとしても、どれも自己の欠損から二次的に派生したものなのである。それら精神障害が指し示すものを理解するために、私たちは次のことに気づかなければならない。すなわちそれらすべては、人格の中核にある欠損を修復しようとする試み、しかも特に強調すべきは、失敗した試みなのである（Kohut, 1977, p.vii）。

自己の脆弱性は、発達史上の失敗体験や、幼少期に適切な養育環境が与えられてこなかった結果として生じる。安定した愛着が欠けていることは、効果的ではない愛着スタイルをもたらし、それは成人期に至るまで続いていく。欠損を修復しようとする試みとしての物質乱用は、非機能的な愛着スタイルをかえって悪化させる。なぜなら身体依存と物質の使用に伴う毒性は、患者の生理的・心理的構造の劣化を進行させるからである。患者の生理的・心理的構造に対して長期にわたってストレスが加わり続けると、感情の制御が困難な状態はさらに増幅され、適切な行動で対応することは困難となり、自分自身をケアすることもできず、対象関係も過去の不適切なパターンが固定化しやすくなる。それらの結果が最終的にパーソナリティ面での病理を悪化させていくのである。コフート（Kohut, 1977）は以下のように、アディクションと心の欠損状態との関係性を明確に説明している。

> 薬物によってアディクトが得られる鎮静あるいは興奮効果は……永遠ではない。用いられた物質の化学的な性質が何であれ……心の構造がそれによって作り出されるわけではなく、自己の欠損状態は残存している。その状態は、あたかも胃に大きな穴が空いているにもかかわらず、空腹感を満たそうとして食べ続けるようなものである。必死に食べ物を摂取し続けることで、

味覚という点では満足を得られるかもしれないが、生体に栄養が取り込まれる消化器系の臓器の部分には食べ物が到達しないため、本人は飢餓感を抱え続けるのだ (p.viii)。

自己治療仮説と感情の調節

コフート (Kohut, 1977) が自らの観察結果を定式化した初期の理論を出発点として、カンツィアン (Khantzian, 2001) は、アディクションの病的過程を説明するための新しい理論を提唱した。それはアディクションの疾病概念 [訳注14] と矛盾しないばかりか、アルコール症者や薬物のアディクトの治療と回復を促進するために有用な実践的理論体系を提供することにより、疾病概念をさらに拡張するものであると言ってよい。カンツィアンの提唱する自己治療仮説は、心理療法を行ううえでも重要な意義をもっている。それは物質乱用者たちがしばしば一つのアディクションから別のアディクションへと依存対象を乗り換えることがある理由を説明してくれるだけでなく、AAなど12ステップに基づく回復プログラムを用いたアディクション治療を補完するものでもある。

カンツィアン (Khantzian, 1982) は、麻薬中毒者との関わりを論じた初期の論文において、ヘロイン等のオピオイド系薬物が特定の患者に乱用物質として選択される理由が、そのオピオイド固有の薬理作用にあることを初めて指摘した。カンツィアンは、アディクトたちがヘロインに執着する理由として、それが怒りを抑制する効果をもっているからであることを見出した。ヘロインは、アディクトたちが抱えている強烈な怒りの感情を鎮め、気持ちを穏やかにしてくれるのである。やがてカンツィアンは、ヘロインのみならず、不安や抑うつ気分など、他の苦痛な感情の状態を軽減してくれる効果がある他の薬物においても、同じ説明が成り立つことに気づいた。アディクトたちは、彼ら自身に足りない心の部分を何とか補完修復しようとして、いわば無資格なまま自分自身に対する主治医の役割を果たそうとしているようなものなのだ。その後カンツィアンは、アディクトたちは快感を求めているのではなく、むしろ物質乱用によって自分たちの感情の状態を調節しようと試みているのであり、彼らは自分の人生を支配している慢性的な喪失感や羞恥心、そして自己嫌悪から、たとえ

[訳注14] 第2章32～36頁参照。

一時的にせよ逃れようとしているのだ、と主張するに至った。

　上記の仮説をさらに推し進めて、カンツィアンは、すべてのアディクトたちは各々が固有の感情調節障害を抱えているがゆえに、その障害に対応した特定の物質を乱用したり、依存したりしやすくなる、とも論じている。その仮説によれば、アディクトが特定の乱用物質に魅了される理由は、それが特定の感情を制御することが難しいアディクト固有の欠損状態を埋め合わせてくれるからであるという。多くのアディクトたちは、さまざまな乱用物質を一度は試してみるものであるが、やがて特定の物質だけが自分にとって特別に合っている、と気づくことになる。なぜならその物質こそが、アディクトが特に困っている感情の状態を調整する能力をもっているからである。たとえば、ヘロインなどオピオイド系のアディクトは、攻撃性や恨み、怒りなどと関連したアディクトの不愉快な感情の状態を緩和してくれるから、オピオイドを選択しているのである。他方、慢性的なうつ病や双極性障害、注意欠陥多動障害などは、コカインのアディクトでしばしば指摘される精神症状である。人生に退屈し、空虚感や虚無感、あるいは生きていくことへの無意味感を抱えているアディクトたちは、コカインや覚せい剤など、精神刺激系の薬物に魅了されやすい。その後の臨床経験からカンツィアンは、他者に頼ることに抵抗感が強く、自分にも他者にも厳しく、引きこもりがちな患者はアルコールや精神安定剤に依存しやすい、と報告している。非常に不安や恐怖心が強く、慢性的な不安症状を抱える患者はベンゾジアゼピン系を利用することが多く、ジアゼパムやアルプラゾラムなどの精神安定剤に依存しやすい。より孤立し、精神病傾向の強い患者であれば、大麻や幻覚剤などを魅力的と感じるであろう。カンツィアン（Khantzian, 1982）はこう述べている。「このような患者による乱用物質の選択は、多様な薬物がもっている特有の精神作用効果と関連している。……さまざまな薬物を試していくうちに、患者はある薬物のほうが他の薬物よりも効果があることに気づいていくのである」(p.587)。

　カンツィアンが提唱している自己治療仮説は、初期の主張内容の多くについて、その後の研究で実証されてはいないものの、アディクション治療において重要な意義をもっていることは明らかである。乱用物質がもつ自己治療的な機能を認識することにより、なぜアルコールや薬物のアディクトたちが物質を乱用するのか、という理由を理解する際に、アディクトたちが快楽を求めているのではなく、苦痛を軽減しようとしているのだ、という見方を周囲がとれるよ

うになったのである。このように見方が変わることで、臨床家たちはアディクトたちと、より肯定的で、共感的な心理療法的関係を結べるようになるのである。

感情調節理論

感情調節理論は、アルコールや薬物のアディクトに限らず、すべての人が感情を調節するために自己対象が必要であると考える。遺伝的負因や環境因子の影響により、人よりも感情爆発を起こしやすい人はいるが、それはもともと感情調節能力に重大な欠損を抱えているからである。感情爆発を起こしやすい人たちは、自分の心の外にある感情調節手段に依存しやすく、私たち人類が遺伝的に獲得してきた感情調節の手段、すなわち他者を介して調節する、という対人関係能力を持ち合わせていないのである。

コフートやカンツィアンによる説得力のある議論をもとにして、感情調節理論はアディクションに関する精神分析の考え方を、より古典的な欲動や本能の理論から、環境への適応や、発達上の停止、そして自己構造における欠損を重視する関係性モデルへと進化させたと言ってよい (Fairbairn, 1952; Guntrip, 1968)。コフート (Kohut, 1977) の初期の理論的観察から出発して、カンツィアンはアディクションの疾病概念と両立可能であるばかりか、それをさらに拡張し、物質乱用者の回復と治療の過程を促進することができる新たな説明概念を提供したのである。愛着体験の心理生物学的側面を強調する愛着理論は、感情調節理論の多くの主張を理論的に強化してくれている。そして愛着理論と感情調節理論は、長年にわたってアメリカの文化とメンタルヘルスの枠組みを支配してきた暗黙の偏見、すなわち何かに依存することは悪である、という考え方に真っ向から挑戦する理論なのである。

依存と病理

ボウルビィは、セラピストたちが健康的な愛着欲求と依存を混乱しやすい傾向について警告している。臨床家たちは実際、しばしば愛着という用語を成人の精神病理を説明する際に用いている (West & Sheldon-Keller, 1994)。人が安心や慰め、そして理解を他者に求めることは、特に苦難を抱えている時には、病

的と解釈されるべきではないし、特に喪失感に襲われている時には、未熟な行動に退行していると解釈されるべきでもない。多くのセラピストたちはそのような誤った解釈に飛びつきがちであるし、また患者自身が「自分は甘えすぎですよね」などと困惑気味に語る際、そのような患者の自己評価に同調しがちである。依存という概念には、そのような価値判断が組み込まれている。そして価値判断はセラピストが患者を褒める際にも反映されており、それは誰にも依存しないことを成長や精神状態の健康さと同一視する文化によって、さらに強化されている。そして依存という名の悪魔と闘うことに焦りすぎて、患者はトラウマを再体験することになる。それはかつて彼らの養育者たちが、患者が慰めと安心を求めた時、患者に羞恥心を抱かせた体験と同じなのだ。

　誰かに依存することは、誰かと愛着関係を結ぶことと同じではない。愛着とは、誰かの世話をし、誰かに世話をされ、互いに親密になり、そしてその関係が途切れずに続くことによって、時間をかけて形成される感情的な絆である。人は愛着をもちながらも依存はしない、という関係も可能である。同様に、依存しているが愛着関係にはないという関係もありうる。それこそが、いわゆる共依存という関係性に他ならない。愛着理論が主張しているように、依存は単に混乱しやすく侮蔑的な用語であるだけではない。それはアメリカの文化に存在している、あらゆる犠牲を払ってでも自立と独立を達成しなければならない、という強迫観念につながる根強い偏見を反映した用語でもあるのである。そしてそのような偏見は、人間という種族の生物学的な現実とは明らかに一致しないものであると言ってよい。

　デイヴィッドは結婚生活がうまくいっていないことと、最近の失業という問題を抱え、抑うつ気分を主訴に来院した。彼は約4年近くAAに積極的に参加しており、家庭の危機と新たな求職活動が、アルコールのアディクションからの回復の妨げとなることを心配していた。治療開始とともに、やがて結婚生活と仕事上の問題の双方に共通のパターンがあることが明らかになった。彼は聡明でハンサムな、エネルギッシュな男性であり、おそらく新しい人生のパートナーも新しい仕事も見つけることは簡単にできそうであった。しかし結婚と仕事のどちらも半年以上維持することが、彼にとってはきわめて難しいことのようであった。デイヴィッドは就職してもすぐに上司に失望し、無能で頼りにならない、と批判的になるのだった。そして同じよう

な対人パターンを、彼がこれまでの人生で出会ってきた女性たちにも示していた。そのような類似性についてセラピストが指摘したところ、彼は即座に否定した。彼は子どもの頃、父親が家を出ていき、その後は体が不自由で家事も十分にできない母親が、彼の養育に当たることになった。子どもの基本的な日常生活さえ支えることができない母に対して彼が不信感を抱いていた過去と、仕事や結婚生活のパターンとが関連しているのではないか、とセラピストは指摘したが、彼は当初「単なる偶然の一致」と言って取り合おうとはしなかった。そして仕事と結婚生活でみられる共通点について、彼自身わずかながらも洞察が進んできた時期、彼は突然治療を中断してしまったのだった。

半年後、再びデイヴィッドから電話が入った。「少しメンタル面で調子を整えたいから、何回かセラピーを受けたい」と彼は語っていた。診察中、セラピストは彼にグループ療法に参加してみることを勧めた。デイヴィッドが誰か一人に依存することを恐れていることは、強力な転移の結果であるとセラピストは考え、グループ療法に参加することで、転移が複数のメンバーたちへと拡散し、その強度が薄まることを期待したのである。デイヴィッドは渋々ながら参加に同意したが、続く数ヵ月の間で、彼は「上司の能力が低い」ことを理由に2回も転職したのだった。グループ療法のメンバーたちは、やがて特有のパターンについて彼に直面化するようになった。デイヴィッドも最終的には、「確かに自分の上司に対する反応の仕方について、グループのみんなが指摘していることには正しい面もあるかもしれない」と認めるようになっていった。

その後数ヵ月間、グループ療法の中での関わりは順調に進んでいった。そしてデイヴィッドはある女性と交際するようになり、それとともに、治療の終結をグループ療法の中で宣言した。グループメンバーからは、いつもの半年サイクルを繰り返しているだけなのではないか、と指摘されたが、彼は「今回は違う」と否定するだけだった。

1年半後、デイヴィッドは再び診察の予約を取るために電話をしてきた。彼はもう一度グループ療法に参加したい、と述べていた。彼は同じ仕事を2年近く続けられており、昇進したばかりである、と誇らしげに語った。職場での新しい地位によって、「自分のやり方で」仕事ができるようになり、「仕事を進めていくうえで誰かの承認を得なくてもよくなった」という。しかし

女性関係は、あまり改善していないようであった。新たにグループに参加するのであれば、人に依存することへの恐怖感という自らの問題に今度こそ直接取り組むようセラピストが促したところ、デイヴィッドは「約束事に縛られたくない」と言って首を縦に振ろうとはしなかった。
　その後、デイヴィッドとは再び音信不通になった。1 年後、セラピストは友人でもある別のセラピストとの会話の中で、そのセラピストがかつて担当していた患者で、グループ療法になかなかうまく乗ってくれない人がいた、という話を聞いた。その患者の名前を聞かなくても、かつてのグループ療法でのパターンと同様に、デイヴィッドが似たような否認と拒否的態度をそのセラピストのグループでも繰り返していたことは明白であった。子どもの頃、満たされることのなかったデイヴィッドの依存欲求は、恐怖心と反発心が入り交じった心理状態を作り出し、健康的な形で他の人々を頼る、という本来なら一番彼が必要としていることを受け入れ、そのような対人関係を享受することを難しくしていたのである。

　AA の批判者たち（たとえば Jones, 1970; Tournier, 1979）は、アルコール症者や薬物のアディクトが AA プログラムにあまりに依存的になることへの懸念を口にし、アディクトが AA に頼ることに疑念を呈することがある。たとえ批判者たちの言う疑念を受け入れたとしても、健康と断酒断薬、そして他者を助けることを促進する集団に依存することのほうが、病気や死、そして本人や家族、社会に計り知れない苦痛を与える乱用物質に依存することと比べれば、まだよいのではないだろうか。なぜだかわからないが、多くの専門家たちは、教会やテニスクラブ、あるいは学会などに熱心に参加することが、AA メンバーが熱心に AA に参加することと、依存的になるという点ではさして変わらない、ということを理解できないようなのである。ワインバーグ（Weinberg, 1975）もこの AA の理解をめぐる摩訶不思議さを以下のように指摘している。

　たとえ AA 批判の前提を受け入れたとしても（その場合、論理的一貫性を保つには特定の宗教を信じたり、精神分析などといった特定の精神医学の学派に所属したりすることも否定しなければならなくなるが）、そのような批判を合理的なものとして理解することは、きわめて困難であると言わざるをえない。アルコール依存症が本人や家族、そして社会にとってきわめて有害であることは誰も否定で

きないことであり、他方、AAへの依存は、そのプログラムに従った生活を送った結果として断酒と安定、そして他のアルコール症者たちを助けることがもたらされるのであるから、アルコールからAAに依存対象を置き換えることに、どのような害があるというのだろうか (p.34)。

AAでしばしば語られる言葉に、「残りの人生をただAAミーティングに通うためだけに断酒しているのではない」というものがある。AAのプログラムは、むしろミーティング依存を禁じている。AAの批判者がミーティング依存と短絡的に理解していることは、実際には単にアルコール症者がAAの仲間たちと熱心に交流しているだけのことなのだ。AAでの交流はメンバーたちにとって、しらふの状態で他者と何らかの意味ある接触をもった、人生で最初の経験であることも少なくない。ワインバーグ (Weinberg, 1975) はAAにおける仲間との交流の重要性を以下のように述べている。

　時間をかけて受容的な仲間たちとの絆を深めていくことは、最初の一杯を口にしないよう、心にブレーキをかけ、グループの仲間からの評価を失うことを回避しようとする強力なインセンティブになる。それだけでなく、AAグループは頻繁にピクニックや合宿などの交流の場を企画している。その結果、グループの凝集性は高まり、アルコール症者にとって、酒を飲まなくても楽しい、と感じられる機会が増えることになる。断酒と楽しみが結びつく事態は、彼らにとって長年ありえなかった、場合によっては成人後初めての体験であることも珍しくないのだ。このような仲間との結びつきを再学習すること、あるいは人によっては初めて学習することはきわめて重要である。なぜなら、もし酒を飲まない日々が何ら楽しみのないものだったとしたならば、断酒し続けるインセンティブなどないに等しいからである (p.42)。

多くの専門家たちが、アディクトたちがAAに熱心に参加することを否定的に解釈することは、不幸なことである。しばしば批判者たちは、アルコールや薬物のアディクトたちに現実を直視させなければならない、と口にする。AAプログラムは物質依存を集団依存に置き換えただけの病的依存をもたらすものだ、という批判がある一方で、AAに対して依存的な行動がみられることは、むしろよい方向に向かって重要な変化が起きていることのサインである、

と解釈する考え方も存在する。AAプログラムで多くの人々と関係をもてるようになることは、本来歓迎すべきことなのである。AAで仲間を作ることができたのならば、それはアルコール症者が一対一の対人関係をもつ能力を獲得した、という最初のサインであることが多い。そのような関係を通して、人の助けを必要としている自分を許し、一体感をもつことができる新しい人々を見つけることも可能になるのである。もちろん、このプロセスには時間がかかるものである。それでもこのプロセスが中断されなければ、やがてアディクトは相互性や安定した愛着を体験するために必要な、健康的な能力を手に入れることができるであろう。

　他者への健康的な依存という考え方と密接な関係にあるものが、自己対象と感情調節に対する自己愛的欲求の成熟、という概念である。コフートは、自己対象に対する原初的欲求（これは心の構造を構築しようとする修復的過程である）と、自己対象からの応答を求める成熟した欲求（これは健康的な二者関係で生じる相互調節の過程である。二者関係は、最適な状態で互いが機能し続けるために必要な、調節の役割を果たす）とを区別した。回復の初期段階では、アルコールや薬物のアディクトたちは、原初的な自己対象を必要としていることが多い。彼らが誇大的な防衛を用いることに過剰に依存していることは、薬物やアルコールのサブカルチャーにおいて表現されているさまざまな価値観と密接な関係がある。回復や断酒断薬を重視する価値観は、患者たちがかつて物質乱用を中心に送ってきたライフスタイルに自己愛的に固着していることと真っ向から対立する。健康的な自己愛が育まれるような回復の流れを提供できる時、治療は最も効果を発揮するものである。そのために、アディクトがAAプログラムとの理想的な愛着関係を形成することが必要となる場合もある。

　AAプログラムとの理想的な愛着関係を通して、アディクトは健康的な仕方で自らの自己愛的欲求を満たすことが可能となる。AAプログラムの哲学として表明されている価値観にアディクトが共鳴し、自らの心の中へと内在化することができたならば、それは一つの修復的体験となるであろう。AAの価値観はしばしばそのメンバーたちによって熱心に支持されており、それは薬物やアルコールのサブカルチャーの教えとは両立困難なものである。AAプログラムの価値観を理想化することで、アルコールや薬物のアディクトたちは、飲酒や薬物の使用という武器を必要とすることが減るだけでなく、彼らが理想化する考え方や仲間たちとの間に、健康的な依存関係を構築することができるように

なる。彼らが新しく獲得した憧憬の対象は、かつて飲酒や薬物の使用をともにしていた友人たちや、かつての養育者たちと比べてはるかに頼りになり、共感性が高い。だからこそ、アルコールや薬物のアディクトたちは、他者に頼るという冒険に出やすくなる。そしてこのような状況の中で、初めて希望の感覚が生まれる。それは、自分が変わることは可能であり、同一化できる新しい対象の助けを得て、自分はより適応的な対人関係パターンを生み出すことができる、という信念の始まりなのである。

自己対象転移とその治療的意義

　自己対象からの応答が不十分であったために、物質乱用者は自らの存在に価値があるという感覚を欠き、自尊心の低さと羞恥心を慢性的に抱えて生きている。周囲の他者たちがアディクトに適切に応答し、情動調律を行ってくれる、という基盤が存在して初めて、心理的構造が形成される固有の過程が始まるのである。子ども時代の鏡転移や双子転移、そして理想化転移といった欲求に対して周囲から的確に応答が与えられる、という前段階を経ずして心理的構造の構築は不可能である。構造とは、共感的な自己対象からの応答が一部、トラウマにならない程度に失敗に終わることで生み出される。別の言い方をすれば、自己と自己対象機能を提供してくれる人［訳注15］との間に存在していた絆がいったん破綻し、それが再び修復された時に、構造が生まれるのである（Harwood, 1998）。最適不満度という理想的な環境下で互いの不一致が解消される時、かつては自己対象から供給されていた機能が徐々に自己へと内在化されていく。最適不満度とは、そのようなごく一部の、トラウマにならない程度の失敗体験が起きる理想的な対人関係の状況を指している。

　最適不満度という文脈において共感が失敗に終わる時、なだめ、鎮静化するという自己対象の機能は、本人の中に発達しつつある能力へと緩やかに置き換えられていく。このような過程をコフートは変容性内在化［訳注16］と呼んだ。感情を調節し、自分自身をなだめる能力が内在化されると、人は心理的な

［訳注15］つまりは親。
［訳注16］自分の心の中のイメージに過ぎない理想的な他者と、現実の他者との落差を経験し、常に優しいわけでも共感的でもない他者との仲直りの体験を通して、それまでの理想的なイメージとは異なる不完全な他者を徐々に許容できるようになる過程。

欲求充足のために外的な手段に頼らなくてもよくなる。受容的な環境下において、共感の失敗に対する対処と修復の機会がより多く与えられれば与えられるほど、養育者との間の破綻した絆が再構築される頻度も上がり、結果的に形成される心理的構造もより強固なものとなるのである（Beebe, 1993）。

　ドローシーは2年以上断酒を続けており、AAにも積極的に参加していた。ある日、彼女を担当していた女性のセラピストが、彼女の男性に対する苦手意識に取り組む機会となるように、男女混合のグループ療法に彼女を紹介した。4人の息子たちをもつ空軍大佐だった父にとって、彼女は唯一の娘であり、家族の中でいつもからかわれたり、バカにされたりする存在だった。彼女が紹介された混合グループは、一人の男性と一人の女性が共同リーダーとなっており、ドローシーはグループ内の他の女性メンバーたちと仲良くなることで、彼女たちをいわば緩衝剤として利用し、グループ内の男性メンバーたちと対処することができるようになった。しかし彼女がグループの男性リーダーとやりとりする際に、最大の危機が訪れることになった。男性リーダーが彼なりにドローシーを誤解から守り、理解しようとする試みが実際に失敗に終わるか、少なくともドローシーの目からは失敗と見えた時、彼女はすさまじい怒りと抗議の嵐を感情的に彼にぶつけたのである。グループの、特に女性のメンバーたちが防波堤となって、報復されるのではないかという圧倒的な恐怖感からドローシーを守ってあげたことで、彼女が怒りを感じるたびに、それに対処するために必要な励ましと支えを得ることができた。リーダーをしていた男性セラピストも辛抱強く関わり続けた。怒りによって一時的に破綻した絆が修復されるたびに、ドローシーの心の構造は構築され、積極的に自己主張できるようになっただけでなく、男性たちが失敗や短所などを見せても激しく攻撃することなく、受容することもできるようになっていったのである。

　自己心理学の立場から言えば、心の構造とは実体でも主体でもなく、一つの能力に過ぎない。それは自己体験を維持し、修復し、強固なものに変えていくことに関連した心理的機能の集合体である。心の構造、あるいは自己構造とは、断片的な感情を意味ある体験へと統合し、組織化していく能力全般を指している。構造形成とはさまざまなパターンや意味を獲得することであり、かつ

ては外的な対象から供給されていた機能を内在化する過程で生まれるものである。構造形成は過度に自己対象に頼ることなく、かつては自己対象が提供してくれていた機能を自分のものとして引き継ぐ能力を反映している。外部からの補強を要するほどの心の、あるいは自己の構造欠損は通常、年齢に応じた愛着欲求が充足されなかったことに起因する発達段階の失敗の結果である。逆に、発達課題が達成されれば、それは感情調整能力という形で成果が現れるものであり、それこそが自己構造の形成と確立に成功した証と言えるであろう。

　治療を行っていくうえでセラピストは勝手に、最適不満度のことを、患者を不満な状態に陥れること、と混同してはならない。どれほど真摯に関わろうとも、対人関係において不満が生じることは不可避である。最適という用語の意味は、受容的な環境下に生じるある種の雰囲気であり、それは最適な応答性によって破綻した絆が再構築されるために最も適した環境でなければならない。適切な治療的環境が作り出されたならば、治療関係内で起こる自然なやりとりの中から、構造形成は必然的な副産物として生み出されるであろう。

心の構造と内的作業モデルの相同関係

　コフートが定義した心の構造と、ボウルビィの言う内的作業モデルとの間には、相補的関係が存在している。自己対象転移に関するコフートの理論に従えば、物質乱用者は、ほどよい養育者が本来与えるべき称賛や励まし、価値観や理想像などを十分に内在化する機会が欠損している、と言うことができるであろう。そのような経験が欠けていることにより、そのうえに確立されるべきさらなる発達段階の成長も止まってしまい、自己対象を徐々に内在化するという作業も阻害されることになる。さまざまな能力が内在化されないままだと、脆弱な本人は反復強迫［訳注17］の力によって、過去を現在に再現しようとし続けるであろう。外界に存在する外的な悪い対象（たとえば冷淡で批判的な母や薬物、酒など）への愛着を消去することは、内在化された対象や自己表象が処理されるか変容されない限り、きわめて困難である。オグデン（Ogden, 1983）は次のように述べている。

［訳注17］精神分析の用語で、幼少期のトラウマ体験を無意識に繰り返してしまうこと。

抵抗とは、患者の無意識の内的対象関係に関わる病的愛着を放棄することが困難な状態、と理解されるべきである。……病的愛着という絆は、悪い対象を、かつて望んでいたような理想の人へと変えてしまいたい、という本人の欲求に根ざしている。……悪い内的対象に対する絆が示すもう一つの顔は、……内的対象が行ってきた悪行がいかに不正で、冷酷であるかを暴露しようとする救世主の形をとっている（p.236）。

　完全な満足は与えてくれないが、内在化されて悪い部分からは分離されているよい対象［訳注18］と自己表象［訳注19］との間に作り出された愛着は、アディクションの悪循環を促進してしまう絆の集合体である。いつも欲求に駆られているが、欲求が満たされる資格などないとイメージされているよい自己表象は、いわば永遠に満足することができない底なし沼なのである。満足させてくれそうでさせてはくれないよい対象［訳注20］は、完璧な愛や受容、あるいは無限の満足が得られる最高の保護的環境を与えてくれる、という幻想をアディクトに抱かせるかもしれないが、実現することなど絶対にできない。つまり過保護で、過度に与えすぎる母親や、対応に一貫性のない母親は、冷淡で批判ばかりを繰り返す拒絶的な母親と同じくらい、子どもの発達にとって破壊的な存在なのである。前者の場合、不満に耐える力は絶対に内在化されず、衝動制御能力も絶対に習得されない。オグデンによれば、「悪しき内的対象との絆の一つは、常に欲求し続けている自己と、満足させてくれそうでさせてくれない対象との間に形成される愛着関係である。対象との間に作られるそのような絆の性質は、アディクションの対象物とアディクト本人との関係そのものであり、消去することはきわめて難しい」（p.236）。

　心の構造が形成される大事な発達段階で愛着が障害を受けると、精神病理を発症する可能性が高まり、その後の愛着スタイルに悪影響を与える内的作業モデルが確立されることにもなる。同じ意味で、愛着志向療法とは、内的作業モデルを誘発、探索、統合し、変容させていく方法論と言ってもよいであろう。すべての対人関係における相互作用は次のような２つのレベルで同時に起こっている、と考えることは治療上有用である。一つは観察可能な、外界において

［訳注18］つまり依存対象。
［訳注19］つまりアディクト本人の自分自身に関するイメージ。
［訳注20］つまり依存対象となりうる人やもの。

2人の間に生じている相互作用であり、もう一つは一人ひとりの内的作業モデルの内部で生じており、自己表象と対象表象との間で交わされる内的な相互作用である。外的と内的双方のレベルの中で起きている相互作用は、レベル同士でも影響を与え合う。そしてある人の外的な行動が、他者との相互作用によって変容される時には、それに対応して内的な自己表象と対象表象にも適応的な変化が起きている。強制的手段で一時的に従わせるのではなく、継続的な外的行動変容を起こさせるためには、まず内的な構造変容を生み出さなければならない、という原理のうえに、愛着志向療法は基づいているのである。

生涯にわたる自己対象への欲求と感情調節

ボウルビィ（Bowlby, 1979a）は、互いに感情調節機能を果たすような健康的な対人関係を求める欲求は「ゆりかごから墓場まで」続き、それは人間の行動にとって不可欠な部分であると見なしていた。コフートもその見方に賛同しており、私たちはどれだけ成長しても自己対象に対する欲求がなくなることはなく、治療場面の外で健康的な愛着関係を患者が構築できた時、初めて治療は完了したことになる、と述べている。愛着理論と自己心理学がもっているもう一つの重要な要素は、AAの主張との互換性にある。どの理論もアディクションのことを、感情を調節し、心の構造の欠損部分を修復しようとする失敗した試みであると定義している。発達段階における失敗により、脆弱な個人は親密な愛着関係を形成する能力が不十分なままとなり、結果的にアルコールや薬物のアディクトたちは、人を乱用物質に置き換えようとするのである。2つの理論とも、アディクションの疾病概念を比喩的に理解し、なぜAAが有効で、なぜ断酒断薬が必要であるか、その理由をそれぞれの立場から説明してくれている。しかし愛着理論が警告しているように、私たちはそもそも年齢や感情面での発達段階に関係なく、他者に感情調節してもらうことを、程度の差こそあれ、常に必要としている。他者が必要であることを否認することこそが、対人関係の枠を超えた外部に満足を求めること（たとえば薬物、アルコール、過食、セックス、ギャンブルなど）へと個人を駆り立てる原動力なのである。

AAと自己愛

　アディクションを自己の障害と解釈し、自己愛的な現象を、自己対象から応答を引き出すことに対する欲求の病的な現れと考えることにより、なぜAAや他の12ステッププログラムが物質に依存している患者に効くのか、という問いに対して新しい答えを導き出すことができる。自己心理学の研究者たちは、自己愛の障害が修復されるために不可欠と彼らが考える基本概念を数多く提唱している。コフートは自己愛性パーソナリティ障害を、自己に対する傷つきから派生した反応の現れ、と解釈し、自己と自己対象との間で体験される絆こそが心理的健康と成長をもたらす重要な要素であると考えた。コフートが意味していることは、個人が発達早期に自己対象から肯定的な応答を受ける体験と、その人が将来アルコールや薬物など、他の満足を得る手段を用いて欠損や傷つきを負った対人関係に置き換えようとする傾向との間には、反比例の関係が成り立つ、ということである。逆に言えば、アディクトたちに自己修復を目指す誤った試みを上手に放棄してもらうためには、自己対象からの応答（鏡転移、融合転移、理想化転移）に対する欲求が、まず緩やかな満足感という形で健康的な対人関係において満たされたうえで、誤った試みをそのような対人関係に置き換えることを学ばなければならないのである。

　AAやその他の12ステップに基づくプログラムを用いれば、上述した課題を多くの方法で成し遂げることが可能である。何よりもまず、AAは予測可能で一貫性のある支持的環境を提供することができる。そのような環境下で、薬物やアルコールのアディクトたちは、搾取や破壊を受けたり羞恥心を与えられたりすることなく、自分たちの自己対象に対する欲求を満たすことができる。発達段階における欲求が満たされなかった過去をもっているがゆえに、薬物やアルコールのアディクトたちは他者からの応答に対する強烈で圧倒的な渇望（対象欲求）を抱えており、彼ら自身、その渇望が底なしであることに羞恥を感じているほどである。他のアルコールや薬物のアディクトたちと同一化することにより、それまでは自分だけが悪い部分をもっている存在なのだ、と信じていたがために不可能であった自分自身を受け入れる、という作業が可能となるのである。

このような考え方を私が明確に意識したのは、ある日、著明な作家であると同時に数多くの講演をこなし、またプロテスタント派の正教師［訳注21］でもあり、自ら回復した元アルコール症者であることをカミングアウトした、かのジョン・ブラッドショー［訳注22］が主催する集会に参加した時のことである。ブラッドショーはその日、彼の得意の演題である「中毒性の恥」について話していたのだが、その中で、彼は自分が初めてAAのミーティングに参加した時の、個人的体験について聴衆にこう語り始めた。「私のアルコール症はあまりにひどく悪化し、ついにAAミーティングへの参加が必要になるほどの、屈辱的な状況に陥っていました。ミーティングが中盤にさしかかった頃、私は自分の人生において飲酒が引き起こした恥の感覚にあまりに圧倒されてしまい、衝動的に立ち上がって、その場にいた人全員に対して、私が酒を飲んでここ数年やらかしてきた悲惨な出来事を全部話したのです。おそらく15分以上は、酒で酔っ払ってやってしまったと自分で覚えていること、浅ましく恥知らずなあらゆる行為をしゃべり続けたと思います。話し終えて我に返り、その部屋にいる人々の顔に恐る恐る目を向けた時、私は思っていました。きっと人々が嫌悪のまなざしでその場を立ち去っていくのだろうと」

　彼に関する恐ろしい真実を知った時、教会の人たちはかつて彼を拒絶し、教会も彼を見捨てたが、その日、ミーティングの場にいた他のアルコール症者たちは拒絶も見捨てることもしなかった。その時のブラッドショーの驚くさまを想像してみてほしい。ブラッドショーはこう語り続けた。「嫌悪のまなざしで私から逃げ去っていくのではなく、そこにいたすべての人たちが私のほうに走り寄ってきて、私に電話番号を教えてくれて、そしていつでも必要な時には自分に電話してほしい、と言ってくれたのです」

　薬物やアルコールのアディクトたちは、これほどのレベルの感情の傷つきやすさを、周囲に受け止めてもらわなければ耐えられない。なぜならそのレベルで初めて、彼らは非常に根源的な、共感的な理解をしてもらえた、と実感できるからである。共感や情動調律は自己心理学にとって治療の根幹を成すものと言ってよい。さらに共感や情動調律は、アディクトたちに欠けていて、万が一

［訳注21］洗礼や聖餐などの聖礼典を行う資格をもったキリスト教の聖職者を指す。
［訳注22］1933-2016年。

受け取れたとしても耐えられない、とかつては思っていた他者からの応答性や対人関係における満足を、感じ始めるための基盤となるものでもあるのだ。

カーツ（Kurtz, 1979）はその著書『神ではなく（Not-God）』において、アルコール症者たちは自らの自己愛的な防衛とうまく折り合いをつけて、神を演じることをやめなければならないと説く。

> 「神ではないこと（Not-God）」とは、まず「あなたは神ではない」というAAプログラムで語られるメッセージを意味している。……AAがそのメンバーたちに与えてくれる最も基本的な最初のメッセージは、彼らが無限な存在ではないこと、絶対者ではなく、神ではないことである。この見方からすれば、アルコール症者の問題とは<u>まず初めに</u>、特に飲酒の<u>コントロール</u>という点で、神のような力をもっていると主張することにある。しかしAAのメッセージはこう主張する。少なくともアルコール症者は、コントロールな<u>どできない</u>、自分自身さえも、と。そしてアルコール症からの回復に向けた最初のステップは、他の人たちから見ればあまりに明白だが、強迫的飲酒者である本人は頑固に否認し続けてきた事実を認め、受け入れることにある（p.42）。

次頁の図はカーツの主張内容をまとめたものである。愛着理論や自己心理学と同様にカーツも、アルコール症者が他者を必要としているという事実を否認することが、自分がアルコール症であることを否認することにつながっていくと言う。したがって、回復はその過程を逆転させることができるか否かにかかっているのである。まずアルコール症者は自分がアルコール症であることを認めなければならず、そのうえで、最終的には自分が他者を必要としていることを認めなければならないのだ。

実存主義的な意味で言えば、物質乱用者たちがなろうとしている自分と、彼らの実際の自分（神でないこと）との対立関係を乗り越えて、最終的に彼らは不誠実に（つまりアルコール症者として）人生を生きることをやめ、自分自身に対して誠実になり（「こんにちは、私はジョーです、回復中のアルコール症者です」などとミーティングで名乗ること）、誠実に生きることに伴うあらゆる制限を甘受できるようになるのである。自らの欲求を満たすための原始的な方法は徐々に放棄され、代わりに人との密接な交流を確立すること（AAプログラムを通して人格の欠

```
↑        1）他者の必要性の否認
│            (「自分は誰も必要としていない」)
│  アディクション
│        2）アルコールや薬物の必要性の否認
│            (「自分はアルコールや薬物のアディクトなのではない」)
│  第1ステップ･････････････････････････････････････････････････････
│        3）アルコールや薬物の必要性の受容
│            (「自分はアルコールや薬物のアディクトだ」)
│  回　復
│        4）他者の必要性の受容
↓            (「自分には他者が必要だ」)
```

図　アルコールや薬物の必要性の否認から受容へ

損部分を除去していくこと）によって、アルコールや薬物のアディクトは自分自身をケアすることや、自らの感情の状態に気づく能力を内在化できるようになる（変容性内在化）。この過程における中心的な課題は、あるがままの自分を受け入れることにあり、そのためにはそれまで隠されていた自分自身に対する恥の感情と向き合っていくことが必要なのである。

　支持的な環境としてのAAは、移行対象［訳注23］にもなりうる。それは健康的な依存であり、個別化と内在化が確立されるまでの間、特定の個人に依存しすぎることがないよう十分な対人距離が担保されている。やがてアルコール症者や薬物のアディクトたちは誇大的な防衛（自己愛性パーソナリティ障害）と偽の自己の仮面を放棄し、自分自身（本当の自己）を発見することができるようになる。デイヴィッド・トレッドウェイ（Treadway, 1990）が指摘しているように、自助グループ運動とは、それが成功したものであれ、失敗したものであれ、どれもが「失われた共同体意識」を人々が取り戻そうとする試みなのである。

［訳注23］ウィニコットが提唱した概念で、乳幼児が不安に対処するために愛着関係を結ぶブランケットやぬいぐるみなど、触覚的に柔らかい物体のことを指す。

第5章

効果的な治療の原則——愛着の視点から

> 人生の後半を、前半と同じように生きていこうとすると、
> どうしても問題が生じてくるものだ。
> Carl Jung

　ボウルビィ（Bowlby, 1980）は、愛着というパラダイムが、人間の行動を理解し、説明していくうえでどれほど有用であるか、説得力のある記述をしている。このパラダイムは、より効果的な心理療法とアディクション治療を目指すにはどの方向に進むべきか理解し、道を指し示す際にも特に役立つはずである。ボウルビィの理論によって、人間がなぜ生物学的に他者と情緒的な絆を築こうと強く駆り立てられるのか、ということを理解するための、新しい道すじが明らかになったのである。それは同時に、突然の分離や喪失体験によって引き起こされるさまざまな情緒的苦痛（不安、うつ、脱愛着、アディクション、そしてパーソナリティ障害など）も説明することができる。それらさまざまな障害を修復し、治療していくうえで、愛着というパラダイムが意味していることを最大限に活用するため、ボウルビィ自身による自らの理論の概要（Bowlby, 1980）を理解しておくことは役に立つであろう［訳注1］。

心理療法は人にどのように作用し、なぜ効果的なのか

　ボウルビィの理論が教えてくれる心理療法の意義について検討してみると、心理療法が効果を発揮する理由として、以下のようなただ一つの単純な原則が示唆される。その原則とは、人は人と出会うことで変化するということ、ある

いはもっと正確に言えば、強い愛着を体験することによりその人の神経系が変化する、ということである。愛着関係にある人たちは神経系の調整がしやすくなり、無意識のうちに、健全な対人関係を成り立たせる法則についての暗黙の知識を獲得する。人は愛着の中で安定し、長期にわたって強い愛着関係の環境に曝露されることで、関係性のパターンが構築され、それは潜在記憶となって深く浸透していく。患者の内的作業モデルはやがて形を変え、人との関係性の中で彼らの行動を導いてきた古いルールも再構成されていく。

　アミニ（Amini, 1996）は、適切な愛着の環境はこれまでの対人関係のパターンを変える力をもっているだけでなく、新しい、より健全な他者のイメージを永続的に記憶することにも寄与している、と説得力のある議論を展開している。患者が治療という関係性の中に入り、転移関係が生じるようになると、患者自身の内側にある対人関係に関する知識の体系が、外へと顕在化してくる。人との関係性を支配しているルールに関する知識の体系は、特定の出来事に関

［訳注1］ボウルビィ（Bowlby, 1980）の愛着理論（原著p.39-41を参照）について、簡略にまとめたものを以下に提示する。
　(a)愛着行動とは、他者に対して接近を求めたり、接近を維持したりする、行動形式全般である。愛着人物（愛着の対象となる人）が適切な応答をしてくれるか否かによって、本人も愛着人物とほどよい距離をとれたり、逆にしがみついたりするようになる。
　(b)愛着行動は食行動や性行動と同じくらいの生物学的意義をもっている。
　(c)幼少期は親子間で、その後は大人同士の愛着行動を通して、情緒的絆が生み出されるのが健全な発達過程である。健全な発達から生み出された愛着行動は生涯を通じて機能するものであり、幼少期に限ったものではない。
　(d)愛着行動はフィードバックを通して絶えず修正され続けながら、愛着人物と近接性を保ち、コミュニケーションを維持することを可能にしている。
　(e)愛着行動は、何らかの不安を惹起する状況で発動し、安心が得られた段階で終息する。
　(f)愛着関係の形成（恋愛）、維持（愛情）、破綻（別離）、復活（再会）にはそれぞれ強い喜怒哀楽の感情が付随する。感情は、人の情緒的絆の状態を反映している。
　(g)愛着行動は進化の過程で生物に選択されてきたものであり、養育者との近接性を保つことで、寒さや飢え、天敵に捕食されることなどさまざまな脅威から身を守ることに役立ってきた。
　(h)養育行動は、愛着関係にある相手を守る、という補完的な機能を果たしている。通常は親が子に対してとる行動だが、病者や高齢者に対して行われることもある。
　(i)従来の精神分析理論では、大人の愛着行動は病的な現象、あるいは未熟な行動への退行と解釈されているが、それは妥当ではない。
　(j)精神障害は、古典的な精神分析理論が考えるように、発達早期のある段階に固着・退行した結果として生じるのではなく、発達過程の逸脱によって発症すると考える。
　(k)発達過程が逸脱すると、どの年齢でも愛着行動は障害される。過剰に愛着行動が引き出されるパターン（不安定型愛着スタイル）が最も一般的だが、愛着行動が不活化される場合もある。
　(l)思春期までの愛着対象との交流体験がもととなって、愛着行動は発達し、パターンが形成される。
　(m)愛着行動のパターンによって、情緒的な絆のパターンも変わっていく。

する個々の記録の集合体なのではない。そして、患者の対人関係のパターンを反復させてしまう知識の体系を意識化することは不可能である。心理療法は患者の愛着システムを活性化するため、患者たちが自身の行動や振る舞いについて振り返ることができるよい機会となる。そしてまた、愛着が具体的にどのような効果を発揮するのか、直感的に理解していたことを、治療の場で具体的に経験し、目にすることも可能となる（たとえば、私がこう振る舞ったら何が起こる？ 私は次にどういう心構えでいればよい？ など）。多くの人々の行動は、傍から見ると往々にして不可解かもしれないが、それらの行動は彼らの潜在記憶が命ずるままに生み出されたルールに則っているだけの、当然の帰結なのである。

　アダムは「前のセラピストにもう治療はできないと宣告されてしまい、新しい人を誰か探さないとならないので」と言い、初診の予約を取るために電話をしてきた。初回面接で、この35歳の投資銀行に勤めている会社員は、クラックコカインの乱用が止まらずに何度も再発を繰り返し、何度も治療に失敗してきた経緯について語り始めた。アイビー・リーグの一流大学でMBAを取得した優秀な投資マネージャーであるアダムは、これまで週末にコカインを連続使用してしまったとしても、業績には影響しないよう、何とか制御することができていた。しかし最近アダムは上司から、欠勤や判断のミスが増えている、と懸念を伝えられるまでになっていた。前のセラピストから治療を断られた理由を聞かれると、アダムはこう答えた。「前のセラピストは、コカインが止まらないならアディクションの治療プログラムに参加するか、リハビリ施設に入寮するしかない、そうでなければもう面接は続けられない、と言ったんです」
　セラピストは「そのことについてどう思いますか？」と尋ねた。
　「まあ、もう慣れっこですよ」とアダムは肩をすくめ、顔をしかめた。「これが僕の問題なんです。遅かれ早かれ、結局はみんな僕を見捨てるんですよ」
　そのセッションが終了する頃には、セラピストは、アダムが生まれた時から今までの人生の間、ずっと繰り返し見捨てられ続けていることに気づいていた。彼は出生時に養子に出されたため、生みの親を知らなかった。この件について最初に尋ねた時、アダムは無関心な態度でこう答えていた。「そんなこと、考えたことなかったですよ。たいしたことだなんて思っていない

し。それよりも今のことが気になっているんです。なんで僕が関心をもっている人たちは、みんな僕に関心をもってくれないんでしょうね?」

続けてアダムはセラピストだけでなく、それ以外の人との間でも、関係性が次々と失敗に終わってきたことを語り始めた。彼はこの3年間に4人の異なるセラピストの治療を受け、自助グループでもスポンサーとなる人が現在で5人目であることを打ち明けた。薬物を使うと行動がまとまらなくなるため、いつも誰かに捨てられるか、彼のほうが相手を捨てるか、というやっかいなパターンが繰り返されていた。アダムは結婚しておらず、現在も養父母と一緒に暮らしていたが、彼の語るところによれば、養父母との関係は、極端な両価性と受動的な敵意に満ちていた。養母は彼にしがみつき、彼が実家を出て独立することには反対しながらも、「いつまで経っても、あの子はいい人と結婚して落ち着いてくれない」と周囲に愚痴をこぼしていた。彼は実家で暮らすことを嫌っていたが、同時に実家を出ることに恐怖を感じていた。「自分がアパートで一人暮らしするなんて、想像できないですよ。一人でいたら、断薬してしらふを保つなんて絶対無理ですね」。養母は、彼自身がまず薬物を使わずに一人暮らしができることを証明できるまで、彼が実家を出ることを「拒否」していた。アダムが10代の頃、初めて依存症専門病棟に入院した時の費用は養母が支払ってくれていたが、それはアダムがいまだに怒りを覚える出来事であった。「あいつらは自分たちで僕を助けることはせず、僕を見捨てて、赤の他人に引き渡したんですよ」

その後数ヵ月の間、アダムの対人関係はトラブル続きだった。定期的に12ステップのミーティングには出席していたものの、ナイトクラブに足しげく通い、出会い系サイトにも頻繁にアクセスしていた。彼が他者と結ぶ関係は気まぐれで、たいていは長続きしなかった。女性が彼に興味を示し始めた途端に、彼は相手に魅力を感じなくなるのだった。彼は「気持ちがちっとも盛り上がらないんだ」と説明していた。しかし、相手の女性が冷淡で、付き合えそうにないと感じると、逆に彼は彼女の注目を引こうと執着し、ひたすらその女性の愛情を追い求めるのだった。その頃、面接場面では、彼は延々と彼が執着している女性の発言内容について強迫的に語り続け、彼女の発言や行動が何を意味しているのか、必死になって解読しようとしていた。

私生活は不安定だったものの、彼はかろうじて4ヵ月の間、断薬を続けることができていた。やがてセラピストとの愛着関係が深まるにつれて、週末

に薬物乱用が再発する頻度が上がり始めた。再発の引き金となったのは、たいていは養母とやりとりをした後か、直前に知り合った女性からフラれた時であった。その後6ヵ月間の経過を見てみれば、アダムが新しいセラピストを試していたことは明白であった。彼は薬物乱用という悪さを続けることで、今度も見捨てられるかどうか試していたのである。彼の対人関係を支配してきたルールは、治療のセッションの中にも姿を現し、彼を操っていたのである。アダムが挑発的な行動をとっていたにもかかわらず、セラピストは変わらず一貫した態度を取り続けた。そしてそのことをアダムはありがたいことと感じ、会うたびにセラピストに感謝していた。

　治療がうまくいくためには、患者の神経系にプログラムされた潜在記憶を修正しなければならない。そのためには、まず患者が治療に対して情緒的な関わりをもたなければならない。そうでなければ過去の古い対人関係のパターンが治療の場に姿を現すことはなく、結果的にほとんど何も変わらないままになってしまう。セラピストがひたすらよい人として振る舞うだけだと、治療の場においてたいしたことは何も起こらず、治療の目標は何も達成されないだろう。よい人を演じているセラピストの努力は、患者に理解されることはない。なぜなら患者は古い対人関係のパターンに支配されており、よい人でしかないセラピストの場合、患者の情緒と波長が合うことはないからである。その結果、治療関係は弱いままで、セラピストと患者の間で感情が通じ合うこともほとんどないだろう。過去の対人関係のパターンの記憶は回避され、治療の場に姿を現すことはない。治療関係において過去の対人関係のルールが再現されることがなければ、セラピストにとって、それらのルールを変え、新しいものへと置き換えるチャンスもほとんどなくなってしまうのである。
　本物の、偽りのない愛着関係が確立されていれば、患者の行動と愛着スタイルに反応して、セラピストの側にも、患者の奏でる「旋律」に合った偽りのない感情が生み出されるはずである。セラピストのするべきことは、患者によって自らの心に引き起こされた情緒的反応を否認することでもなければ、患者の誘いに乗って過去の対人関係のパターンを繰り返すことでもない。むしろ、セラピストのなすべきこととは、自らの反応を変えることで、患者の側にこれまでとは異なる新しい結果をもたらすことなのだ。

潜在記憶

　患者が治療関係に愛着を感じるようになると、潜在記憶が発現してくるだけではない。潜在記憶の修正を可能とするような生物学的メカニズムも発現してくるのである。強力な治療関係が確立されると、患者はいずれセラピストとの関係を支配している新しいルールに気づき、ルールを抽出できるようになる。すると神経系の変容が始まるのである。心理生物学的観点からいうと、心理療法とは、生理機能と感情を安定させ、愛着パターンに関する情緒的な記憶を修正することを目指して、調節機能を発揮できるよう愛着関係を巧みに構築する行為なのである。

　なぜ数多くの感情や関係性に関する知識が無意識の領域にとどまるのか、という疑問に答えようとする試みは、フロイトの時代から心理学を悩ませてきた命題である。初期のフロイト派の理論は、能動的な検閲が働くことで、多くのものが意識的な気づきから抜け落ちてしまうと説明した。感情や対人関係にまつわる情報のやりとりは、しばしば葛藤を伴うものであり、情報の中には不快で意識化を禁じられたタブーも含まれている。だからこそ、情報は抑圧され、検閲によって意識の外に排除されなければならないのである。一方、潜在記憶と顕在記憶という概念を用いる理論モデルは、無意識と呼ばれるものはすべて、異なる種類の記憶が書き込まれている脳のシステムの基本的な性質によって説明できる、という立場をとっている。脳の構造特性上、感情に関する知識や、対人関係のパターンを支配するルールに関する記憶は、理解力や思考力（形式知）から切り離されている。この観点からすると、精神分析で語られる転移という現象は、対人関係がどのように動くのか（その関係から何を期待すべきなのか、次に何が起きるのか、など）という知識、つまりは対人関係を支配するルールに関する無意識の（潜在的な）知識が行動に形を変えて外部に出現してきたものと解釈される。

　これまでの研究成果によれば、情緒的な生活や対人関係に関する言語は、潜在的に学習され、人間が自覚している意識野の外に書き込まれている。ルーイスは、ある専門家の会議において、この学習過程をテーマにした一連の研究について言及している。ルーイスの解説によれば、ある研究では被験者に複数の人々の顔写真と物語を呈示した。実験では、顔の形の特徴が、物語の中で描写

されたその人物の情動の特徴と対応するように組み合わされていた。たとえば、物語においてその人物が描写されている好ましさの度合いと、顔の長さの度合いが相関する、といった具合である。それは任意かつ人工的な組み合わせではあるが、物語の結末に影響を与える可能性があるのだ。

　被験者たちに数多くの顔写真とその人物に対応した物語を呈示した後に、研究者たちはそれまでに被検者たちが見たことのない新しい顔写真を呈示し、被験者にその顔が好きか嫌いかについて評定するように教示した。被験者は、顔の長い人をより好ましいと評定した。驚くことに、被験者は第一回目の試行で経験したルールを引用し、第二回目の試行で呈示された一連の写真にもそのルールを適用して判断したのであった。続いて実験では、顔の長さとその人の好感度とに関係があると思うか、被験者に尋ねた。当然、被験者は皆「いや、それはバカげた考えだよ」と答えた。しかし、被験者が自らの知識を否認したまさにその時点で、彼らはそれが正しいことを証明することになってしまったわけである。つまり、知識を獲得する経路は複数あるために、人は実際に混乱する可能性がある、ということなのだ。ルーイスは「まるで、右手は左手のしていることを知らないみたいだ」とたとえている。さらにルーイスは、いったんルールが学習されると、それは永続的になり消去することが難しい、というエビデンスも挙げている。学習されたルールは人の知覚を歪曲してしまい、現実世界でいくら新しい体験を積み重ねても、ルールを捨て去ることは困難で、むしろ実際にはルールをよりいっそう確認することしかできなくなってしまうのである。

　人生の早い段階で働いている、と愛着理論が述べている記憶のタイプの妥当性については、さまざまな研究でも確認されている（Schacter, 1989; Squire et al., 1993）。それによれば、発達期の子どもにおいては年齢を重ねるほど顕在記憶が増加するという（Pinker, 1997）。3歳以前の子どもについては、明らかな顕在記憶の存在はあまり実証されていない。どの研究でも、人間は2〜3歳以前には自伝的記憶をもたないことが明らかにされている（たとえばLewis et al., 2000）。2歳半以前のほとんどの子どもでは、顕在記憶は基本的に作動していない。ところが潜在記憶にはその法則は該当せず、潜在記憶の能力水準は、検査可能になる最早期の時点からほぼ同じであるということが、研究によって実証されている（DeCasper & Fifer, 1980）。

　成人期には、人の名前、日付、または車の鍵をどこに置いてきたかを覚えて

おくことがだんだん難しくなることからもわかるように、顕在記憶は年齢とともに減少していく。しかし、潜在記憶（例：靴ひもの結び方や自転車の乗り方など）の低下についてはほとんど明らかになっていない。潜在記憶は発達早期の愛着体験の時期に作動している可能性が高いため、対人関係についてのルールは忘れたりなかったことにしたりすることが難しい。それらの記憶は潜在的で、（1歳の時に何が起きたか、というような）特定の出来事と関連するわけではないので、顕在記憶によって左右されることもない。対人関係に関する潜在的ルールとは、さまざまな愛着体験から抽出された一般的概念なのであり、人との関係はどのように動き、作用するものなのか、潜在的な知識が本人に与えられる。したがって潜在記憶が作動する時、それは知覚や行動に対して反射的な形で影響を及ぼしているのである。行動が反射的ということは、人々にとって、自分が行っていることについて意識的な知識や気づきを得ることが不可能である、ということである。成人後は、人生早期の愛着体験の中で曝露され、体験を通して抽出してきたルールに従って、愛着を行動に移し、人との関係を築いていく。もともと愛着スタイルが常軌を逸している人の場合、その人にとって、常軌を逸したルールや一般化を経験から抽出するしかない。他方、そのようなルールに関する知識は潜在的であり、人は自分が何をしているのか意識することなく、そのルールを適用することになる。人々はそのようなルールを常に持ち歩き、たとえ非適応的であったとしても対人関係のパターンを永遠に繰り返すしかない。人は、自らの行動の本質や理由について洞察する力が限られているため、愛着スタイルを修正することが難しいのだ。

　潜在的知識に関する以下の事実は、治療においても重要な意味をもつ。

　人間は、気づきがないまま知識を獲得している。
・この種の知識においては、たとえ複雑なルールであろうと、人は個々の与えられた状況が示唆しているルールを引き出す。
・人は自分の知識を、行動を通して実証することはできるが、それを記述し、理解することはできず、多くの場合、自分がそのような知識をもっていることや、そもそもそのような知識を学習したという気づきさえ得られないものである。
・このようなタイプの記憶を変更したり修正したりする場合、説明よりも、直接的な体験のほうが影響力は大きい。さらに、説明は時には混乱を招

き、状況をよくするどころか悪化させることもある。
・潜在的な知識は、その後の知覚を歪めてしまうことがあり、いったん獲得するとその知識はいつまでも心の中にとどまり、その知識を強める方向に作用する。そして本人はその知識をもっていること自体に気づかない。
・人々は意識の範囲外で潜在的なバイアス（偏見）を獲得することがある。本人は何を獲得したのか説明することはできないが、行動によって、そのバイアスが何であるか、明らかになることがある。
・対人関係において、潜在的な知識は、一般的に精神分析において転移と呼ばれる行動パターンによって示される。

効果的な心理療法の原則——ケンドールの法則

生物学と心理学の間に存在すると考えられてきた誤った区別は、今や徐々になくなりつつある。近年の研究により、従来言われてきたことの多くが訂正を余儀なくされている。特に以下の６つの要因が最近の科学的研究によって実証されている。

1. 愛着は遺伝子の発現を変えることができる。
2. 愛着と心理療法は、脳内伝達物質の化学を変えることができる。
3. 学習に基づいた体験は、神経細胞同士の接続を変えることができる。
4. 脳内の情報伝達効率の増強は賦活化（環境刺激）を必要としている。環境からの刺激は脳内のさまざまな作用の強度と自律的なパターンを変化させる。
5. シナプス［訳注２］の強さは経験に左右される現象である。
6. 会話によって意味を伝え合ったり、相手の話に注意を向けたり、あるいは愛着関係を結ぶことは脳内の生化学を変化させ、結果としてシナプスでの伝達や、シナプス結合の強度、あるいはシナプスの数の変化につながる。

愛着の視点から検討することは、心理療法をどのように臨床に適応していく

［訳注２］神経活動に関連する細胞同士の接合部位。

か、という点で特別な意義をもっている。以下の10のルールは、効果的な心理療法を提供するために、愛着理論に基づいたガイドラインを整理し、提示する試みである。

 1．**心理療法により脳の構造が変化する**。行動や人間の生活が変化するということは、神経生理学上の変化も伴っているということである。
 2．**どれほどよい心理療法であっても限界はある**。特に、人生のごく早期に生じた障害など、生理学的なレベルで脳の構造がすでに固定してしまっている場合、治療によって変えられないこともある。しかし、（たとえば統合失調症など）いくつかの障害は、薬物療法によって軽減しうるし、それによって限界を抱えながらも、できる限りの生活上の機能を果たすことは可能となる。
 トラウマやネグレクト、身体的な傷害や貧困のレベルがきわめて重篤で、かつ発達上の非常に早期にそれが発生した場合、愛着関係がどれほど強力なものであったとしても、必ずしもその人の障害された神経生理学的構造を修正できるとは限らない。クレマー（Kraemer, 1985）の研究における孤立させたサルも、「セラピスト」役の仲間サルが側にいる時には正常に機能しているように見えるが、情緒を調整する役割の愛着人物（仲間のセラピストサル）が取り除かれると、孤立したサルの精神状態はすぐに悪化してしまう。脳が待ち望んでいたにもかかわらず、愛着体験が与えられなかったことにより、脳の構造は永久に変わってしまったのである。後から矯正することがもはや不可能な脳の変化もある。本来曝露されなければならない体験が欠落していると、神経系の機能を維持し、稼働させ続けるには、永遠に誰かの助けが必要になってしまうのである。重度のトラウマのサバイバーたちは、外部からの情緒的な調整機能の提供を常にふんだんに必要としている。人によっては、AAがアルコール症者に提供するような、長期にわたる治療的な支持的環境が常に必要となることもあるだろう。
 3．**心理療法は知的な言葉のやりとりではない**。うわべだけの日常会話だけでは、よい心理療法は成立しない。セラピストと患者は、ただ意見を交換しているわけではなく、また、仮説に基づくいろいろな考え方について気軽な会話を楽しんでいるのでもない。セラピストと患者は、相互調整機能をもつ愛着関係を結んでいるのである。愛着関係は生物学的変化をもたらす強い力であり、何百万年もの間、存在してきたものである。人間は社会的動物であり、治療と

は、根本的に強い影響力がそこから生み出されるところの社会システムそのものなのである。効果的な治療を提供できるセラピストは、その影響力の本質を理解しており、それを最も効率的に活用する道筋を知っているものである。

4．**説明でも考え方でもなく、体験こそが変化を生み出す**。したがって、愛着モデルは、内省よりも体験を、顕在的学習よりも潜在的学習を重視している。セラピストがいくら説明しても、本人がどれほど自己啓発本を読んでも、ほとんど行動が変化しない理由はここにある。治療の場において時間をかけて経験したことは、変化を生み出す力を発揮する。洞察は、変化へと人を駆り立てる力をほとんどもっていない。実際のところ、洞察というのは変化の結果として生じるものなのだ。

5．**セラピストの情緒的な中立性は有効ではなく、愛着理論は、セラピストが中立性を懸命に保とうと努力することを推奨していない**。心理療法とは情緒的なやりとりに基づく愛着関係であるため、情緒的に中立なままでいるということは、他者とまったく関係性をもたないことに等しい。情緒的中立性を実現しようとすると、セラピストが患者に変化を生み出すために本来自由に使えるはずの、主要な心理的メカニズムが使えなくなってしまうのである。

6．**最悪のセラピストというのは、自身の感情をまったく把握していないか、もしくは、自身の感情が行動を支配してしまうほど感情に縛りつけられている人のことである**。愛着理論が求めているのは、セラピストとの関係性の中で、患者の情緒的生活が再創造されることである。このような立場から見れば、セラピストからも偽りのない情緒的な応答が積極的に喚起されることが必要であり、そしてその応答は患者が示すパターンと合致し、調和するものでなければならない。患者の情緒的な信号に対応して、いつどのように反応するかを知ることは、愛着理論に基づく心理療法にとって不可欠な側面である。情動調律と、自然と患者に一致するような偽りのない情緒的な反応こそが、どのような種類の心理療法であれ、それが成功するためにはきわめて重要な要素なのである。

7．**感情体験は演技によって作り出すことはできない**。感情は進化の過程で系統発生的に生み出されたものであり、太古の昔から存在している。感情を読み取ったり表現したりする力は、何百万年もの進化によって磨かれた、先天的なものである。ゆえに、演技によって作り出された感情や、偽の情緒的な状態など、セラピスト側にごまかしがあることは、それがいかに善意から行われた

ことであろうとも、役に立たないどころか有害でさえある。患者側には感情を正しく読み取る能力が生得的に備わっており、それはセラピストが患者を欺く能力をはるかに上回る。患者が対人関係に関する古いルールに内在している欺瞞に支配され、偽りの関係性の中にいる限り、いくら望んだとしても、実際に変化が生まれることはないであろう。それどころか、古いルールはますます強化されてしまうであろう。

8．**ただよい人であるだけでは治療はうまくいかない**。治療関係は嘘偽りのない関係性でなければならない。強い愛着の絆を、患者を完全に満足させることと混同してはならない。幼児の研究で実証されているように、自分の子どもにしがみつき、子どもとの関係に過度にとらわれている母親は、発達期の子どもの脳に必要な最適な愛着関係を与えることができない。子どもを最も長い時間抱えていたり、より頻繁に子どもを腕の中に抱きかかえてあげたりする母親が、最善の母親なのではない。最善の母親は、子どもが抱っこしてほしい時に抱っこしてあげ、その子が降ろしてほしい時には降ろすことができる、というように、子どもとの情動調律がとれている母親のことである。子どもが空腹の時には、母親は子どもに食事を与える。そして子どもが疲れたら、母親はそれを感じ取って、ベッドに寝かせて眠れるようになだめてあげるのである。

9．**治療的アプローチにおいてセラピストや専門医を次々と交代させることは、安定した愛着の構築を阻害する**。薬物療法も心理療法も、特に愛着関係に当てはめて考えてみれば、治療における特異性の大切さを見失っている。治療関係にあるメンバーは、簡単に取り替えることができない。心理療法における特異性とは、二者関係であれ、グループであれ、心理療法において作り出される特異的な雰囲気のことを指している。心理療法は、他の愛着関係と基本的に同じ性質をもっている。つまり、人が人を説得し、変えていく力は、その関係性における特異的な人と人の組み合わせと密接な関係があるのだ。アヒルがコンラート・ローレンツ［訳注3］に一度刷り込まれてしまうと、もはや他の研究者にはどうやってもついていかないのである。効果的な心理療法は、交換可能なものではない。患者は愛着人物との関係性がもたらす特異的な文脈の中で、より健康になっていく。心理療法の成果は、一般的にそれが誰によってなされるかにかかっているのである。

［訳注3］1903-1989年。刷り込み現象を発見したオーストリアの動物行動学者。第3章61頁参照。

10. **効果的な心理療法は間主観的であり、相互調整的な関係である。**効果的な心理療法は、一方通行の単線道路ではない。患者に変化をもたらすことが治療の目的ではあるが、セラピスト自身も影響を受けてしまうことは免れない。このことは、患者がセラピストを慎重に選ぶ必要があることを示唆する一方で、セラピストもまた、患者を賢明に選ぶ必要があるということを意味している。

アディクション治療と愛着

　効果的な心理療法に関するルールは、アディクションの効果的な治療にも重要な意義をもっている。回復中のアディクトやアルコール症者向けに、このような心理療法のルールを、どのように適用し、修正していくかについては、この後の2つの章で説明する。まず症例を呈示し、特に治療が困難で不安定な患者の場合、愛着の絆と偽りのない関係性を心理療法の経過を通じて保つことが、いかに治療の成功に重大な影響を及ぼすかを説明したい。

　　アリソンは夫に連れられて治療を受けにきた。夫は不機嫌で怒っており、「妻のアルコール依存症を治療すること」を要求した。夫がアリソンの「だらしなく、不愉快な」行動を手厳しく非難している間、彼女は床をぼんやりと見つめながら黙って座っていた。髪の毛は乱れ、ノーメイクだったものの、それでも彼女は魅力的な30代半ばの女性であった。夫が高価な仕立てのよいスーツで完璧な身なりをしていたのと対照的に、アリソンの着ていたドレスはどちらかというと古くてみすぼらしかった。彼女は怯え、弱々しく、明らかに居心地が悪そうだったが、それでも何とか素朴な優しさを目に湛えることはかろうじてできていた。一方で、夫の顔は果てしない冷笑を浮かべたままであった。
　　夫がアリソンの飲酒に対する自らの嫌悪感について語るのを15分ほど聞いた後、セラピストは、まだ一言もしゃべっていないアリソンに対して、彼女がアルコール依存症であると言う夫の見立てに賛成するか否か尋ねた。
　　アリソンはセラピストの顔を見上げ、こうささやいた。「たぶん、そうなんだと思います」
　　「たぶんだって？　ふざけるな！」夫は叫んだ。「俺はアルコール依存症の父親のもとで育ってきたんだ。そして今度はアルコール依存症の妻と一緒に

暮らさないといけないんだとしたら、やってられないぜ！」そしてアリソンの顔面に向けて指を突きつけ、にらみつけながらこう言った。「治療を受けないなら、おまえとは離婚だ。そしてそうなったら、子どもにはもう二度と会わせないということだぞ」

セッション終了前に、セラピストは選択肢を提示した。「構造化された外来治療プログラムか、入院治療プログラムに参加することができますし、あるいはここの私の外来で治療することを検討することも可能です。もし3つ目の選択肢を選ぶ場合は、定期的にAAミーティングにも通っていただくことになります」

アリソンはセラピストのほうを少し見た後に、夫のほうに向き直って、「どう思う？」と尋ねた。

夫はアリソンの質問を無視し、セラピストのほうを向いてこう尋ねた。「もし妻が構造化された治療プログラムを受ける場合、私が仕事している間、誰が子どもたちの面倒を見るんですか？」そして答えを待たずに首を振った。「3つ目の選択肢はどうですか。あなたは妻をここで診られますか？」

「もちろんです」とセラピストは答えた。「私はよくそれを最初の選択肢として提示するんですよ。一番大変でなく、一番費用もかからない治療からまず始めて、うまくいくかどうか見てみることが望ましい場合もありますからね。再発してしまい、治療がうまくいかない場合は、より構造化された治療法を試すことも可能なのですから」

「よし、ではそれをやってみようじゃないですか」と、夫はセラピストに歪んだ笑顔を向けた。「費用のことは心配しないで結構です。たいした問題じゃないから。それよりも、うちには家事を切り盛りしてくれる人が必要なんだ。私は、妻や子どもたちのことだけじゃなくて、とにかく他にもあまりにたくさんのことに責任を負っている身なんでね」。彼は妻のほうを向いてこう言った。「おまえはここに週2回治療を受けに通って、あとは俺の仕事に差し支えない日に通えるようなAAミーティングをいくつか見つけるんだ」

アリソンが予約どおりに2回目の診察に来た時には、まったく違う表情と態度に変わっていた。初診の時よりもずっと積極的で、よくしゃべるようになっていた。その後数週間の診察で、彼女は、自分の生活のあらゆる場面に対して支配的な男性との、心理的、身体的、そして性的虐待と言ってもよい

ほど悲惨な関係性について、少しずつ語り始めるようになった。しかし断酒できるようになり、自分自身に自信ももてるようになると、「決して愛してなどいなかった」相手との結婚生活を続けられない、ということが痛いほど明らかになってきたのだった。そして離婚が話題にのぼるたびに、アリソンは夫と別れるという考えに対してしばしばパニック状態に陥った。

　セラピストは彼女に対し、自分の恐怖感と向き合えるくらい十分に心が強くなるまでは、いかなる行動も決断するべきではないと助言し、その代わり引き続き断酒に焦点を当て続けることを勧めた。アルコール症的な酒の飲み方を続けている限り、夫のコントロールと支配を受け続けることになる、とセラピストは彼女に説明した。

　アリソンはその後1年間治療を続けたが、治療経過は思わしくなく、治療が行きづまる時期もないわけではなかった。セラピストは彼女の治療を続ける中で、特有の失敗パターンがあることに気づいた。彼女は毎回3〜4ヵ月ごとに再飲酒していたのだった。そして再飲酒はいつも同じパターンを繰り返していた。しらふでいられる日々が増えて自分自身に自信がついてくると、彼女は夫に対する反発心を声に出して主張するようになった。すると夫は、彼女が見せた新しい強さに脅威を感じて、さらに威圧的な態度をとり、虐待的な行動が目立つようになるのだった。そしてその後は彼女の再飲酒が続く、というパターンだった。数ヵ月後、夫は、妻が断酒すればするほど自分のコントロール下に置けなくなることに気づき、治療が彼女の役に立っていないと不平を言っては、治療を中断させようとあれこれ画策するようになった。

　アリソンは自分の治療をコントロールしようとする夫のもくろみに抵抗した。そしてセラピストに対して、今回治療を受けていて人生で初めて、自分にも味方がいると感じられるようなった、と語っていた。その後14ヵ月の間に、連続して7回以上の再飲酒があったにもかかわらず、セラピストは当初の治療計画を変えず、断固として維持し続けた。そしてセラピストは再発のたびに、アリソンがその理由を注意深く分析するよう助言を繰り返した。そして再発は、回復を軌道に乗せるために、彼女に何が足りないのかを学ぶよい機会なのだ、と彼は強調するのだった。アリソンとセラピストは、再発を誘発する要因について、毎回順を追ってパターンを入念に調べ続けた。そして最終的に、7回目の再発の後、説明がついたのだった。

「やっと再飲酒に陥る意味がわかった気がします」。アリソンは語り始めた。「夫は、生活のあらゆる面で私をコントロールしようとしているのです。夫が私に望むのは、断酒だということはわかっています。私は時々彼に対してものすごく腹が立つと、私が夫に対してできるたった一つの方法で反撃するんです。それが、夫が最も望むこと、つまり私が断酒をする、ということを夫から奪う、という方法なのです」

その後6ヵ月の経過で、アリソンは警察を呼ぶことで夫からの暴力の脅しを止めることができるようになった。夫は町で有名な弁護士だったので、地元の司法関係者に知られる恐れが出てくると、夫はそれ以上身体的暴力に訴えることはしなくなっていった。そしてついに、アリソンは夫ときっぱり縁を切ることにした。そうしないと、断酒と回復ができないとわかったからである。長く不快な法廷闘争が続いたが、断酒を続けて強まった自尊心を新たな武器にして、最後にアリソンは裁判に勝つことができたのだった。

第6章

治療初期——愛着能力を生み出す

　　　　どうせ最悪な状況なんだ。何杯か飲んだからって、これ以上悪くなるはずがない。
　　　　　　　　　　　　　　　　　　　　　　　　　　　　Alcoholics Anonymous

　　　　　　　　　　アディクション治療の成否は用量依存性である。
　　　物質乱用者がより多くの治療を受ければ受けるほど、治療成果はそれだけよくなる。
　　　　　　　　　　　　　　　　　　　　　　　　Alan Leshner（1997b, p.212）

　アディクション治療関係者の間ではよく知られている定説だが、アルコールや薬物のアディクトたちは、現在使っている乱用物質が与えてくれる快感や多幸感よりも、乱用物質を使い続けることにより体験する苦痛と不快感が上回るようになるまで、物質を使い続けることをやめようとはしないものである。逆に言えば、アルコール症者が断酒後に体験する新しい生活が、それまで飲酒がすべての中心だった過去の生活より、何かしらより多くのメリットをもたらすことがなければ、長期的な回復の可能性は著しく低下してしまうであろう。ここから回復に関する重要な原則を導き出すことができる。つまり、アルコールや薬物のアディクトたちは、物質乱用から得られるものより、物質を乱用しない生活からより多くの快を得ることがなければ、断酒断薬を継続することはできないのである。愛着理論の観点から見ると、アディクションは過去に満足な愛着関係を体験していない人が、その欠損を埋め合わせようとする衝動に導かれて繰り返す強迫的行動である。したがって、対人関係において満足のいく愛着を体験する能力を獲得するまでは、長期的回復は不可能なのである。

　そのため、アディクション治療の初期においては、快と不快の非常に微妙なバランスを絶えずモニタリングすることが重要な課題となる。ほとんどのアルコールと薬物のアディクトたちは、すぐに満足を得ることができない状態を耐えることが著しく苦手であり、たいていの場合、そもそも得られるかどうかさ

え不確定で、しかもそれが遠い未来にしかない満足の供給源より、薬物やアルコールなどといった瞬時に満足をもたらしてくれる目の前のものを選びがちである。このような本能的な反応や、習慣化してしまった独特の行動パターンを変えていくには、そもそも彼らが選択しがちな解決方法自体に問題がある、という大前提を受け入れてもらわなければならない。

　薬物やアルコールに戻ってしまわないことが彼らアディクトたちの利益になるのだ、ということを理解してもらうことは、きわめて困難な仕事である。論理や理性に訴えて説得しても成功は難しい。理性や論理の限界については、ドイツの哲学者ショーペンハウエルが雄弁に語ってくれている。「論理というものはかくも役に立たないものである。論理で誰かを説得できた人などいない。論理学者でさえ、論理を用いるのは収入を得るためだけである。ある人を説得したいのならば、君は相手の利益、欲望、意志に働きかけなければならない」（Durant, 1926）。ショーペンハウエルより200年前、スピノザもこの問題に気づいていた。彼は、人に変化をもたらすためには、ある強力な感情を別の感情に置き換えることが重要であると指摘している。情熱は常に理性に勝つことをスピノザは知っていたのである。「少しでも破滅的でない行動へと、理性の力を借りて情熱を導いていかなければ、私たちは永遠に『人間という軛（くびき）』にとどまり続けることになるであろう。ある感情は、正反対の、あるいはより強烈な別の感情によらなければ、押しとどめることも除去することもできないのである」（Durant, 1926）

治療初期に目指すべきこと

　アルコールや薬物のアディクトたちの断酒断薬を維持させることと、治療初期にアルコールや薬物をやめさせることとは、それぞれまったく異なる治療戦略を必要とする。アルコールや薬物のアディクトたちが断酒あるいは断薬し続けるためには、彼らに物質乱用をやめることによい面があることに気づいてもらい、その可能性を受け入れ、実際に体験してもらう必要がある。アディクトたちに対して、単なる理屈で断酒断薬の利点をいくら説明しても無駄である。彼らがある程度長期間、断酒断薬を維持し、その利点を直接自分で体験できるようになるまでの間、彼らを支えてくれる何か乱用物質以外のものが必要なのである。彼らを支えてくれる何か他のものの候補として挙げられるものが、強

固な愛着関係によってもたらされる情動調節力である。
　しかし、本能的で、強力に条件づけられてしまっているアディクションの力を打破するには、通常は一人のセラピストとの間に作られる治療同盟の情動調節力だけでは不十分である。AAや他の12ステップに基づくプログラムは、単にアルコールや薬物のアディクトたちに断酒断薬の意義を訴えかける以上の、強力な惹きつける力をもっている。AAに参加すれば、回復を実現するために価値観や行動パターン、そして友人関係など、アディクションと結びついた生活全般を手放さなければならないことを、アディクトたちに教えてくれるであろう。新たに12ステップのプログラムを受けにやってきたアディクトたちに、AAメンバーたちはこう語りかける。「滑りたくなければ、滑りやすいところには行くな」「本気で回復したいなら、遊び相手も遊び場も変えなければいけない」。断酒断薬を維持するためには、アルコールと薬物のアディクトたちは、かつてアルコールや薬物の使用がもたらしてくれていた情動調節力を放棄し、代わりに新しい愛着対象として、AAのプログラムで得られる仲間たちとの結びつきに置き換えなければならないのだ。

アディクション治療は介入の時期とタイミングが重要

　治療初期の目標と、治療後期の課題との違いは、断酒断薬に対する立ち位置にある。アルコール症の治療とは、基本的には断酒をめぐる二段階に分かれた治療的介入のプロセスに過ぎない。つまり、治療初期においては、とにかくアディクトが物質を乱用することをやめさせることが目標である。治療後期になると、乱用が再発することを防ぐことが援助者の役割となる。まだ断酒断薬の生活を始めたばかりのアディクトたちと関わる場合、彼らが置かれている独特の状況に合った助言や介入が必要である。AAの「考えすぎるな、物事は単純に考えろ」という標語はその一例である。
　アディクションの専門家たちは長年、治療の初期と後期とで介入方法は変えるべきだと主張してきた（Brown, S., 1985; Flores, 1982; Wallace, 1978）。アディクション治療が成功するためには、治療が初期から後期へと移行することに応じて、介入もそれに合ったものへと交替しなければならない。アディクション治療を成功させるための重要な逆説的真理がここにある。治療初期において必要とされる介入を行い、それでうまくいっていたとしても、同じ介入方法のまま

治療後期になっても何も変えずにいると、断酒断薬の維持に役立つどころか、かえって再使用を誘発することにもなりかねないのだ。

　成人してから、ボブは習慣的に晩酌していたが、特に生活上何も問題を感じることはなかった。ところが40歳の誕生日を迎えた頃から飲酒量が増え始め、泥酔後に記憶を失い、仕事にも支障が出るようになった。家族が心配して治療を受けるよう彼を説得したため、ボブは渋々カウンセリングを受けながら飲酒量を何とか減らそうと試みてみた。しかし2年が経っても、事態は悪化する一方であった。その間、彼は3回セラピストを変えてみたが、いつも何回かカウンセリングを受けては「やつらはどうもいけすかない。俺のご機嫌をとってるだけじゃないか」と不満を漏らし、以降通わなくなるパターンを繰り返していた。やがて彼は解雇され、妻も離婚を口にし始めた。仕方なくボブはグループ療法を試してみることに同意したが、すぐに「俺はあいつらとは違うよ。あいつらは傷の舐め合いをやってるだけだ」と文句をつけてセッションに参加しなくなってしまった。その後、ずるずると連続飲酒状態に陥ったボブの心身はボロボロになり、もう一度治療を受けることに彼もすぐさま同意した。最初の面接と、1回目のグループ療法の場面で、ボブは劇的な変化を見せた。「自分が抱えている問題について他人に助けてもらうこと」を進んで受け入れるようになったのである。「やせ我慢はもうしないことにした。俺がみんなと同じだって認める。俺は誰の助けもいらないって突っ張ってたけど、もうやめるよ」と彼はグループの中で打ち明けた。その後6週間にわたって彼はグループに積極的に参加するようになり、規定のセッションを終えた後も、治療から離れることはなく、AAのミーティングにも通い続けた。

　ジョン・ウォレス（Wallace, 1978）は、アルコール症治療における時期とタイミングの重要性を指摘した最初の臨床家の一人である。今日、細かいところで多少の違いはあるものの、ほとんどのアディクション治療の専門家たち（Kaufman & Reoux, 1988; Washton, 1992）が治療を3つの段階、すなわち(1)解毒期、(2)断酒断薬が一定期間続く回復初期、(3)回復が進んだ後期に分けて、それぞれに適合した介入を行うことを推奨している。この3段階を愛着理論に当てはめてみると、以下のような3つの治療段階が考えられるであろう。

1. 物質乱用とは自分に欠けているものを埋め合わせようとする行為であり、結果的にもともと愛着関係や親密さをもつ能力が乏しい状態をより悪化させることになる。したがってまず断酒断薬を達成し、アディクションの対象から離れなければ、複数の人々と愛着関係を結んだり、治療同盟を確立したりすることなど不可能である。
2. 治療の初期段階における介入は、何よりもまず患者本人に満足感を与え、支援を与え、一定の枠組みの中での安心と安定を与えることを最優先にするべきである。なぜなら、それらの条件を満たす介入が、最も愛着関係を生み出す可能性が高いからである。
3. 断酒断薬が達成され、回復過程そのものに対して愛着関係が形成されたならば、最後に患者本人のパーソナリティや性格傾向の病理に対する介入が必要となる。この治療段階において重要な点は、心の中で生じた葛藤を患者が自己破壊的ではない建設的な方法で解消する能力を育むことである。同時に、成熟した対人関係や、健康的な相互依存関係、親密さなどといった心の機微に、徐々に慣れ親しんでもらう必要がある。

治療初期に問題となりやすいこと

　アディクトではない人の場合には非常に有効な関わり方であっても、アディクトの場合、まったく正反対の結果をもたらすことも稀ではない。多くのアルコールや薬物のアディクトたちは、乱用物質に対する愛着関係を何とか維持しようとして、かなり込み入った心理的防衛メカニズムをもっているものである。アディクション以外の患者の場合、通常は自分の自由意志で治療を求め、自らの症状に対して積極的に援助を求めるものであるが、ほとんどのアディクトたちは何らかの圧力や強制力で治療にやってくるものであり、セラピストに対して、そもそも治療の必要性を指摘されること自体がとんでもない大間違いであると、何とか説得しようとする。彼らは、たとえば自分の妻や上司がいつも些細なことで責め立ててくるなどといった「本当の問題」にセラピストが気づいてくれるよう、手を変え品を変え誘導しようとする。そのような「問題」こそが彼らの過剰な物質乱用の根本原因なのだと、アディクトたちの心の中では本気で定式化されていることもある。そして彼らはどこかで、根本原因さえ解決されれば、酒や薬物ともう一度上手に付き合えるようになる、と密かに期

待しているものである。彼らにとってアルコールや薬物こそが、人生において唯一自分に喜びを与えてくれるものなのだから、そのような乱用物質との愛着関係はどのような犠牲を払ってでも守らなければならないのである。

　アディクション治療にはさまざまな考え方があるが、初期段階の場合、断酒断薬と再乱用防止を目指し、外的刺激に対する条件反応として生じる欲求に対抗する方法を学ぶ、という点ではどれも同じと言ってよい（Brown, 1985; Brown & Yalom, 1977; Flores, 1997; Kemker et al., 1993; Khantzian et al., 1990; Matano & Yalom, 1991; Vannicelli, 1992; Flores & Mahon, 1993）。回復初期のアディクトは再発しやすく、治療技法はこの外的刺激に対する弱さを考慮に入れたものでなければならない。さらに、アディクトがその診断を受け入れられるように支援し、回復を目指す生き方に慣れていけるよう配慮しつつ、その間、治療からアルコールや薬物のアディクトたちが離れないように、十分に感情面でも彼らに受容感を供給し続ける必要がある（Kemker et al., 1993, p.286）。

　診断を受け入れ、AAの文化に慣れ親しむことの重要性は、アディクションを専門としていない臨床家や、研究だけに興味がある関係者たちはしばしば見落としがちである。アディクションという病と闘っている当事者たちにとっては、この問題は決して見落としてよいレベルのものではない。生きるか死ぬかのレベルのものなのだ。たとえばウォレス（Wallace, 1984）は、アルコールや薬物のアディクトたちの回復過程において、AAが必要不可欠な理論的根拠を提供してくれていると指摘している。実際、アルコールや薬物のアディクトたちはAAという眼鏡を通して現実を見ることが必要であるとさえ、彼は言い切っている。「研究者たちインテリ層は、冷めた目で、中立的立場から言葉や概念を操っているが、そんな余裕などアルコール症者たちにはあるわけがない」（Wallace, 1974, p.7）。断酒断薬を続けていくためには、自分たちには安定的で簡単に崩れ去ることのない信念体系が必要だとアディクトたちは直感的に理解している。そうウォレスは強調する。彼は、研究者たちが提示する現実もまた、AA同様、一つの偏った見方に過ぎず、彼らの言うエビデンスを理解し、信憑性を見分けることの難しさをこう指摘している。

　科学は客観的であるという美辞麗句の裏には、お世辞にも正確とは言いがたい心理検査があり、不適切な調査対象の選別手順、測定方法、分析のための変数選択があり、著しく逸脱した統計学的解釈やデータ収集、記録と分析

の誤謬など、数え上げればきりがないほどの問題が巧妙に隠されている。だからこそ、最も質の高い最高の学術的研究と言われるものであっても、結局のところはある時代に真実と言われたことが別の時代には誤りと言われてしまう。あったものが消えてなくなったりする手品のようなものなのだ。混乱の海に溺れる詩人たちが必死に比喩という表現にしがみつこうとするように、しらふになったアルコール症者たちが科学ではなく AA という信念体系にしがみついたとしても、当然ではないか (p.7)。

アディクション治療の神髄は、ほとんどのアルコールや薬物のアディクトたちが積極的であれ消極的であれ必ず陥る強大な否認と抵抗を克服することにある。そしてその克服に当たっては、数多くの重要な倫理的、あるいは治療的な難問と直面することになる。だからと言って、アディクションのセラピストは怖じ気づいて引き下がり、古典的な精神分析家のように治療的中立性という安全地帯に逃げ込むことなどできない。なぜならアディクトたちの心身の状態は時々刻々と悪化していくものであり、治療に対する動機づけも乏しいことから、いつ彼らが脱落してしまうかわからないからである。アディクション以外のたいていの患者では行われているような、時間をかけて少しずつ展開させていく心理療法は、アディクション治療では許されない。アディクトたちを治療するためには、セラピストは通常の心理療法の考え方をいったん完全に捨て去り、新たな技法を習得しなければならない。

アルコールや薬物のアディクトたちと関わっていくために、セラピストはそれまで心理療法において常識と思っていたこと、疑問にさえ思わなかったことを一度見つめ直す必要がある。セラピストなら誰でも、患者の代わりに自分が判断を下してしまわないことが重要であり、治療同盟はどんな場合でも犠牲にしてはならないことはわかっているはずである。ただし治療初期において、断酒断薬という選択をとるかとるまいか闘っているアルコールや薬物のアディクトたちと関わる際には、一度立ち止まってその常識を疑ってみる必要がある。ショア (Shore, 1981) が言うように、「飲酒が止まらず、いわば緩やかな自殺を続けているアルコール症者の姿を前にして、ただ頑なに支持的なだけであり続けるセラピストは、自らの立場がどのような倫理的影響を与えることになるか、一度考えてみたほうがよい」(p.13)。

ウォレスも、患者本人がアルコール症者であるという自覚をもつこと、つま

りは自らの行動を説明できる言語体系をもつように援助することの重要性を指摘している。その意味では、治療とはある種の「異教」の布教に近い行為とも言えるだろう。「新しい教え」は、アディクションという病によって患者の身に何が起きたのかを、ただ事実のままに解説することに価値を置いているわけではない。むしろ、その本当の価値とは以下の点にある。

1. その教えによって、未来への希望が生み出されるような形で過去を説明できるようになること
2. その教えによって、アルコールや薬物の患者たちが、自らの不安、後悔、そして混乱に対処できるようになること
3. その教えによって、断酒断薬し続け、12ステッププログラムに参加し続けるという特定の行動をとれるようになり、患者の望む方向へと生活を変えていくことができること

ウォレスの言うように、アルコールや薬物のアディクトたちは、断酒断薬を長年続けているうちに、すべての個人的・社会的なトラブルが必ずしも物質乱用だけによって引き起こされたわけではないことに気づき、理解できるようになるものである。

　とある小さな田舎町の警察署長と町長が、事前の連絡もなく突然地元の精神保健センターの所長を訪ねてきた。「ちょっと助けてほしいことがあるんだが」と彼らは所長に語り始めた。
　「悪いやつじゃないんだが、何かとトラブルの多い町民が一人いて、ちょっと困っているんだ」と彼らは続けた。問題の町民とは、32歳のアンディで、地元ではかつてスポーツで活躍した英雄だったが、同時に静かな田舎町に何かと困惑させる出来事を引き起こす張本人でもあった。アンディはその町に古くから住む家族の一員であり、15年前、地元の高校のアメリカンフットボールチームで先発クオーターバックとして活躍し、州大会で優勝をもたらした功績により、長く町民たちから尊敬され、愛されてきた。高校時代、彼は生徒会長やプロムキング［訳注1］にも選ばれ、地域の誰もがアン

［訳注1］卒業パーティで選出される人気No.1の男子。

ディを尊敬のまなざしで見ていた。それに加えて、彼は町随一の名士であるバプティスト教会の牧師の娘と結婚していた。高校卒業後、彼はスポーツ推薦で州立大学に進学したものの、大学ではトラブルを起こし続け、アメリカンフットボールチームを退部させられた挙げ句、最後は大学そのものも退学処分となった。地元に帰った彼は、かつての英雄として優遇され、数々の仕事を紹介されたものの、すべてはトラブルで終わり、仕事のチャンスをことごとく無駄にしてきた。最近、状況は悪化の一途をたどっており、町中で「喧嘩をふっかけては大暴れ」のパターンを繰り返していた。「アンディの頭のどこかがいかれちまったに違いない」と町長も警察署長も心配していたのである。

精神保健センターの所長は、「腕利きのセラピストにアンディを担当させましょう。予約を取ったらアンディは来てくれるでしょうか?」と尋ねた。

「ああ、もちろん来られるさ。ここ以外の場所に行くんだったら、俺はやつを留置所から釈放しないから」と警察署長は答えた。

翌日、アンディは予約どおりにやってきた。そして面接を始めて30分も経たないうちに、セラピストは、アンディが酒を飲んでいない時には絶対に逮捕されることもトラブルに巻き込まれることもしていない、ということに気づいた。彼の喧嘩騒ぎはすべて地元のバーで、金曜か土曜の夜に起きていたのだ。そして喧嘩以外の逮捕理由は、飲酒運転、治安紊乱、公衆の面前での異常酩酊などであった。大学時代のトラブルについて尋ねてみると、何度も寮の門限を破り、アメリカンフットボールチームの練習をさぼり、飲み会で騒ぎすぎたために、チームの監督から追放処分を食らった、と彼は認めた。セッションを終えようとする頃、セラピストはアンディに対して、アルコール依存症という診断がつくかもしれない、と根拠を挙げながら説明した。

「かもしれないね」とアンディは肩をすくめた。

セラピストは何ヵ所かAAミーティングに参加してみることを勧めた。

「別に行くだけなら、どうってことはないけどね」とアンディはすぐに同意した。

その後数週間で、アンディの行動は激変した。治療が始まって3ヵ月後、満面の笑みで警察署長と町長は精神保健センターの所長を昼食に誘い出し、「アンディの頭を正常に戻してくれた」と感謝の言葉を述べていた。

確かにアンディが回復したことは、その数週間後、彼自身の言葉から確認

することができた。セラピストに対して彼はAAを勧めてくれたことを感謝し、こう述べたのだった。「AAに行くまで、俺は単に頭がおかしくなったと思ってたんだ。どこか頭の中でやばいことが起きてるんじゃないかって、本当は心配で仕方なかった。だけど、俺が単なるアルコール症者で、おかしくなっていたことも実はそのせいなんだってわかった時は、本当にほっとしたんだよ」

満足と不満

　患者がどの程度、セラピストに受け入れられているという満足感を体験するか、それとも受け入れられていないという不満を抱えるか、という問題は、アディクションの治療において最大かつ永遠のテーマの一つと言ってよいだろう。アルコールや薬物のアディクトたちが、その主要な満足感の供給源であるアルコールと薬物を手放すことに精神的に耐えられるようになるためには、彼らは一定程度の心理的受容感の供給を必要としている。そして彼らはしばしばそれをセラピストに要求する。アディクトを治療するうえで、どのタイミングで、どの程度の心理的受容感をセラピストは供給すればよいのかを考える際、最も役に立つのがコフートらの自己心理学の視点である。自己心理学の定義によれば、アディクションとは、発達段階において心理的受容感が適切に満たされてこなかった結果として発症する病態である。アルコール、薬物、過食、セックス、その他潜在的にアディクションを発症しうる他の行動は、どれも自己修復の試みである。アルコールや薬物のアディクトたちは、心の構造に欠損があるため、心の中から供給されることのない心理的受容感を、外から獲得しようとするのだ。もちろん、セラピストは「アルコール症者や薬物のアディクトたちを愛の力で健康にしてあげるべきだ」などと言っているのではない。そのようなことはそもそも不可能であるばかりか、そのような試みこそ、まさにアディクトたちが象徴的に乱用物質を用いてやろうとしていたことなのであり、反治療的とさえ言えるだろう。むしろ、アディクションの問題を抱える者は、すぐに心理的受容感が得られない不満を抱え続けることを学ばなければならない。なぜなら心の構造の基礎とは、不満を一定程度抱えられる対処能力によって作り出されるからである。

　ここで、アルコールや薬物のアディクトたちと関わるセラピストがとるべき

治療的立場を表現する用語として、最適不満度という概念を提示したい。不安があまりに強すぎると、自らの心を開き、心の奥を探り、眠っていた自己を見つけ出すことが可能となるような、信頼と安全感を損なうことになる。逆に最適満足度は、アディクトたちが即効性のある満足を得ようとする昔のやり方に戻ってしまわないように、彼らが自らの心の中から満足感を自給する能力を獲得するまでの間、セラピストが十分な心理的受容感の供給と情動調律の役割を果たすことを意味している。アディクトたちの治療初期段階においては、治療後期と比べてより多くの満足感の供給が必要である。

　疾病概念と断酒断薬中心主義というアディクション治療業界を支配してきた考え方は、多くの従来の力動的精神医学の手法と相容れないように見えるかもしれない。古典的な精神分析を中心とする力動的な心理療法が生み出す不満と退行に、ほとんどの物質乱用者たちは耐えられない。特に回復初期におけるアルコールや薬物のアディクトたちは、より直接的で、理屈ではなく感情で、目に見える形で訴える手法のほうが、ゆっくりと時間をかけて精神力動の展開を待つような古典的手法より、反応性がよいのである。物質乱用者たちは満足感が得られない受け身な状態に耐えられないことが多い。彼らに対する治療が最大の効果を上げるためには、より積極的に情緒面で関わっていく必要があるのだ。

セラピストの情動調律機能

　治療初期段階の最初の介入は、構造化された環境で、患者に受容感を与えつつ、セラピストが具体的な指示を出す形式で行われるべきである。アルコールや薬物のアディクトたちが回復という課題を達成しようとする際、できるだけ近道を歩めるように、セラピストは愛着関係を作り出すこと、あるいは治療同盟を形成することに最大の努力を払わなければならない。生き生きとした体験の中でこそ、治療は最大限の効果を発揮できる。物質乱用者たちは、古典的な精神分析で行われているような、中立的で控えめな態度をとるセラピストよりも、すぐに反応してくれて、表情が豊かで、関心をもって積極的に関わってくれるセラピストに対してよりよい反応を示す。患者たちは日々退屈で充実感がなく、人生が無意味に思えて、慢性的な空虚感に襲われていることが多いが、それらパーソナリティの欠損部分を、情緒表現豊かに積極的に関わってくれる

セラピストの存在は相殺することができるのである。比較的受け身で、情緒表現が控えめなセラピストは、物質乱用者たちからは、遠く、臆病で、鈍いか、ロボットのような存在と見なされてしまう恐れがある。そのような存在は、精神分析の用語を使えば原始的な同一視に関連した絶滅と無の恐怖を無意識のうちにアディクトたちにかき立てることになる。その結果、転移によるセラピスト像の歪曲が強まり、アディクトの心理的抵抗が増大してしまうのである。

セラピストの活動レベルを上げるべきであるとはいえ、それはセラピストがアディクトによって偶像化されることと同じではない。セラピストが教祖のようになってしまうと、患者側に飲み込まれ不安や破壊的理想化、競合心理や無境界融合などを生み出す可能性がある。もちろん、セラピストが積極的になることは、患者を幼児的なやり方で満足させることではない。幼児的な満足はそもそも非現実的かつ反治療的で、実際には不可能であるばかりか、物質乱用者の幼児的な誇大自己と即効性のある満足に対する要求を増大させてしまうことになる。患者が自己破壊的な衝動や情動を制御する力を自らの心の中に取り込めるようになるまでの間は、最適不満度の状態、つまりは何とか抱えられる程度の不満な状態を患者自身に維持させることにより、幼児化させずに適度に患者の依存欲求に応じることも可能となるのである。

アレキシサイミア(無感情症)

治療初期における介入の大半は、治療の中で生じる感情に名前を与え、セラピストが鏡となって感情に気づかせることにより、物質乱用者の情動制御を少しずつ促進することを目指さなければならない。新人セラピストは、物質乱用者たちが援助なしに自分たちの感情に気づくことが難しいことを知らないものである。アディクトたちは単に自分の感情に気づくことができないだけではなく、それを他者に言葉にして伝えることも驚くほど下手である。物質乱用者たちが特に学ばなければならないことは、感情は自分自身を理解するために必須であるばかりでなく、他者の感情を理解し、対人関係においてさまざまな親密さを作り出していくうえでも不可欠だ、という点である。

アレキシサイミア(無感情症)は、自らの感情を名づけ、感情を用いることの能力が欠如していることを示唆する特徴的なパターンを指す。感情を言語化できないアルコールや薬物のアディクトたちは、身体化という形で情動の反応

を示すことが多い。したがって、物質乱用者たちが体験できるものは感情ではなく、身体感覚なのである。そのような生理的な感覚は、自分の感情を気づかせてくれるシグナルとしては有用ではなく、ただ漠然と圧倒される苦痛な体験でしかない。苦痛を伴う感情の状態は、生理的不快感としか体験されず、感情の背後にある物語は見過ごされてしまう。物質乱用者たちは、自分たちを困らせている苦痛だが大事な感情を正確に描写する能力が欠如している。すべてとは言わないまでも、ほとんどの感情は生理的不快感と欲求に関連した身体愁訴へと置き換わってしまうのだ。アルコールと薬物は感情に蓋をするために利用され、結果的に物質乱用者は感情を解釈したり、心のシグナルとして感情に注意を向けたりすることはできなくなる。クリスタル（Krystal, 1982）は、感情に蓋がされることにより、「欲動とファンタジー（空想）の能力が低下してしまう。考えることは単なる作業に過ぎず、平凡で退屈なものとなる。利用可能な転移を展開させつつ他者に共感する能力は著しく低下してしまうのだ」（p.614）と述べている。

　近年の愛着理論と自己心理学によれば、非機能的な愛着スタイルをもつ人は対人関係から満足を得ることができず、そのような愛着スタイルはこの対人関係の障害を永続化させてしまうような内的作業モデルを生み出す原因となるという。幼少期の発達段階における失敗体験は、脆弱性をもった人たちにアディクション型の行動を強化する方向に働く。そしてそのような行動は、言わば誰にも頼らずに自己流で自己修復しようとする試みなのである。年齢相応の発達課題が達成されなかった結果、物質乱用者たちは「心の中」に欠けているものを代用できるような、「心の外」にある何かを絶えず探し続けるしかないのだ。

　以下に提示する症例は、アルコールが止まっていないアディクトに治療を行うことの困難さを示している。乱用物質を愛着対象としている限り、治療同盟を結び、維持する能力は著しく阻害されてしまうのである。

　アレックスは52歳のアルコール症者で、性的虐待のサバイバーである。彼は30年近く AA に参加し、心理療法を受け続けているが、中断が多く、ほとんど治療は進まない状態にあった。その間、唯一彼が長期にわたる関係を維持できたのは、妻との25年の結婚生活だけであった。彼の妻は、絶えず彼がどれほど彼女の人生を惨めにしてきたか責め続けており、それだけが唯一の彼女の喜びと言っても過言ではなかった。何度も彼らに夫婦で一緒に

カウンセリングを受けるよう勧めてきたが、妻は自分には問題は一切なく、夫だけが病気なのだと主張し、応じようとはしなかった。アレックスは、過去に性的虐待を受けたことにより、重度の自責感を内在化してしまっており、それが絶えず彼を苦しめていた。そのため、サドマゾヒズム的なもの以外の対人関係を作り出すことができなかったのである。ある週末、ひどい連続飲酒に陥って命の危険まで感じるようになったアレックスは、ようやくグループ療法に参加することに同意した。3ヵ月間断酒を実現した彼は、徐々にグループとの愛着関係を形成していった。他のグループメンバーたちの力を借りて、彼は妻との結婚生活も含め、自分のこれまでの対人関係がどれも破壊的な性質をもっていたことに気づくようになった。そして明らかになったことは、妻が「善玉」の役割で居続けるために、アレックスが「悪玉」の役割を押しつけられるパターンに陥っていたことであった。グループへの愛着関係がより強固となり、アレックスの新たな対人関係が発展すればするほど、妻のほうはより抑うつ的になり、最終的に彼女は個人カウンセリングを受けるようになった。その後さらに3ヵ月が経過し、アレックスの治療はさらに前へと進んでいた。断酒を維持しつつ、グループの中で新たに重要な役割を果たすようになっていったのである。グループが表面的な軽薄な話題へと逸れそうになると、彼はいつも回復に真面目に取り組み、互いに誠実でいようと他のメンバーたちを促し、取り組むべき話題にグループ全体を集中させる役割を担うようになっていた。

　それらすべてが、ある夜を境に突然変わってしまった。アレックスはある晩、グループ療法の場で、彼の妻が乳がんと診断されたことを報告した。彼は打ちひしがれ、途方に暮れていた。妻は自分が乳がんになったことも彼の責任だと怒りをぶつけ、こう絶叫した。「あんたが昔飲んだくれていたせいで、私はものすごいストレスを受けて、それで乳がんになっちゃったのよ。全部あんたのせいなんだから！」彼女の怒りはあまりに理不尽なものであったが、アレックスにやっと育ち始めていた自己肯定感は妻の言葉の暴力に耐えるにはいまだ弱すぎた。2週間も経たないうちに、彼は再び酒に溺れるようになった。飲酒の再発に伴って、グループ療法における彼の態度も、他のメンバーたちとの関係性も急激に変化していった。彼は内にこもるようになり、グループへの関心を失ってしまったように見えた。そしてグループ療法を欠席する回数も増えていった。稀にグループに参加できても、彼は明らか

に退屈そうで、無愛想だった。そして他のグループメンバーたちに対して、泣き言を言ったりお涙頂戴を続けたりするのはいい加減やめたらどうだ、と批判することが多くなった。明るく積極的だったアレックスは、引きこもり、文句ばかり言い続ける男に変わってしまっていた。そして人の気持ちやつらさを一切理解しようとせず、自分の世界に閉じこもっていった。その後２ヵ月間、グループの仲間たちは彼との関係を修復しようと試み、もう一度AAに通い、断酒しようと促したが、彼をもとに戻すことはできなかった。徐々にグループから離れていった彼は、結局妻とのもとどおりのサドマゾヒズム的な関係に戻ってしまい、妻のほうも個人カウンセリングをやめてしまったのである。

トラウマ・ボンディング（外傷性の絆）

　アルコール症者がアルコールとの愛着関係を続けている限り、治療同盟を確立することは不可能である。愛着関係を結ぶ能力は、愛着に関して誰もが知っている法則をうまく利用するだけで生み出すことができる。すなわち、人の愛着システムが開かれるのは、危機に直面した時なのである。物質乱用はたいていの場合、危機的な状況を生み出すことになる。セラピストが辛抱強く待ち続け、この危機をもたらす過程を邪魔しないように気をつけてさえいれば、アディクトの飲酒や薬物乱用の結果として、治療によい変化をもたらすチャンスがいずれ訪れることになる。AAの言葉を使えば、「底つき」である。アディクションという診断を拒否し、否認し続ける患者に対する治療初期段階を成功に導く鍵は、治療同盟に破綻をきたさないように配慮しつつ、物質乱用がもたらす負の結果に患者が目を向けるよう、セラピストが優しく促していくことにある。患者が経験するさまざまな問題に対する見方を変えること（リフレーミング）を、セラピストはことあるごとに促し続け、最終的に患者の苦しみの原因は物質乱用にあることを認めさせなければならない。現在彼らが経験している苦難と物質乱用との関係性にアディクト自身が気づき、理解することこそが、アディクション治療を前に推し進める原動力となるのである。

　ジェームスは28歳のコンピュータプログラマーである。彼はうつ状態と引きこもりが悪化していることを家族から心配され、治療を受けにきた。初

診時、彼の頭髪は乱れ、身なりもだらしない様子が目立っていた。両目は充血し、頬はくぼみ、顔色は灰色で、誰もが彼を避けてしまいそうな外見であった。それとは対照的になぜか表情だけは不思議と明るく、どこか人を惹きつける力を秘めていた。治療開始後、最初の数回の面接では主に彼のうつ状態について話し合った。彼は自分がうつ状態になった原因は仕事上の問題と、長年うまくいっていない女性関係にあると考えているようだった。

「なぜだかわからないんだけど、僕と仲良くなり始めた途端に、女性はみんな遠ざかっていく感じがするんですよ。僕とは単なる友達関係でいたいだけなのかもしれない」とジェームスは嘆いた。

彼の悩みを聞いているうちに、やがて彼の男性の友人たちは皆、重度の薬物乱用者たちであることが明らかになった。ジェームス自身、毎日大麻を吸っていたが、彼は自分の大麻吸煙についてはこう語っていた。「僕は彼らのようなやばいクスリはやらないんですよ。ヘロインを注射したり、コカインやエクスタシーを毎日使うとかは、僕は絶対しないですから」

ジェームスに大麻依存症を発症している可能性について尋ねてみると、彼は顔色を変えて強く否定した。「僕は依存症なんかじゃないですよ。僕の周りの連中のように、大量の薬物を使ったりはしてないんですから」

ジェームスは大麻を吸い続けながら、ぼんやりした頭の中で自己欺瞞の糸を紡ぎ続けていた。そして自己欺瞞の糸に絡め取られて、彼自身と彼の薬物つながりの友人たちが実際にはどのような状態に陥っているのか、正確に理解することができなくなっていた。セラピストは慎重に現在ジェームスが陥っているジレンマの両側を提示してみせた。セラピストにとって、ジェームスの薬物仲間に対する愛着関係や、彼の大麻に対する愛着関係のほうが、セラピストを含め、それ以外の誰との関係よりもはるかに強固であることは明らかだった。ようやく生まれ始めたばかりの治療同盟を破綻させてしまう危険を冒すのではなく、セラピストはジェームスが自分の悩みごとを話すことを引き続き優しく促していった。その際セラピストは「あなたが薬物を使う際には十分気をつけてくださいね。そして、もし大麻やエクスタシーを使わない日があったら、その日の体調がどうだったか、覚えておいてください」とつけ加えることを忘れなかった。

ジェームスは彼の仕事上の悩みや女性との付き合い方に困っていることを話せたことで、セラピストとの関係に非常に満足していた。そのため、「大

麻を吸う量を減らしてみたらどうなるか、実験してみる」ことにも同意してくれたのだった。

その後の数週間、ジェームスは職場での働きぶりがよくなり、悪化傾向にあった上司との関係性も改善するようになった。

その時点でセラピストは治療上のチャンスと考え、次のようにジェームスに語りかけた。「あなたの上司との関係がよくなった理由は何だと思いますか？ あなたが大麻を吸う量を減らし始めてから、仕事の能率が上がっただけではありません。診察場面でもあなたは生き生きと受け答えできるようになり、とても人当たりがよくなったと私は感じています。だからきっと職場の上司も私と同じ印象をもったのだと思いますよ」

初め、ジェームスは驚いていた。やがて笑顔が彼の表情全体を覆い尽くした。「確かに、大麻を少し減らしてから、僕は頭がすっきりして、人との会話が速くなった感じはするよ」

その次の診察で、ジェームスは他の薬物を使うことは「しばらくやめて、たまに大麻だけ吸う」ことを自ら提案した。

「どうして？」とセラピストは尋ねた。

「最近、うつ状態がずいぶん楽になってきたんですよ。もしかしたら、先生の言うとおりかもしれない。薬物を使うこととうつ状態って関係があるのかもね」

セラピストはうなずいてこう答えた。「私もそう思いますよ。いろいろな研究によれば、薬物とうつ状態は関係しているようですし。薬物を使う量が少なければ少ないほど、うつ状態も少なくなっていくはずです。そして、あなたの仕事がうまくいくようになれば、きっとあなたの自尊心も回復するでしょう」。セラピストはジェームスの外見について指摘した。「見てください。あなたの顔色も目の力も、初診の時と比べると見違えるようですよ」

ジェームスは笑った。「先生、実は僕も鏡で自分の顔を見た時、そう感じたんですよ。僕の勘違いかと思ってたんだけど。この顔色のことも薬物と関係してるのかな？」

「もちろんですよ」とセラピストは答えた。

その後何週間かして、ジェームスはジョギングとスポーツジムでの運動を再開するようになった。「そもそも、なんで自分が運動をやめちゃったのか、覚えてないんですよ。毎日運動するほうがいつも調子がよかったはずな

のにね」

「運動をやめた理由は薬物と関係があるんじゃないかって思いませんか?」とセラピストは尋ねた。「だってエクスタシーを使ってハイになってたり、前の晩パーティで吸った大麻が体に残ってたら、かったるくって、とてもジョギングなんてできないでしょう?」

ジェームスはうなずいた。「確かに先生の言うとおりかもね。僕の友達たちはみんな、毎日薬物でハイになるだけの生活になっちゃってることに、最近気づいてきたんだ」

さらにその数週間後、ジェームスは明らかに落ち込んでおり、がっかりした表情をしながら診察室に入ってきた。診察も半ばに至る頃、ジェームスは昔の友達数人と一緒に徹夜で大麻を吸い、コカインを使ってしまったと告白した。

「今の最悪な気分と、あなたが薬物を使ったことと、関係がありそうですか?」とセラピストは尋ねた。

「なんで?」とジェームスは驚いたように顔を上げた。「関係があるとは思えないんだけど。先生はそう思うの?」

「もちろん私は関係あると思いますよ。よく考えてみてください」とセラピストは手を広げ、指を使って一つひとつ根拠を列挙し始めた。「まず、あなたが大麻を吸う量を減らし、それ以外の薬物を完全にやめてから、あなたの気分も生活状況も着実に改善しましたよね。次に、仕事も劇的によくできるようになりましたよね。そして最後に、1回週末に薬物を大量に使っただけで、あなたは3ヵ月前、最初に私の診察室に入ってきた時とほとんど同じくらいの最悪の気分になっているじゃないですか」

ジェームスはセラピストの指摘に抗議も反論もしなかった。そして思いにふけりながら、どこか決意を胸に秘めた様子で診察室を後にした。

続く数週間、彼の治療は順調に進み、着実に断薬できるようになっていった。ごく最近の診察では、彼はとても嬉しそうにこう報告してくれた。「この間の夜、ある女の子と出会ったんですよ。パーティに僕は参加してたんだけど、彼女のほうから近寄ってきて、話しかけてくれたんです。昔の薬物つながりの友達たちもたくさんいたんだけど、連中はいつものようにガッツリ薬物で決まってて、部屋の片隅に寄り集まってましたね。僕も含めて大勢が連中を遠目に見ながら、バカなやつらだねって笑ってました」。ジェームス

はセラピストに感謝しながらこう語った。「何ヵ月か前だったら、僕はきっと連中と一緒に部屋の片隅でクスリで決まってたはずですよ。そしたら、あの女の子は、大麻でラリってる僕なんかに声をかけようとは絶対思わなかったですよね。なんか、僕が抱えてた問題のほとんどが、実は僕が薬物を使ってたことと関係してたんだって、やっとわかってきた感じがするんです」

神経心理学的な障害

　診断と治療の過程で見逃されがちな重要な要素の一つが、薬物やアルコールが脳に与える影響である。それが重要である理由は一つだけではない。単純化して言えば、すべての心理療法（個人、グループ、家族、認知行動、力動的など）はどれも、患者が自分自身と自分が置かれている状況について正確に洞察し、理解したうえで判断を下せるほど理性的である、という大前提から出発している。伝統的な意味での心理療法を、現在アルコールや薬物を使用し続けているか、いまだ回復を始めたばかりのごく初期段階にいるアディクトに対して実施することは不可能である。このような考えはたいていのセラピストたちに賛同してもらえるかもしれないが、一方で断酒断薬後3ヵ月か6ヵ月、時には9ヵ月以上経過した後にも残存する物質乱用者たちの認知機能低下が、いかに重要な意味をもっているか、という点についてはあまり理解されていないようである。その理由としては、認知機能低下があまり目立たず、特定の機能の部分的な低下だけにとどまっているからであろう。大半のアルコール症者や薬物のアディクトたちは、言語性の知能において目立った障害を呈することがないために、実際の状態よりも周囲には元気に見えてしまうのである。言語性よりも動作性優位な彼らの認知障害に気づき、セラピストが前もって理解しておくことは、患者の困っていることや能力の限界に治療内容を合わせていくうえで必要不可欠なのである。

　この20年ほどの間に、アルコール症と関連した神経学的機能や神経心理学的障害を扱った膨大な量の研究成果が蓄積されている。そして数多くの研究が、慢性的なアルコール乱用には特有の認知機能障害のパターンが存在し、予測することさえできると報告している（Flores, 1997; Grant et al., 1980; Parsons & Farr, 1981; Ryan & Butters, 1980; Wells, 1982; Wilkinson & Carlen, 1981）。最も重要な点は、大脳皮質に関連した障害のパターンや認知機能の低下は、実際に治療を提供す

る際に大きな影響を与えるということにある。

　抽象的な推論能力や柔軟な思考能力、流動性知能［訳注2］、新規学習能力などを測定する神経心理学的検査を実施してみると、アルコールや薬物のアディクトたちは脳障害レベルに近い低い値を示すことが多い。他方、彼らの言語性IQや過去に学習されたものについては、比較的能力が保たれている。したがって、このような認知機能のギャップの存在を知らない者たちにとっては、アディクトたちは何の障害もないように見えてしまうのである。アディクトたちが呈する機能障害は通常可逆的で、大脳皮質の特定の部位が障害を受けているわけではない。むしろアディクトの脳障害はびまん性であり、通常は栄養障害とビタミン欠乏によってもたらされたアルコール性脳症の結果であることが多い。ほとんどのアルコールや薬物のアディクトたちは、断酒断薬を続け、栄養とビタミンの摂取状況が改善していけば、自然と脳機能障害も回復していくものである。その回復過程は緩やかに、しかし着実に進んでいく。最も改善の幅が大きいのは断酒断薬後最初の1ヵ月間であり、その後全般的な回復が達成されるためには1～2年の断酒断薬を要する。

動機づけと変化の段階

　セラピストは治療開始と同時に、大半の物質乱用者たちが自らのアディクション治療を成功させようと全力で取り組む意志をもっているわけではないことに気づかされるであろう。アルコールや薬物のアディクトたちが断酒断薬しようと思う動機づけのレベルには、かなりの幅があるものである。それは特に治療開始後の初期段階において顕著である。なぜならアルコールや薬物乱用によって引き起こされた彼らの認知機能障害が最大限残っている時期であり、アディクションという古い問題を解決するために新しい選択肢を探っていこうとしても思考は柔軟性を欠き、変化のための能力が十分備わっているとは言えないからである。たとえアルコールや薬物のアディクトたちが100％自らの意志によって治療に入り、自らの物質乱用を完全にやめようと心の底から強く決意していたとしても、併存するパーソナリティ障害や神経学的な障害のために、回復を確実に実施していくだけの遂行能力に問題を抱えている場合が少なくな

　［訳注2］心理学者キャッテルが提唱した概念で、経験の蓄積から得られる結晶性知能と対比されるもの。計算力や集中力などを指す。

い。直前まで物質乱用が続いていた場合、アディクトたちはより反抗的で、疑い深く、時には操作的であることも多く、したがって回復の道のりはより困難となる。

　神経心理学的研究によれば、断酒断薬直後の1ヵ月間は、明確に構造化されたプログラムをアディクトたちに提供することが重要であるという。12ステップのプログラムに新たに参加するメンバーは、回復の1年目には重大な決断はしないほうがよいと助言されることが多い。そしてプログラムの内容を分析するな、と命じられる。「プログラムが効くのに理屈などない！　毎日ミーティングに出ろ！　まず体を動かせ、そうしたら心もついてくる！」とAAでは語られる。それらの言葉はすべて、AAや他の12ステップに基づくプログラムが直感的に、治療初期のアディクトたちには明瞭に思考する能力も、合理的に、知的に判断を下すために必要な能力も乏しいと理解していることを表している。AAのプログラムは12個の明確に定義されたステップをアディクトたちに提示し、それに従うことを求めている。新たに参加したメンバーは、「単純に」物事を考えるよう指示される。最初のステップを終えると、第二のステップにとりかかることを命じられ、それが終わると第三のステップに、という順に逐次的に進んでいく。

　このような回復の進め方は、抽象的に考える能力が障害されている患者にとって、必要不可欠と言ってよい。治療開始直後の患者が絶対に必要としているもの、それは指示、構造、そして助言である。少しずつではあるが、アルコール症者たちが失われた認知機能を回復していけば、新しいものを学習する能力や情報の結晶化、抽象的理解、創造的思考、動機づけなども病前の機能レベルに戻り、多様な介入方法を提供することが可能になっていくであろう。その地点まで到達したならば、アルコール症者は内省力や自己理解、自律的な判断や決定が可能となる。その段階まできて初めて、セラピストはより伝統的な治療技法も取り入れることができるようになるのである。

　神経学的な患者の状態に介入方法を合わせることは、治療上重要な意義をもっている。神経学的な障害の程度に差があることに加えて、動機づけのレベルや行動変容に向けた心の準備のレベルも患者によって変動幅が大きく、治療を複雑にさせる要因となる。変化に向けて心の準備ができているか否かは、神経学的な回復の度合いと強い相関関係を示すとはいえ、どの患者も同じ動機づけや否認のレベルをもっているとは限らない。一人ひとりのパーソナリティの特

徴と、乱用している物質がもつ特定の薬理作用とが相互に影響を与え合うこともある。あるアディクションのほうが、他のアディクションよりもはるかに強力に脳に作用することもある。認知行動療法を専門とする研究者たちは、すべてのアディクションを嗜癖行動という一般名で分類しようとしがちであるが、それは多様なアディクションの発症と回復の過程を十把一絡げにして、単純化しすぎてしまうリスクを負っている。たとえばニコチンのアディクションは、確かにそれ自体、生命に対する危険を伴い、多くの面でアルコールや薬物のアディクションと類似した経過を経ることが多いものの、一方でアルコールや薬物のアディクションでみられるような機能や行動に関する緊急性の高い障害を呈することは皆無である。ニコチン乱用に対して、アルコールや薬物のアディクションの場合と同程度の積極性と緊急性をもって対処しなければならないと主張する人は、ほとんどいないであろう。同じ観点から見て、物質を乱用するアディクションは、ギャンブルやセックス、買い物などといった強迫的活動が主体のアディクションと対比されることも多い。禁煙やカフェインの減量指導の効果を、アルコールや薬物の治療と同等に議論する研究者もいるが、それは治療法の有効性を理解するうえで重大な過ちを犯していると言ってよいだろう。それらの問題点があるにせよ、動機づけのレベルや変化に向けた心の準備段階がアルコールや薬物のアディクトたちを治療していくうえで果たしている重要性について検討することで得られるものは大きいと言えよう。

　ここ10年で、行動療法の研究者たちは行動変容の過程を量的に測定しようと試みるようになっている。その研究成果の多くがアディクションの理解にも取り入れられており、アルコールや薬物の使用をやめようと決断することに影響を与える変数も同定されている。比較的頻用されることの多い理論モデルは、個人の動機づけレベルと密接な関係をもつ5つの段階を提示しており、その段階に合わせてセラピストは介入方法を変えるべきであると主張する（Prochaska & DiClemente, 1992）。このような概念の枠組みをアディクションに当てはめた時、動機づけ強化、あるいは「動機づけ面接法」と呼ばれる技法は、いまだ断酒断薬について両価的であるか、あるいはまったく断酒断薬の意志をもたない段階の、アディクション治療のかなり初期の段階だけにおいて重要であるとされている。治療へと患者を動機づける行為とは、本質的には、行動変容が望ましく、達成可能なものであると患者に強く信じさせることである。すでに行動変容の必要性を確信している人にとっては、動機づけの援助は不要である。行

動変容の後期においては、断酒断薬に向けた具体的な準備や再発防止、回復の維持などがより重要なテーマとなり、動機づけよりは助言のほうが必要性は高い。このような考え方とは対照的に、アディクションの問題を抱えた患者の支援に当たっては、初期段階の動機づけ介入だけが必要であるとする立場もある。彼らによれば、患者が前熟考期と熟考期を通り過ぎさえすれば、その後断酒断薬を維持するために必要な行動は患者自身が自発的にとることができるという。

再発防止

　回復への道のりを進む際、感情を表出することと、感情を抑制することのバランスを慎重にとっていかなければならない。表出と抑制のどちらかへと急激に感情が揺さぶられることはきわめて危険である。アディクトたちが自分自身を冷静に振り返ることができるほどの、長期にわたる断酒断薬と感情の安定性が達成されるまでは、物質乱用者の感情に対してかなり丁寧に関わっていかなければならない。アディクトがあまりに急激によい気分か悪い気分のどちらかに襲われた時、再発の危険性が高まる。それは幼少期の古い自己愛的防衛機制が復活し始めるシグナルであり、やがて物質乱用者はこう考えるようになる。「俺はうまくコントロールできる。俺は特別だ。他の連中とは違う」。あるいは、あまりに急激に悪い気分に襲われた時は、「もうやってられない。飲むしかない。何もかもがくだらなすぎる」という反応が誘発される。断酒断薬は耐えがたくなり、回復過程を覆い尽くす強烈な不快感を回避する唯一の手段として、物質乱用が選択されるのである。

　行動変容の維持期において、再発予防は不可欠な介入方法であるが、他方、断酒断薬に向けた行動が開始された瞬間から、継続的に意識されるべきものでもある。全員とは言わないまでも、大半のアルコールや薬物のアディクトたちにとって、再発は避けられない事態である。それは適切に原因が分析され、教訓として取り入れられるならば、むしろ回復に向けた貴重な学習体験となるであろう。12ステップの回復プログラムに参加し、他の回復を目指すアディクトたちと密接な関係を保っておけば、教訓を得るためにわざわざ自分自身が再発しなくてもよくなる。なぜなら、ミーティングで互いの再発を目撃する機会を得ることができるからだ。やがてアディクトたちは、再発には必ず予測可能な

明確なパターンがあることに気づくことができるであろう。再発は時にアディクトに死をもたらすこともあるがゆえに、パターンを認識し、予測することは非常に重要である。セラピストは再発に関する情報を提供し、助言を与え、その典型的な警告サインを説明しておくことで、再発を防止したり、起きてしまったとしても被害や頻度を最小限にすることができる。セラピストが提供する情報は重要ではあるものの、同じ仲間のアディクトが再発した直後に苦しんでいる姿を目撃することの衝撃度と感情面も含めた学習効果は、比べものにならないほど強烈である。

　サムはようやく断酒3ヵ月になろうとする頃で、スポンサーの提案どおり、週7日毎日欠かさずAAに通っていた。AAの教えに忠実に従い、今日一日を大切に、AAのビッグブックを読みながら、プログラムのステップを一つずつ積極的にこなしていた。これほど努力していたにもかかわらず、回復初期の高揚感が薄れていくにつれて、強烈な飲酒欲求を体験するようになっていた。ある日の午後、スポンサーにそのつらさを相談したところ、スポンサーからこう助言された。「そうか。そろそろ12ステップワークをやらないといけないみたいだな。少し前にある人が俺に電話してきたんだ。その人はかなりひどい再発をしている仲間で、これから会いにいこうと思うんだ。一緒について来ないかい？」
　「12ステップ？」サムは驚きの声を上げ、心配になってこう尋ねた。「もう私は誰かを助ける段階に入ったということですか？」
　スポンサーは笑いながらこう答えた。「助けるってことをどうやら勘違いしてるみたいだな。12ステップをやるってことは、自分が断酒するためなんだ。他の人のためじゃない。覚えておけよ」
　「え？」とサムは口ごもった。「どういうことですか？　再発している仲間のところに行くことが、どう自分のためになるって言うんですか？」
　「まあついて来いよ」とスポンサーはサムを遮った。「行けばわかるさ」
　彼らは車でスラム街のほうへと向かい、サムがこれまで見たこともないような薄汚い簡易宿泊所の前に駐車した。ギシギシと音を立てる階段をスポンサーと一緒に上っていき、暗い廊下を歩いた先に、目指す部屋はあった。
　スポンサーがドアをノックすると、「誰だ？　おい」と呂律の回らないしゃがれ声が響いた。

「ピート、俺だよ。ボブ・クレイマーさ」

すると「鍵はかかってないぜ」と返事があった。

スポンサーがドアを開けた瞬間、猛烈な悪臭がサムの鼻腔を襲った。部屋に一歩踏み入れると、あまりの目前の光景にサムは立ち尽くすしかなかった。

汚れたベッドの端に、尿で汚された下着だけを身にまとい、髪は伸び放題で、泥酔しており、もう何年もサムが目にしたこともないような、あまりに哀れな男が座っていた。そのTシャツの胸の部分は全体的に男の吐物が染みつき、歯の間や髭だらけの顔面にも乾いた吐物のかすがへばりついていた。タバコの吸い殻と空のワインボトルが部屋中に散乱していた。サムのスポンサーとベッドに座っている男のどちらかが口を開こうとする前に、サム自身が語りかけたい、という衝動に突き動かされていた。

サムはスポンサーを押しのけると、ベッドのほうへと走っていって、男の手を握りしめ、激しい握手を何度も繰り返した。「ありがとう。本当にありがとう。あなたのこのような姿を見て、少なくとも明日までの24時間は、絶対に酒を口にしないって確信できたんですから」

生活史の重要性——現象学的観点から見たナラティブとAA

カール・スーン (Thune, 1977) は現象学的な手法を応用し、AAに関する洞察に満ちた研究と解釈を行った。スーンの考えによれば、AAが効果を発揮する理由は、ミーティングにおいてメンバーたちが自らの生活史を語ることをAAが重視しているからであった。自らの生活史を語る過程において、メンバーたちは自らの過去に意味を与え、未来への希望が生まれるような過去の解釈の仕方を学んでいるのである。純粋に現象学的な枠組みを用いながらも、スーンの主張はナラティブ構成主義のモデルとほとんど同じものと言ってよいだろう。ナラティブ構成主義は、アルコール症者であろうとなかろうと、誰に対しても過去はただ単にそこに存在しているわけではない、と考える。むしろ過去とは解釈されるものであり、概念モデルを用いて作り出されるものなのである。より重要な点は、「それらのモデルは未来の、未来を創造するための新たなモデルとなる。そして未来は過去と同じく、自動的にそこに『ある』ものではないのだ」(p.83)

ナラティブ・モデルによれば、世界と自己は、ものと同じように自動的にそこにあるのではなく、むしろ人が人生を生きる過程で日々作り出されている。したがって一人ひとりの人生を理解しようとするならば、彼らがその中で生き、日々構成している世界も分析しなければならない。スーンは、アルコール症者が自己と世界を構成する時の、その構成物の性質、意味、体験は、その後も継続的に再構築され続け、再定義され続けると考えた。その構成と再構築のプロセスは、人がアルコール症者になる時も、治療が成功する時も、回復プログラムにおいても途絶えることはない。そしてそのプロセスの中心には、アルコール症という体験と、その意味を再定義するという行為がある。このような考え方を補完するものとして、アルコール症はAAの用語で言うところの「命の欠損形態」(Madsen, 1974) であるという解釈もある。自己と世界を再構成し、再定義することを目指す治療は、アルコール症を他の身体疾患と同じものと見なしたり、修正すべき単なる悪習慣と解釈したりするモデルよりも、より効果的な介入ができる。これがAAの主張であり、スーンはこのような考え方こそが、AAが成功を収めてきたことの根拠の中核を占めていると考えた。
　医学モデルに支配された他の治療システムと異なり、AAが理解するところの治療上の中核的課題とは、アルコール症者が自分のことを正常でアルコール症ではない、と否認するのではなく、自らの根本的な存在がアルコール症であると理解できるように支援することにある。AAはアルコール症を身体の障害であるとは考えない。むしろ霊的に何らかの欠損を抱えた存在形態であると強調することで、アルコール症は人のあり方の欠損形態であるという信念を明瞭に表現しているのである。多くの点において、AAは霊的あるいは宗教的な用語を連想させることがある。哲学的・存在論的な用語を用いたほうがより正確かもしれないが、誰もその概念を理解することはできないであろう。
　わかりづらい議論なので、理解を助けるために症例を提示してみたい。

　ポーラは国内有数の治療プログラムに通っていたにもかかわらず、最近再発してしまい、すっかり意気消沈した状態でセラピストに電話をしてきた。彼女と、彼女のことを心配している夫と夫婦２人でセラピストの診察室を訪れた際、夫は10年に及ぶ妻の治療生活について語り始めた。「大切な妻がこれほど絶望的に断酒しようと努力し、２ヵ所の治療プログラムで医者の勧める方法をすべて試したにもかかわらず、うまくいかない姿を側で見ているの

はつらいです」

　どのような治療プログラムに参加してきたのか尋ねてみると、ポーラはアメリカ北西部の行動療法と嫌悪療法［訳注3］で有名な2つの施設を挙げた。
　「AA は試したことありますか？」とセラピストは尋ねた。
　夫は目を丸くし、ポーラは座り直すと歯を食いしばるように言葉を絞り出した。「とんでもない。あの頑固で、宗教みたいな教えの集団は大嫌いです」。夫は彼女の膝を軽く叩き、なだめながらセラピストにこう説明した。「おわかりと思いますが、ポーラはとにかく宗教じみた組織や集団を毛嫌いしているんです。宗教的な雰囲気の教えを聞くことにも耐えられません。いくつか AA みたいなミーティングを試したこともあったのですが、怒りが爆発して会場を出てしまい、その後結局飲んでしまったんです」
　セラピストはうなずきつつ、ため息をついた。「そうでしたか。ちょっと難しくなりますが、とにかくできることからやっていきましょう。まずは週2日、診察に通ってみてください。そして1～2ヵ月ばかり断酒生活になじんできたところで、回復を目指す他の患者さんたちがいるグループ療法を紹介しますよ」
　ポーラと夫はすぐに同意した。「ありがとうございます。私は絶体絶命な状況なんです。AA に行かなくて済むのなら、先生の指示に何でも従います」。その後半年間、治療は順調に進んだ。ポーラはグループ療法に参加するようになり、すぐに熱心なメンバーとなった。断酒生活が長くなるにつれて、ポーラが宗教的な集団をあれほど嫌う理由について、セラピストは話題にするようになった。ポーラは厳格なバプティスト派の信者である両親のもとに生まれ、その抑圧と支配にさらされて成長してきたのだった。両親の束縛と、教会の教えから逃れるため、ポーラは絶望的な闘いを挑んできた。そしてようやく両親の支配から自由になった彼女は、二度と、どのような組織であれ、宗教的な教えと関わらないと心に誓ったのだった。治療を受けた2ヵ所の施設での体験は、彼女にとって非常に意義深いものではあった。入所中は他のメンバーたちとの仲間意識が生まれたが、施設を出た後までその意識が続くことはなかった。そして数ヵ月もすると、断酒の決意は揺らぎ始め、一人取り残されたような、疎外されたような、孤独な感覚が再び彼女を

［訳注3］飲酒など不適切な行動に不快な刺激を組み合わせる行動療法の一つ。

襲うのだった。

　2年間、一度も中断することなく治療を受け続けた彼女は、自らの断酒生活にも自信をもつようになり、セラピストとの治療同盟も強固なものになっていた。断酒が続くにつれて、なぜ自分がそれほどまでに宗教組織やAAに対して強く反発してしまうのか、振り返ることもできるようになった。もちろんどれほど自己分析が進んでも、AAに行かないという彼女の意志が揺らぐことはなかった。

　ある日の診察で、突然ポーラに気づきが生まれた。そしてセラピストにこう語り出した。「先生、今、なんだかやっとわかった気がするの」とポーラは笑った。「先生が私のハイヤー・パワーだったんだって。先生と、グループと、毎週の診察が、私のAAプログラムだったのよ、きっと。初めてここに来た時、私は本当に必死だった。先生に対して無力を認めて、そして私がアルコール症者であるという事実を受け入れたの。そして先生が勧めるものすべてを行ってきたのよ」

　たいていの治療システムと同じように、AAもまた診断と治療という2つの問題を抱えている。とはいえ、AAプログラムの2つの問題に対する分析の仕方は、他の伝統的な西洋医学システムのそれとはほとんど無関係と言える (Thune, 1977)。AAで行われているアルコール症の診断と定義は、多くの心理学的な定義とはまったく異なるものである。スーンはこう解説している。

　　したがってAAの治療プログラムが通常の医学的・心理学的・社会学的な病因論から離れ、それらの分野の専門家たちの意見とは距離をとっていることは、決して偶然ではないのだ。AAの起源は科学にあるのではなく、むしろ反実証主義的で、信仰復興論に近く、超越的努力を惜しまなかったオックスフォード・グループ［訳注4］の運動にあるのだから。AAを分析的な実証主義的モデルで理解しようとしても、その独自性をとらえることなどできないのは当然である (p.75)。

　アルコール症者本人以外のものから得られた客観的な診断（心理学において必

［訳注4］1920～30年代にフランク・ブッフマンによって創設されたキリスト教的宗教活動集団。

要不可欠な科学的評価法の一つ）は、AA のプログラムでは必要のないものと見なされる。AA のプログラムの成功も失敗も、すべては本人自身が自分のことをアルコール症者と診断できるかどうかにかかっているのである。この自己診断こそが、AA の回復に向けた12ステップの本質なのである。レイン（Laing, 1961）の言葉を言い換えるとすれば、アルコール症者は自分がアルコール症という病をもってはいないことを理解しなくてはならない。病をもっているのではなく、自分自身がアルコール症的存在なのである。

　理解の助けとなるような症例を提示しよう。

　　地元の大学に通う22歳の学生であるスティーブは、自分の怒りとうつ状態が心配になって、セラピストの診察を予約した。初診の診察中、セラピストはスティーブの怒りと口論はいつも大麻を吸ってハイになっている時か、親友たちと酒を飲みに行っている時に起こることに気づいた。そして彼のうつ状態は、たいていは週末の乱痴気騒ぎの後に出現していた。彼に薬物の使用状況について質問したところ、「一緒によくパーティに行く他の連中とたいして違わない程度しか使っていない」と答えていた。うつ状態以外に、たとえば飲酒運転や学業不振など、他の物質乱用に関連した問題は認められず、依存症と確定診断することはためらわれた。ただし彼は、自分の父親が高名な医者で、父自身が定期的に AA に参加している回復した元アルコール症者であることをすんなり認めた。スティーブに、彼自身が父親と同じアルコール症者である可能性を考えたことがあるか尋ねてみたところ、「確かにちょっとだけ頭をよぎったことがある」ことは認めた。いくつかの AA ミーティングに参加してみて、他のメンバーと自分とで似ているところがないかどうか、あるいは父のように自分ももしかするとアルコール症者であると気づくかどうか、試してみることをセラピストが提案したところ、スティーブは特に反論しなかった。

　　同じ週の後半、2回目の診察にやってきたスティーブの気分は劇的に変化していた。前回診察から毎晩彼は AA ミーティングに参加しており、父に直接電話して、自らの薬物使用について話してみようと決意したのだった。AA を通して断酒に至った彼の父親は、彼を優しく支え続けた。4ヵ月後に大学を卒業するまで、スティーブは毎週の診察と毎日の AA ミーティングを欠かさなかった。卒業後、彼は故郷を離れ、就職のため別の州へと引っ越

していった。
　それからほぼ3年の月日が経ち、たまたま帰省して故郷に戻ってきた彼は、セラピストの診察の予約を取って来院した。診察室に入るなり、セラピストに対して調子はよいこと、新しい仕事もうまくいっていることを報告した。断酒断薬も続いており、依然としてAAにも参加し続けていた。しかし彼は自分の診断についてずっと疑念を抱えており、そもそもその日に診察に来た理由も、なぜセラピストは彼をアディクトであると診断したのか尋ねるためであった。診断のため、「一度試しに酒を飲んでみる」べきかどうか、彼は迷っていた。ところが、セラピストの答えは彼にとって予想もしないものであった。
　「私は一度もあなたのことをアディクトだなんて診断していませんよ。診断したのはあなたです」
　「え？　どういうこと？」スティーブは口ごもった。
　「私はただ、あなたが一度でも自分がアルコール症者である可能性を考えたことがあるか、尋ねただけですよ」とセラピストは説明した。「私はただ、何度かAAミーティングに参加してみて、『確認してみる』ことをお勧めしただけです」
　スティーブは椅子に深く腰掛け、茫然とした様子であった。
　「正確に言えば、あなたが自己診断をしたんですよ」とセラピストは続けた。
　スティーブがこの気づきを自分なりに消化するためには、さらに数分の時間が必要であった。やがて身を起こすと、こう話し出した。「もう自分がアルコール症者だとは思えないんです。これから僕はどうすればいいと思いますか？」
　即座にセラピストは答えた。「いつでも確認はできますよ」
　眉をひそめてスティーブは尋ねた。「確認できる？　どうやって？」
　「飲んでみればいいんです。ある人がアルコール症者かどうか確定する方法として、それ以外のやり方は思いつかないですね」
　「酒を飲むってこと？」スティーブは頭を振った。「どうなんだろう。もし僕が間違ってたら？」
　セラピストは肩をすくめ、皮肉っぽい笑顔を見せた。
　しばらくしてスティーブは、自分が本当にアルコール症者かどうか、もう

一度酒を飲んでみることで確認するのはあまりにリスクが大きすぎることに気づいた。AAのプログラムを通して、彼は文字どおり何百人もの人たちが飲み屋に行って飲酒を試す姿を見てきたが、誰もが結局は悲劇的な結末を迎えていた。診察が終わる頃、スティーブは、自分がアルコール症者であるか否かを経験的に確かめることなどしたくない、と結論を下していた。「自分の診断が正しかったかどうか、疑いと迷いを抱えたまま、自分は生きていくことができると思います」

「パーソナリティ」の障害

　アルコール症の疾病モデルは、アディクトはアルコールに対していわば身体的なアレルギー状態にあると主張してきた。さらに、アルコール症者は未熟で自己中心的と言われるようなアルコール性のパーソナリティをもっているとも言われてきた。患者たちは霊的にも病んでいて、幼稚なエゴイズムと自己中心的パーソナリティの持ち主であることから、ごく表面的な関係か、「ハイヤー・パワー」以外の誰とも関係性をもつことは不可能であるという。社会通念上、アルコール症者と言えば必ず飲酒行動が結びつけられてきたが、AAは両者を別々に考えることを主張する。AAの考え方によれば、人がアルコール症者であるために、必ずしも飲酒という行動が伴う必要はない。たとえ何年も断酒していたとしても、行動パターンは相変わらず典型的なアルコール症者のそれであることもありうるのだ。逆にAAの考えでは、たとえどれほど大量に飲酒していたとしても、飲酒しているというだけで全員がアルコール症者になるわけでもない。AAのプログラムの観点からいえば、アルコール症とは生活のあり方全般、あるいはこの世界における存在と行動のあり方を指している。そしてアルコールの乱用は、確かに最も重要な要素ではあるものの、あくまでその世界を構成する一つの要素に過ぎないのである。飲酒という行動を除去することは、最初に達成すべき問題ではあるものの、病的な生活のあり方全体を変えていくという長い道のりの最初の一歩に過ぎない。飲酒行動は止まっているものの、病的な生活のあり方は何も変わっていない人のことを「しらふの酔っ払い」としばしばAAメンバーたちは呼んでいる。

　このような見方からすると、アルコール症とは単にたくさんアルコールを飲むことなのではない。だからこそ、アルコール症者特有の性格上の問題に本人

が気づき、治療しなければ、飲酒量を減らすこともできない、と AA では言われているのである。AA の治療論に多くの人がついていけなくなる理由の一つが、完全断酒の必要性にある。かつて多くのセラピストたちがアルコール症のことを部分的な心の障害と見なし、あたかもリンゴから腐った部分だけを切り落とすように、飲酒行動だけを患者から除去することができる、と考えてきたが、AA はアルコール症を全人的な問題と見なし、最初に最優先で取り組むべき問題、と主張する。アルコールを断ち切ることは、アルコール症的な生活のあり方から離れるために必要な第一歩なのである。断酒が確実なものとなって初めて、アルコール症者たちは自らのパーソナリティのあり方を変えることに取り組むことができるようになるのだ。

このような AA の理論体系では、ある特定の時点において人が健康であるか不健康であるかは、どちらのシステムがその時、優勢であるかによって判定される。飲酒行動は不健康な生活スタイルを増大させ、結果的にアルコール症者の潜在的な健康に向かう力は劣勢になる。AA で言われているように、アルコール症者たちは霊的に孤立しており、他者とのコミュニケーションは表面的なものにとどまっている。彼らは自分が何者であるか知らない。なぜならその飲酒行動によってアルコール症者の存在は支配され、頭の中も曇っているからである。アルコール症によって、誰かに何かを意味ある形で伝えることなど不可能になってしまっているのである。

ナラティブと生活史

AA の治療理論によれば、精神的・霊的な不均衡状態こそがアルコール症の中核的病理であり、それを是正するために必要な変化とは、単に自己の本質を理解する仕方を変えることではない。自分の過去を他者と分かち合うことも必要とされる。AA が設立された当初から、その実践と理論において生活史は常に鍵となる重要な構成要素であった。生活史を振り返る中で、メンバーたちは自らの経験を語り、最終的にアルコール症をコントロールすることになる一連の流れを伝えることになる。たいていの場合、活発なアルコール症の時期に身体に障害がなかったとしても、少なくとも飲んでいる時、心には障害があったとメンバーたちは語るものである。プログラムを受け入れた後、多くがパーソナリティの変化を体験したと言うが、それは自分自身と世界を理解する仕方が

新しく生まれ変わったことに付随して発生する。

　生活史は多くの場合、比較的同じパターンのことが多く、過去を適切に分析し、構築しながら、結論へとつながっていく。一人ひとりが過去を語ることとは、彼らがアルコール症に対するコントロール力を獲得するための手段なのである。物語を語る中で、アルコール症者たちは自分の人生をよりよく理解し、把握できるようになる。かつて用いていた構造や論理とは異なる仕方で、自らの過去を見られるようになるのである。

ナラティブと愛着

　自らの物語を語る、というスーンの考え方は、愛着とナラティブ様式に関する研究に対しても特別な意義をもっている。メアリー・メイン（Main, 1991）の愛着ナラティブに関する研究は、愛着研究に新しい風を吹き込んだ。もはや子どもたちだけが研究の対象となるのではなく、愛着の問題は成人の精神病理と臨床現場にも適用されるようになったのである。メインらによって開発された成人愛着面接は、語られる中身よりも、むしろ被験者のナラティブ様式が示す形式や構造を重視している。成人愛着面接が開発されるもととなった理論的枠組みによれば、幼少期の愛着スタイルと成人期のナラティブ様式には必ず共通点があるという。メインは、被験者の親や重要な他者たちとの関係性を表すナラティブや、過去の関係喪失体験や別離体験と関連したナラティブを記録し、収集した。

　それらナラティブの分析の結果、メインが同定したナラティブ様式は以下の4つである。

1. **安定・自律型**：被験者のナラティブは一貫性を示しており、どれほど自らの生活史が問題や葛藤を含んだものだったとしても、論理的かつ簡潔に過去とその後の変遷を語ることができる。
2. **不安定・愛着軽視型**：被験者のナラティブは簡素化され、過去についてほとんど何も語ろうとしない。幼少期に関することをほとんど覚えていない、と本人は語るか、あるいは具体例をほとんど挙げないまま、ただ自分の両親は「素晴らしかった」「完璧だった」などと主張し続ける。
3. **不安定・とらわれ型**：被験者はしばしば過去にはまって身動きがとれな

くなっている。とりとめもなく、結論の見えない話を延々と語り続けるが、それはあたかも過去の苦境が今現在も被験者の身に起きているかのように周囲には聞こえる。
4. **不安定・未解決型**：被験者の語りはたいていの場合、中断してしまうことが多く、ナラティブは断片的で一貫性に乏しい。しばしば、上述した他の2つの不安定型ナラティブ様式も同時に含んでいることがある。

フォナギーら（Fonagy et al., 1994）はメインの研究をさらに推し進め、愛着スタイルと、自らを他者との関係の中で考える能力との間には強い関連性があることを明らかにした。それは内省的自己機能（reflective self function：RSF）と呼ばれる能力であり、内的な語りや内省に関する能力を反映している。内的な語りを獲得する、ということは、その人が自分自身と親密になれることを意味している。自己に関する知識は、他者に関する知識や共感の発達ももたらす。RSFという能力は、母が側にいてくれることや、健康でいてくれることを常に心配しなくてもよい安定した愛着関係の中でしか育まれない。子どもが母の側にいながら一人遊びをできることは、安定した愛着と対人関係能力の存在を示唆する一つの所見である、とフォナギーらは述べている。同様に、セラピストのことを常に気にしなくてもよい患者は、たとえ発達段階のどこかに障害を抱え、不安定な愛着関係を背景にもっていたとしても、治療が進むにつれて、他者の存在を前にしてその人自身であり続ける能力を獲得する可能性が高いと言えるのである。このことから、心の発達や感情面での健康に関する重要な原則を導き出すことができる。すなわち、他者に理解してもらい、知ってもらえた、と実感できて初めて、人は自分が何者であるか知ることができるのである。スーンと同じように、フォナギーらも、どのような形式であれ、よい治療（AAや力動的精神医学）に共通する本質とは何かを私たちに教えてくれている。それは発症のメカニズムより症状の意味を問い、患者の症状にその都度振り回されるのではなく、対応の一貫性を重視し、客観的な事実を列挙することよりも患者本人の主観から見たナラティブの表出を促し、患者の機能回復にとらわれるよりも新しい能力の獲得を支援するものなのだ。

治療やAAのミーティングなどの場で生み出されるナラティブは、患者本人の内的世界に役立つだけでなく、対人関係においても一定の機能を果たしている。ある意味ナラティブとは、アルコールや薬物の患者たちが、彼らの生き

ている体験世界の中で、物事が一貫性をもって存在しているという感覚を保持しようとする試みとも言えるのだ。物質乱用者が提示するナラティブを、さまざまな出来事が意味のある順序で構成された一つの表現、と理解することは治療上重要である。他方、ナラティブが対人関係に与える影響に注目すると、それは内的世界とは別の役に立っていることがわかるであろう。ナラティブを患者が語る時、それは語る相手であるセラピストに対して何かを教えたり、感心させたり、懇願したり、何かに誘ったり、試したりする効果があり、場合によってはセラピストを遠ざけることに役立つことさえある。そのため、ナラティブの中で何が語られ、何が語られなかったのかを検討することで、ナラティブの隠れた目的とは何か、という点を明確にすることができるし、そのような分析は治療上役に立つことが多い。ケリー（Kelly, 1963）は「役割固定法」［訳注5］に関する著作の中で、意味のある概念というものは、必ず対比的な概念ももっているものであり、治療的ナラティブも例外ではない、と述べている。ケリーの考え方は、「アルコール症者」や「アディクト」という名称を患者が自分自身に与えることの治療的意義を理解するうえで特に重要である。

患者が自らをアルコール症者と名乗ることの治療的意義

　スーンは、AAミーティングで自らの生活史を語ることの次に重要な回復プログラムの要素として、自らをアルコール症者であると絶えず自己紹介し続ける行為を挙げている。「私はアルコール症者である」と自ら宣言する行為は、一人ひとりのAAメンバーにとって、今は断酒できていても、わずか一杯の酒で過去の連続飲酒状態に舞い戻ってしまう存在であることを絶えず思い出させてくれる。これはごく一時期だけAAに関心をもった人や、AAへの関心が表面的な、あるいは純粋に学術的なものでしかない人々にとっては、非常に混乱しやすいテーマかもしれない。彼らは、このようなある種の儀式的な行為がもっている重要な意義を見落としがちである。AAを批判する人たちは、すべてのAAメンバーが自分たちのことをアルコール症者であると自己紹介することを問題視する。AAのプログラムに参加したことのない部外者は、そのような自己紹介は卑屈な行為であり、アルコール症の負の部分を常に思い出させ

［訳注5］数週間、現実の自分とは逆の性格の人物になりきって過ごすことで、たとえば社交不安などの症状を治そうとする心理技法。

ることにしか役立たない、と解釈しがちである。AAの回復プログラムにおいて、そのような自己紹介が求められることは、絶えず自らを卑下したり、自尊心を失ったりすることとは、実際には何の関係もない。むしろ自らをアルコール症者であると自己紹介するAAメンバーたちは、立ち上がってそのような宣言をする際、いつも自分自身に対して重要なメッセージを伝えているのである。AAに参加しているアルコール症者が自らをアルコール症者であると名乗ることは、一般の人がかつて自分は飲みすぎていた時期があると自己紹介することと比べると、その行為に含まれる情報量は段違いに多い。アルコール症者という用語は、AAメンバーが健康的なしらふの状態を維持し続けたければ、絶対に陥ってはならないものすべて（自己中心的な行動、否定的態度、歪んだ価値観）を意味している。絶えず自らのことをアルコール症者であると定義づける時、AAメンバーは実際にはその逆の状態、つまりは断酒を続けて健康的に回復しつつあるAAメンバーなら誰もが獲得しているはずのものすべてを、間接的に表現しているのである。自らをアルコール症者であると宣言することを互いに聞くたびに、メンバーたちは、アルコール症者とは真逆の価値観、態度、行動を示せるようになった現在の自分を失うには、たった一杯の酒があれば十分であることを忘れないでいられるのだ。

　このような見方に立てば、AAで自らの生活史を語ることによってこれまで生きてきた自らの歴史に意味を見出し、さらにアルコール症を抱える他の仲間たち同士でナラティブを分かち合う体験を通して、愛着の絆は強固になっていくと言えるのである。よい治療関係の場合と同様に、AAにおいても、新たに回復の道を歩み始めたアルコールや薬物のアディクトたちは、自分たち自身とその物質乱用の意味をよりよく理解し、納得できるようになる。そこで語られるナラティブは、AAメンバーたちに対して、支えとなる心の枠組みと、自分の人生の時間は連続的なつながりがあるという一貫性の感覚を与えてくれる。どれほど苦痛に満ちたものであったにせよ、一人ひとりの過去は現在という時間を通して、未来へとつながっていくものなのだということに気づかせてくれる。そして時間の経過とともに断酒断薬の日々が蓄積していけば、やがてアルコールや薬物のアディクトたちは、いかに自分たちの物質乱用が日々の生活を困難にしてきたか、ということだけでなく、自らの愛着形成をめぐる問題がいかに物質乱用へとつながっていったのか、という点についても洞察できるようになっていくのである。

第7章

治療後期の課題

> 私たちのよい気持ちを高めてくれるような人々を周りにもつこと、
> それだけが私たちを健康にしてくれる、と私は最近思うようになった。
> George Eliot（1894）

　断酒断薬することと、断酒断薬を続けることには大きな違いがある。アルコールや薬物のアディクトたちが、持続的で満ち足りた回復の日々を送ることができるように支援するための方法論は、治療初期に断酒断薬を達成するための方法論とはまったく別物と言ってよい。つまり、治療開始後最初の数週間の心理療法において物質乱用者たちが必要としていることと、すでに回復の道を歩み始めて3、6、あるいは12ヵ月が経過してから彼らが必要としていることとは、まったく別物なのである。物質乱用者たちが、他者との愛着関係を作り出し、そして調節するやり方を根本的に変革したいのであれば、まず彼らが過去の飲酒や薬物の使用といった行動とは絶対に両立できないような、新しい行動や価値観、そして態度を身につけることが不可欠である。12ステップのプログラムやその哲学に馴染み、溶け込むことは、そのような変革の過程において重要な位置を占めている。心理療法を長期的にうまく利用していく方法を学ぶことも、回復過程におけるもう一つの重要な課題である。

感情は自己発見とセルフケアのために不可欠である

　治療後期の過程全体を定義するとしたら、それは物質乱用者たちが共感的な愛着関係を確立することに成功するとともに、彼らが自らの感情と慣れ親しむ

よう支援する過程ということができる。アルコールや薬物のアディクトたちが、物質乱用の前兆として自らの感情に気づくことができるようになり、自分自身の感情と向き合えるようにならなければ、自己破壊的で自己破滅的な行動から逃れることなどできないであろう。物質乱用者たちの多くは、自分自身のケアをすることも、自らの自己破滅的な行為から自分自身を守ることもできないものである。物質に依存している者たちは、自らの感情を名づける能力を欠いているか、能力が十分に育っていないがために、自分が疲れているのか、気分が悪いのか、空腹なのか、不安なのか、あるいは落ち込んでいるのか、しばしば気づくことができない。アルコールや薬物の乱用歴だけでなく、彼らは通常、他の健康を害する習慣も実にたくさん抱えている。彼らの多くはひっきりなしにタバコを吸うし、まったく運動しないか、体を壊すくらい運動しすぎるかのどちらかである。食事の内容もバランスが悪く、リラックスして自分のペースで生活を楽しむ、という能力がほとんどないと言ってよい。このようにセルフケアが破綻しているがゆえに、彼らは自らの感情に気づくことも、警戒することも、心配することもできない。そして自傷行為や自己破壊的行動に抵抗したり、それらを回避したりするために不可欠な恐怖心ももつことができないのである。

　カンツィアン（Khantzian, 1999）は、あるインタビューの中で、物質乱用者たちがセルフケアとは真逆な悪習慣を抱えていることに初めて気づいた時のことを、こう語っている。

　　ケンブリッジ病院で行われていたメサドン置換療法［訳注1］にやってくるヘロイン依存の患者たちの診察を、私が担当し始めた時のことです。薬物を加熱して煙を吸い込んだり、直接口から飲んだりしていた患者が、静脈注射で薬物を摂取するように変わっていくのを目の当たりにして、私は反感と同時に、どうして患者はそんなことをするんだろうと興味ももちました。薬物を静脈注射で摂取するようになることを、「注射針の世界に足を踏み入れる」などと当時呼んでいたものです。そんな患者たちと診察室で会うたびに、「自分は医者なんだから、患者に薬を注射したり、採血したりすることには慣れているけど、しかし自分自身の静脈に注射針を刺すなんて、考えた

［訳注1］ヘロインの代わりに作用時間が長く依存性が低いメサドンを投与する治療プログラム。

だけでも気持ち悪いし、第一危険きわまりない」などと心の中では密かに考えていました。……実際には、そのような考えを直接患者に言うわけにはいきませんから、来る患者全員に対して、初めて静脈注射で薬物を使った時、彼らが何を感じ、考えていたのか、尋ねることにしました。……私が初めて静脈注射で薬物を使うのであれば、その行為の重大性を相当心配すると思うのですが、患者たちの反応は、そのような心配のレベルとは著しくかけ離れたものでした。彼らはたいして何も考えていなかったし、感情面での反応をまったく体験していなかったのです。静脈注射することがどれほど危険な行為であるか、気づくことさえできないという事実は一番極端な例なのですが、似たようなことを、その後ヘロインのアディクトたちと出会うたびに、私は繰り返し目にしてきました。たとえ患者が断薬していたとしても、自分の命や健康に関わる行為について、事前に心配もせず、しっかりと考えることも、意識しておくこともできないままだと、どういう結果がもたらされるか、という点について何度も話題にして話し合うことが、アディクトたちの場合不可欠なのです」(p.11-12)。

アディクトたちは、子どもの頃に不十分な養育しか受けてこなかった者が多く、また彼らの親がアルコール症者だったり、子ども時代、家族全体が機能不全に陥ったりしていた場合も多いことから、危険で自己破壊的な行動がもたらす結果を正しく評価する能力も不十分なままなのである。アディクトたちは絶えず、破壊的で危険をもたらしかねない状況に自らを置いてしまう。不満だらけで機能不全に陥っている対人関係こそが、彼らにとっては正常な関係なのである。カンツィアン（Khantzian, 1982）は、このようなセルフケアに関する能力の欠如を、生育歴の発達過程から生じたものと考えた。マーラー（Mahler, 1968）や他の発達理論の研究者たちに依拠しつつ、カンツィアンはこう主張している。「それらの事実は、親による適切な養育や保護がいかに発達論的に重要であるか、つまり子どもの発達早期に提供されなければ、セルフケアという心の働きが確立されることもない、ということを示唆している。そして養育や保護が極端に欠けているか、あるいは極端に過剰だった場合、セルフケアという能力が発達するうえでいかに破滅的な結果がもたらされるかも、私たちに教えてくれているのである」(p.589)

ルーシーは10年以上の断酒歴をもち、AAにも積極的に通っていたが、性被害を最近受けたことを契機にカウンセリングを受けようと思い立った。性被害を専門とするカウンセリングセンターで彼女の初回面接を行ったカウンセラーは、ほとんどの被害者でみられる典型的な反応パターンが現れていないことを心配し、アルコール症と心理的トラウマのサバイバー双方を専門とするセラピストに診てもらったほうがよいと彼女に勧めた。

　紹介先のセラピストが待合室に続くドアを開けた時、患者が20代後半の若くて魅力的な女性だったことに驚いた。彼は、10年以上も断酒しているという病歴から、もっと年上の女性を想像していたのである。ルーシーは礼儀正しく、かつ明るい態度で自己紹介をした。彼女の話し方は穏やかで簡潔だった。彼女が表す感情は、性被害を受けて間もない人にしてはやや抑制的すぎる印象はあったものの、それは理解できる範囲であり、状況にそぐわないものではなかった。気分はどうか尋ねてみると、ルーシーは肩をすくめて、無理やり力弱く笑顔を作って見せた。「まあ、私はこれまでもっとひどいことも経験してきましたから」

　セラピストの心配げな反応を見ると、ルーシーは安心させようとして、身を乗り出して彼にこう語った。「どうか心配しないでください。あの日の夜起きたことは、確かにつらいことだったけど、私はとても強いタイプの人間なんですよ。私の心はそう簡単には壊れないの」

　その後、ルーシーは彼女の人生を通して起きてきた出来事を、順を追って語り始めた。そしてその内容は、確かに「これまでもっとひどいことを経験してきた」という彼女の言葉が正しいことを証明していた。彼女は、長年自分の人生がうまくいっていないことを悩んでいて、実は数年前から心理療法を受けることを考えていたことを告白した。「自分の過去と向き合うために心理療法を受けるよう、私の背中を押してくれた、という点では、今回の被害体験も意外と悪いものじゃなかった、ってことになるかもしれないわ」

　その後数ヵ月間の経過で、ルーシーが暴力的なアルコールのアディクトだった母と、性的誘惑を繰り返す父との間に育ったことが明らかになっていった。彼女が思春期になると、父は自分の性的欲求を彼女に強要する見返りに、彼女に薬物を与えたのだった。「私のお父さんは、確かに私のことを性的に利用してたけど、少なくとも優しかったし、私のことを気にかけてくれた。母のほうは、とにかくひどかった。酔って怒り出すと、私と妹をすぐ殴

ってたしね」

　ルーシーが置かれていた境遇は悲惨なものだったが、彼女が一連の出来事を語る際には、ある種の誇らしい感情が伴っていた。16歳の時、父に対して虐待をやめないのなら警察に訴えると脅し、その後二度と薬物をやらないために、すぐにAAに参加するようになったことを語った時の彼女の口ぶりは、あたかも自分の強さを褒め称えるかのようであった。しかし彼女のその後の人生においても、男性とは虐待的な関係の連続だった。「でもね、どの男との関係も、何が起きたとしても、私はちゃんと対応してこられたし、最終的にはいつも関係を断ち切ることができていたんです」

　治療が進むにつれて、セラピストは彼女が対人関係で示してきた破壊的なパターンや、彼女の愛着スタイルを支配してきた「ルール」にルーシーが気づくことを手助けしていった。ルーシーがほとんどセルフケアの能力をもっていなかったことは、両親のもとで彼女が繰り返し体験してきたネグレクトや虐待、性的搾取を反映していた。そしてルーシーが受動的に振る舞い、危険な男たちや状況に対する警戒心に乏しかったことは、彼女の防衛的な心のあり方を示唆していた。それは次のような考え方に基づいていた。「私の身に何が起ころうと、誰も気にしてくれないし、誰も私を助けようとも守ろうともしてくれない。だから何が起ころうとどうでもいい（これは「自分の存在などどうでもいい」という思いの裏返しである）。何が起ころうと、たいしたことではない（「自分はたいした存在ではない」の裏返し）」。彼女が自分の欲求より、他者の欲求を優先しがちな傾向は、誰の保護も助けも必要としていないことを誇りに思う彼女のアイデンティティをいっそう強化することになった。その結果、ルーシーは危険を回避することに失敗し続け、ある種の人々や状況は危険をもたらす、ということを教えてくれるサインを、しばしば見逃してしまうことになったのだ。

　ルーシーが、アレドール（Aledort, 2002）の言うところの「英雄ポジション」を手放せるようになるまでには、何年もの治療を要した。彼女が「自分に合わない生き方」を放棄するためには、まずルーシーが自己犠牲や、自尊心の主要な供給源として、トラウマにひたすら耐える、という能力を必要としないような、新しいアイデンティティを獲得する必要があった（たとえば、サイズの合わない靴や、きつすぎるジャケットを身につけている人のように、患者は「自分に合わない生き方」に自らの体を無理やり合わせようとする。無理に自らの体を合

わせようとして、確かに体は順応するが、代償も伴う。「合わない生き方」に順応してしまった結果、「本来自分に合った生き方」[たとえば適切な応答をしてくれて、愛情や思いやりのある人との関係]を逆に避けるようになる。なぜなら「自分に合った生き方」のほうが正常だと感じられなくなっているからである)。

　回復後期の時期は、アルコールや薬物のアディクトたちのセルフケア障害を援助することが重要となる。その理由として、確かにアルコールや薬物の再使用を防ぐことは治療経過において常に主要な目標であるが、再使用はしばしばセルフケアが困難であることと関連しているからである。物質乱用者たちは通常、自らの内的世界を制御し、それが不安定になったり、混沌状態に陥ったりすることから自らを守るために、自分の感情を内的世界の変化を教えてくれる予兆や先導役として利用することができない。このような情動の制御障害は、「感情を言語化して同定することができず、不安や抑うつ状態を体験しながら抱えることができず、感情を調整することもできない……そして軽躁状態や恐怖症、不安症、パニック状態や情動易変性などの極端な情動の表出」(Khantzian, 1982, p.590)といった形で表面化する。患者が再び乱用物質に手を出し始めれば、ただでさえ乏しい彼らの自己制御能力はさらに悪化していくだけなのである。

治療後期における再発

　回復への道のりは、感情を表出することと感情を抱えることの絶妙なバランスの上に成り立っている。感情の状態が急激に変動することは潜在的に破壊的な結果をもたらすため、物質乱用者たちが十分に断酒断薬期間を保てるようになり、感情が安定し、自らの愛着スタイルの欠損を詳細に検討することに耐えられるようになるまでの間は、彼らが感情を調整できるように、援助者は細心の注意を払わなければならない。治療初期の段階でアルコールや薬物の使用が再発してしまう要因は無数にあるが、治療後期における再発は、主として次の２つの互いに関連した状態が原因となることがほとんどである。つまり、潜在的に再発のリスクを高めるのは、物質乱用者があまりに急激に、あまりに楽し・い気持ちになるか、あるいはあまりに嫌な気持ちになるか、のどちらかなのである。

あまりに急激にあまりに楽しい気持ちになることは、かつての自己愛的防衛メカニズムが復活しているサインである。もしそのような感情が無意識のまま放置されていると、いずれ物質乱用者はこのように考え始めるものである。「もう問題なんかなくなった。自分は特別な人間だ。他の連中とは違うんだ」と。誇大性と自分自身に対する特別感は、アルコールや薬物のアディクトたちを物質乱用から守ってくれる謙虚さをむしばみ、腐食させる効果をもっている。断酒断薬を通して、彼らは創造力や心のエネルギーを統制し、意志の力のもとに服従させることができるようになるのだが、誇大性の高まりとともに、彼らは再び何事かを達成し、成功させる自らの力を見出すことになる。アルコールや薬物のアディクトたちにとっては、あらゆる失敗や過ちを完全に自分のせいだと決めつけ、自分を厳しく叱責することと同じくらい、あらゆる成功体験をすべて自分の特別な才能と結びつけて考えることも日常茶飯事である。彼らの仕事上の成功体験が積み上がるにつれて、アルコールや薬物に酔うのと同様に、彼らは成功という酔いの世界へと簡単に陥っていく。そして「重要なこと」であまりに忙しくなると、彼らはAAミーティングをさぼるようになり、やがて「自分はAAの連中とは仲間になれない」とか、「もう自分には何も問題なんかない」とすぐに考え始めるようになる。節酒や週末だけの薬物使用に何度か成功してしまうと、ますます自分のことを「他の連中とは違う存在」であると自画自賛するようになる。やがてきたるアルコールや薬物の連続使用までのカウントダウンは、この段階でゆっくりと、しかし確実に始まっているのである。

　あまりに楽しい気持ちになることの対極にあるのが、回復中のアルコールや薬物のアディクトたちが、あまりに嫌な気持ちにあまりに長い間曝露される場合である。物質乱用者たちは確かに断酒断薬を維持することはできるが、通常、持続的に断酒断薬していると、多くのアルコールや薬物のアディクトたちは不快な抑うつ状態を経験するものである。そして当分の間はそこから解放されることなどまずないと言ってよい。たとえ12ステッププログラムに取り組んでいたとしても、彼らが心の平安と穏やかな満足感を得ることは難しい。そのため、彼らが単に「やせ我慢しているだけ」なのか否か、援助者は次のように注意深く評価することが必要となることが多い。患者は本当に回復の道を歩んでいるのだろうか？　つまり、彼らは12ステッププログラムに取り組み、AAミーティングにちゃんと参加しているか？　AAでスポンサーを見つけている

か？　誠実に自己探求に取り組み、AAのホームグループに積極的にメンバーとして参加しているか？　それらあらゆる努力を払っているにもかかわらず、12ステップのプログラムに取り組んでいる者たちが、日々つらい気持ちを抱え続けていることも稀ではない。断酒断薬しても、AAに参加しても、それは長期的な利益をただちにもたらすわけではない。むしろ（アルコールや薬物の使用という）自己治療によって得ていた心の安らぎが奪われた、という感覚しかないものである。ゆっくりと、しかし確実に、二度とアルコールも薬物もやらない、という堅い決意は、彼らの日々の生活を支配する絶え間ない抑うつ気分と絶望によって徐々に浸食されていく。やがて、彼らは断酒断薬などどうでもよくなってしまう。なぜなら彼らは人生そのものに、意味ある目標をもてなくなるからである。「もうどうなってもいい」という投げやりな無関心さを抱えるようになると、回復途上にあるアルコールや薬物のアディクトたちにとって危険な段階に入ったと言ってよい。「もうどうなってもいい」状態のすぐ先には、「どうせこれ以上悪くはなりっこないんだから、ちょっとくらい飲んだっていいだろう」という状態が待っているのだ。

アンヘドニア（無快感症）とアディクション

　アルコールや薬物のアディクトたちが治療を開始する段階では、アルコールや薬物が彼らにもたらしてくれた束の間の休息期間を除いて、何かを楽しむ、という能力は長年の物質乱用によって欠落したままの状態になっている。新米のセラピストは、アルコールや薬物のアディクトたちが、そもそも喜びや快感、あるいは幸せを体験する能力をもっていないことに、早々に気づかされるであろう。アルコールや薬物だけが、唯一、苦痛に満ちた感情の状態から解放され、少しでも満足を感じることを可能にしてくれる手段なのである。クリスタル (Krystal, 1982) は、このようなアディクトたちの特徴が生み出された要因として、幼少期のトラウマ体験の結果、「この世の終わり」的な思考パターンにとらわれているからである、と考えた。彼らはあの耐えがたかった幼少期のトラウマ状態が、いつか再び戻ってくるのではないか、と常に恐れているのである。彼らは常に活動的に走り続けなければならない。少しでも歩みが遅くなると、あの滅亡の日がやってくる、と恐れているからである。クリスタル (Krystal, 1982) は、アンヘドニアに注目することがアディクションの治療にお

いて重要である理由を、以下のように論じている。

　快感や喜びを感じる能力を患者たちにどう育んでいくか、ということについては、ほとんど何も私たちは知らないのである。このことは、たとえばアルコール症に苦しんでいる医者など、アルコール症を抱えた専門職の患者と関わっていく際に、特に深刻な問題となる。彼らは重度の強迫性、すなわち「仕事依存症」とアンヘドニアの両者を、問題飲酒行動の背後にもっていることが多い。アルコールや薬物は、彼らが自分自身を機械のように極度に制御する生き方を維持するためにしばしば用いられる。彼らの多くは、長期にわたって専門職として、あるいはビジネスマンとしてのキャリアを非常に高いレベルで成功させ続ける。彼らが示す「卓越した」現実適応能力は、実際には「操作的な」生活スタイルの一部に過ぎないのである（p.615）。

治療後期に気をつけること

　セラピストはまず愛着関係の力を梃子のように使って、物質乱用者たちがアルコールや薬物をやめる責任を自らの心の中に取り込むことを支援する。そしてその次の段階は、物質乱用をもたらしてきた心の内部の欠損を彼らが受け止め、それを克服することを支援しなければならない。この作業は、通常、物質乱用者たちがある程度長期間、物質の使用から離れ、認知機能が安定化し、感情の易変性が制御された後でなければ不可能である。治療後期の段階になって初めて、自らの感情を制御するために物質を使用してきたことと、彼らが愛着に困難を抱えてきたこととが互いに関係し合っていることを分析し、理解することが容易になるのである。

　しかしそのような理解は、セラピストが解説したり、あるいは本人が洞察したりすることで得られるのではない。それは愛着関係がもたらす情動制御力から生み出されてくるものなのである。もちろん対話は、愛着体験において重要な部分を占めている。しかし、ただセラピストが説明するだけでは、愛着を通した変化の過程を必要な高みへと持ち上げることができないのである。「話すことは、素敵な大脳新皮質の技術である」とルーイスら（Lewis et al., 2000）は言う。「だが、心理療法は感情を司る心の部分、すなわちもっと古い脳の領域である辺縁系と密接な関係がある。患者たちはしばしば説明に飢えている。な

ぜなら彼らは、解説などといった大脳新皮質が生み出した巧妙な仕掛けが自分たちを助けてくれる、と考える癖がついてしまっているからである。しかし、洞察は心理療法における映画館のポップコーンのようなものだ。患者とセラピストが一緒に手を取り合って向かうところ、両者がともに旅をするその行程全体が、映画なのである」(p.179)

治療同盟の重要性

アディクションだけでなく、それ以外の精神障害を対象としたものも含めると、心理療法の技法には数え切れないほどの種類がある。ある治療法のほうが他よりも有効である、と主張する内容のさまざまな臨床研究が行われ、これまで無数の論文が書かれてきた。MATCH研究プロジェクト（Project MATCH Research Group, 1997）［訳注２］はその中でも最新の大規模臨床研究であり、物質乱用者たちの治療を成功させるためには、どのような患者側の条件が最も重要であるか、答えを出そうと試みたものである。研究に当たって、特定の治療法を提供する際には、セラピストの活動が偏りなく標準化されるように、細心の注意が払われた。そして比較研究のため、それぞれ異なる治療法を実施する際に共通の条件も設定された。しかし、このように臨床研究の精度を上げるために研究者たちが熱心になればなるほど、セラピストが一人の人間であり、治療的変化をもたらす中心的な人物であることさえ除去してしまう、という避けがたい落とし穴に直面することになる。セラピスト個人の条件は、それが治療の成功に寄与する最大の条件であるにもかかわらず、研究の過程で犠牲になってしまう可能性があった。残念なことに、臨床研究によって有効性が証明されている数多くの心理療法はどれもが、セラピストのことを、学会で定められた診断基準に基づく主要な精神障害だけを対象に治療技法を実行に移すロボットのような個人として位置づける傾向が否めない。それは、熟練の臨床家が提供する心理療法とは対極にあると言ってよい。後者の場合、心理療法は他者と濃密な対人関係に入り、その感情を追求していく行為に他ならない。そして診断名は、治療が進展するにつれて自在に変化しうるものである。セラピストとの治療関係は、標準化して実施された心理療法と同じくらい、経験的にその有効性

［訳注２］アメリカで1989年から８年計画で実施された、アルコール症者の治療反応性に関する大規模多施設調査研究。

が証明されている、という事実だけは誰も否定できないであろう。

　さまざまな臨床研究の成果を総合してみると、良好な治療同盟、あるいは安定した愛着こそが、どのような心理療法においても、治療の成功をもたらす最高の予測因子であることが繰り返し示唆されている。治療同盟がもっている力について語ることは、愛着の絆の重要性を強調することでもある。そしてこのことは、アディクションの患者を相手にしている時に、特に真実であると言えるし、また治療同盟を維持することは、物質を使用する患者を相手にしている時に、特に困難であると言える。ストーン（Stone, 1996）は、多くの患者たちはセラピストたちを「試す」ことをやめられないという。なぜなら彼らは過去において、最初の養育者たちから受けてきたことと同じトラウマ（通常はよい子でないことを理由に見捨てられたり、罰せられたりすること）を、現在においてセラピストから受けるかどうか確かめたいからである。

　物質の使用が愛着関係に悪影響を与えることを考慮に入れると、アディクトと治療同盟を結ぶことが、あたかも滑りやすい坂を登るような困難な課題であることは明白であろう。神経毒性をもつ化学物質を患者が使用していると、人と絆を作る能力や、他者と持ちつ持たれつの関係を結び合う能力が浸食されてしまうだけではない。アルコールや薬物のアディクトの行動は、危険で、時には致命的ともなりうる結果をもたらすことがあり、それに対処するため、治療同盟の力を修復不能なほど傷つけてしまうような重大な決断をセラピストが下さなければならない場合もありうるのだ。

　　　ハンクは32歳の男性で、2人の幼い子どもたちと妻と暮らしている。今回、その妻が夫婦カウンセリングを希望して彼を連れてきた。最近、彼のアルコールを飲む量が増え続け、何度も失業を繰り返しているからである。初診時、妻はすでに半年間、アラノン［訳注3］に通い続けており、「もし夫がアルコール問題に何も対処しようとしないなら、離婚も辞さない」と宣言した。ハンク自身はすぐに自分のアルコール症を認め、こう付け加えた。「俺の父親も何年もAAに通っていたよ。長いこと、俺もあの父親と同じだとは気づいていたんだ。ただ、それに対して何とかしなきゃ、とまではこれまで思っていなかっただけなんだよ」

［訳注3］アルコール症者を抱える家族だけを対象とした自助グループ。いわばAAの家族版であり、AAと同じ12ステップに基づいたプログラムを用いている。

そしてハンクは、妻が家を出ていかないことを条件として、自分はAAに通うことにすぐさま同意した。妻は、彼がAAと同時に心理療法も受けるのであれば、離婚の申し立てはしない、と約束した。双方とも、夫婦カウンセリングを受けるためにセラピストのところに通い続けるよりは、ハンクだけが個人カウンセリングを受け続けるほうが負担は少ない、という点で一致した。

　その後の半年間で、ハンクの抑うつ状態も、結婚生活も、そして就職状況も劇的な変化を遂げることになった。妻の叔父に当たる人が、自分の経営する会社にハンクを誘ってくれたため、そこで働くようになったのだが、わずか3ヵ月の間にハンクは高い業績を上げて、たちまち営業担当部長にまで昇進したのだった。毎週心理療法を受け、毎日AAのミーティングに参加することは、彼が築いた新しい生活に欠かせない習慣になっていた。しかし、徐々にハンクは毎週の心理療法をさぼるようになり、しばしば診察予定時間の直前にキャンセルの電話をしてきたり、あるいはまったく連絡もなく来院しない日もあった。予約どおり来院した場合も、遅刻することがほとんどで、診察中もどこか注意散漫な様子であった。断酒が続いているかどうか彼に尋ねると、ずっと飲んでおらず、AAミーティングにも積極的に通い続けている、という答えが返ってくることが常だった。そしてセラピストに対して、「今までの人生で一番気分がいい」と強調するのだった。

　やがて診察に来ない頻度が上がり続け、ハンクから何の音沙汰もないまま1ヵ月が経とうとした頃、ある晩、セラピストに彼の妻が取り乱した様子で電話してきた。

　「先生、聞いてください。もちろん、先生には守秘義務があるから、私の夫との心理療法の内容について何も私に話せないことは知っています。でも私の話を聞くだけならいいでしょう？　今、ハンクは私の目の前でソファに座っています。ベロベロに酔っ払ってます。彼も先生に電話していいって言ってました。夫の飲み方は完全に抑えが効かなくなってます。このところ幻覚も見えるって言ってますし、このまま離脱せん妄［訳注4］になっちゃうんじゃないかと心配でたまらないんです。でも夫は病院になんか行かないって言っているし、もう私どうしたらいいかわからなくって」

［訳注4］アルコールが体から抜け始めた頃に生じる重度の意識障害のこと。しばしば夜間不眠と興奮状態、幻覚症状を呈し、激しい脱水のため、未治療のままだと死に至ることもある。

「ハンクは私と話せそうですか？」セラピストは尋ねた。

しばらく間を置いて、妻が電話口に戻ってきた。「ダメみたい。今の状態だと、誰ともまともに話すことなんてできないわ。でも夫は、私が先生と話し続けていいって言ってました」

「お二人とも、明日の朝一番に私の診察を受けにくることはできませんか？」

「夫は首を横に振ってます。嫌だって。誰とも話したくないって」。妻の声から、彼女が緊急事態に直面してパニック状態にあることは明らかだった。「私の叔父とハンクの両親と一緒に、明日先生のところに行ってもいいですか？　夫のお父さんもAAのプログラムを受けていて、今すぐ私たちが何か行動に移さないと、このままだとハンクは飲み続けて死んじゃうって言うの。でも私たちはみんなどうすればいいか全然わかんないし、もう怖くて気がおかしくなりそうなの」

セラピストは答える前に、しばらく躊躇した。直面している微妙な倫理的ジレンマについて考えていたのだった。「ハンクに聞いてもらえませんか？私が明日朝、奥さんたちと会ってもいいかと」

するとハンクが電話口に出て、呂律の回らないままこう答えた。「もちろんだよ、せんせ。せんせが誰と話そうが、俺は全然知ったこっちゃねえよ」。電話は床に叩きつけられたようだった。

「ごめんなさい、先生」。妻が電話口に代わった。「今、ちょうど夫が電話を床に落としちゃったの。明日朝、うかがいますし、もしハンクも来られそうな体調なら連れていきます」

翌朝、ハンクの妻たちとセラピストは会った。妻が語ったハンクの行動から判断すると、セラピストから見ても、ハンクの飲酒は生命の危機にまで及ぶほどの恐ろしいレベルに達していることは明白だった。セラピストは、ハンクの上司でもある妻の叔父を含めて、来院した家族全員に対して、今後彼らがとりうる選択肢について、ただちに詳細な説明を行った。そして順を追って、セラピストは遠方の病院で専門の治療プログラムを受けさせるまでの手続きを説明した。家族は皆、提示された案がどうやら最善の策のようだと同意した。すべての酒類を自宅から捨て去り、車の鍵は安全なところに隠した後、ハンクの両親も妻も、これなら今後24時間、ハンクが飲酒せずに済んで、次の診察は受けに行けるはず、と安心したのだった。

第7章　治療後期の課題　195

土曜日の朝、家族はハンクを緊急で設定された診察の場に連れて行った。事前の計画どおり、家族はスーツケースにハンクの荷物をすべて詰め込み、航空券も確保し、入院申込書と医療保険に関する書類の準備もすべて整っていた。診察場面では、ハンクがセラピストの診察室から、直接、専門病院に向かい、自らの意志で治療プログラムに入らない限り、妻は離婚すると迫り、叔父はただちに解雇すると警告した。二日酔い状態のハンクは後悔の涙を流しつつ、その場で同意した。

　5週間後、ハンクは治療プログラムを終えて戻ってきた。そして入院していた病院で指示されたとおり、彼はセラピストのところに電話をかけてきた。電話での数分間の会話は双方ともぎこちなく、最後にハンクは、何日かしたらまたかけ直して診察の予約を入れます、と述べて電話を切った。

　ハンクが予約を入れたのは、それから2週間後であった。診察場面では、ハンクはどこか警戒している様子で、口数も少なかった。しかし、その次の診察の予約を入れて、その日の診察は終わった。その後2ヵ月の間、セラピストは半強制的な入院という介入を選択したことによって傷ついた治療関係を修復するために、あらゆる努力を払い続けた。ハンクの断酒とAAミーティングへの参加が安定していくにつれて、セラピストに裏切られた、という怒りの感情にも、彼は向き合えるようになっていった。彼の心の傷は、セラピストの決断によって、むしろ彼の命が助かったのかもしれない、と気づくことで癒えていった。何ヵ月にも及ぶ苦しい作業ではあったが、治療同盟に生じた亀裂は最終的に修復されたのだった。

　長期にわたって満足できる対人関係を確立する能力を欠いていることは、初期の愛着体験の質と直接関係があるという (Main, 1996)。愛着志向療法とは、患者の内的作業モデルの中に表れている愛着スタイルを誘発し、探索し、統合し、そして変容させる方法論と定義しうる。対象関係論によれば、内面に取り込まれた自己と対象の表象の双方とも強い感情を伴っており、それら内面に取り込まれたものは、人が内的体験を外的世界に投影しやすい傾向を生み出しているという (Ogden, 1982)。投影性同一視という心理的メカニズムによって、私たちは外的世界にいる他者たちを、自分たちが内的世界で抱えている期待に沿うよう強制し、誘導し、挑発する。それはいわば「人生の台本」なのであり、ある種の自己実現的予言である。ある人の内的な期待や体験に外的な世界が合

致し、期待どおりとなるように、その人の対人関係までもが予言に従って突き動かされていく。逆説的だが、投影性同一視によって、馴染み深い体験が誘発されることにより、倒錯した安心感が生み出される。なぜなら、馴染み深い体験は、世界の一貫性を求める欲求や衝動を満足させ、一時的にせよ、不安を軽減する効果があるからである［訳注5］。

いずれ物質乱用者たちは自らのパーソナリティの病理や、健康的で親密な対人関係を作り出し維持する能力に欠けていることに向き合わなければならない。そしてセラピストは、物質乱用者たちが幼少期に発展させ、自らの性格構造に同化していったところの病的な養育誘発行動に気を配り、その存在を常に意識しておかなければならない。それは治療後期の段階になると、特に重要な焦点となる。なぜなら、健全な対人関係を築けないことが、アルコールや薬物を再使用し、物質乱用中心の生活に戻ってしまう主なリスク要因だからである。カンツィアンら（Khantzian et al., 1990）が指摘しているように、「当初、患者を治療へとつないだ原因は薬物の使用だったのだが、薬物を手放すだけでなく、自己と世界に関する本人の体験を根底から変えていくことへとつないでくれるものは、パーソナリティに対する治療に他ならない……最終的に、アディクションからの回復につながる王道とは、パーソナリティに対する治療である、と私たちは考えている」

相互性と依存性

物質乱用者が一定期間、断酒断薬を達成しつつある時、成熟した愛着関係も形成されつつあると言ってよい。そのような段階では、過去について分析するのではなく、今、ここで起きている関係性に焦点を当てることが治療上有益で

［訳注5］具体例を用いて解説する。たとえば幼少期に親から慢性的に怒りをぶつけられてきた成人患者の場合、自らの内面に取り込まれ、蓄積した怒りは、向き合うにはあまりに耐えがたいため、周囲の他者に投影される。つまり、自分が親など周囲に対して怒っているのではなく、周囲の他者が自分に対して怒っている、と一方的に決めつけ、その人は周囲を責めることが多くなる。他責的な対人パターンは、当然周囲にその人に対する反感を生み出し、結果として幼少期に親から怒りをぶつけられたパターンと同様に、その人は周囲からも怒りをぶつけられることになる。怒りをぶつけられる、というパターンは本人にとって馴染み深いものであり、「周囲の人は誰もが自分に怒りをぶつけてくる」という人生の法則、あるいは世界の一貫性がそのようなパターンの体験を通していっそう強化されていく。それは「幼少期に体験した世界は、大人になっても変わりがない」という倒錯した安心感と、一過性の不安軽減効果を本人にもたらすことになる。

ある。断酒断薬期間が延びるにつれて、物質乱用者たちが離脱症状や渇望にとらわれることも減ってくるため、治療初期の頃よりも満足度が低く、むしろ負担感の大きい治療的介入にも患者は耐えられるようになっている。その段階における治療の究極の目標とは、アルコールや薬物のアディクトたちが対人関係において親密さを形成する能力を育むことである。まずは治療関係の場でその能力が生まれれば、関連した対人関係のスキルも幅広く適用できるようになり、治療の場を超えて、現実世界の中でも応用可能となるのである。

　対人関係において親密さを形成する能力を育む過程は、きわめて地味な作業である。ルーイスら（Lewis et al., 2000）が指摘しているように、それは「大脳辺縁系にまつわる、あっちを引っ張ったり、こっちをいじったりといった、細かく面倒な体験の積み重ねである」。

　　患者との情動調律ができるセラピストは、患者の大脳辺縁系が生み出す引力におびき寄せられることがある。セラピストは単に患者の生活における感情について聴いているだけではない。セラピストと患者の両者ともに、そこで語られる生活を生きているのである。患者が語る感情の世界は重力のように、セラピストを彼自身の世界から患者の世界へと引っ張っていくが、それは当然のことである。腹の据わったセラピストなら、担当患者といつもほどよい関係であり続けようとは思わないものである。なぜなら、そのようなことは不可能だからだ。患者の感情の世界が、たまたまセラピストとのほどよい関係を望んでいる場合なら、確かに双方はそれを体験できるだろう。実際には、セラピストは自分自身の世界をつかんでいる手を放し、内容がどのようなものであれ、とにかく患者の心の中に描かれている関係性へと、目を大きく見開きながら漂い、吸い込まれていくしかない。そして患者の心の中は漆黒の闇の世界で、セラピストにとって最悪の関係性が描かれている可能性さえあることを覚悟しておかなければならない。セラピストに選択権などない。なぜなら患者の心の世界の外に居続ける限り、セラピストはその世界に何ら影響を与えることができないからだ。患者の心の世界の勢力圏に足を踏み入れれば、セラピストは未知なる牽引力を感じることになるだろう。患者の世界の中で、セラピストは一時的に牽引力に抵抗することもあるが、それは単に牽引力を観察するためなのではない。むしろ牽引力を変容させ、最終的にはそれを打破するためである。セラピストと患者の間に形成される親密

さによって、大脳辺縁系レベルでのコミュニケーションが生まれる。そうして初めて、心理療法は患者の世界の中で行われる究極の作業となるのである (p.178)。

　有能なセラピストならば、担当患者の投影性同一視が生み出す感情の渦に完全に巻き込まれることなく、患者と感情レベルで関わることができるものである。「この広大な世界への探検に出ることができないセラピストは、担当患者の本質を把握することなど不可能である。セラピスト自身が、人はこのように感じるべきだ、という思いにとらわれている限り、患者自身が実際に何を感じているのか、ということについて患者を誤った理解へと導いてしまう可能性がある。セラピストが自らの大脳辺縁系で感じ取ることをやめてしまったら、本来患者の感情に反響すべきところで、推論してしまう、という致命的な置き換えが生じてしまうであろう」(Lewis et al., 2000, p.183)
　治療の最終段階に入ると、患者にとってセラピストは変形性対象として機能するようになる。それは患者と絶えずコミュニケーションを繰り返す関係にあり、古い自己が新しい自己へと変形していくことが可能な場を提供する役割を果たしている。古い自己［訳注6］と新しい自己［訳注7］はシェインら (Shane et al., 1997) が提唱した概念であり、それは関係性の構造体を説明する際に用いられる。関係性の構造体とは、心の中に取り込まれたさまざまな他者や関係性に関するイメージを組み合わせたモデルであり、他者とつながることを制限するような古い関係パターンに影響を与えているものである。
　物質乱用者が陥りやすい効果的ではない愛着から、他者との衝突が起き、結果的に疎外と孤立がもたらされる。このような典型的なサイクルを変容させるためには、自己にまつわる新しい感覚が確立されなければならない。物質乱用者の自己感覚は、「古い他者と関係している古い自己」と結びついたままであってはならない。むしろ愛着体験を通して、過去とは異なる新しい他者との関係性を反映したものへと、自己感覚を変形していかなければならない。シェインら (Shane et al., 1997) は、そのような自己変形体験に関わる3つの異なる関係性の構造体を挙げている。

［訳注6］幼少期にトラウマを体験した時の自分。
［訳注7］過去のトラウマから解放された治療後の自分。

1. **古い自己と古い他者**：自己と他者は、過去のトラウマ的な関係性に基づく対人パターンを反復する形で体験される。それはすなわち、トラウマを体験していた古い自己と、トラウマの加害者であった古い他者との関係性である。この構造体はシェインらの理論では、いわゆる転移を意味している。
2. **古い自己と新しい他者**：古い自己は、自らを主として過去の馴染み深いトラウマ体験と結びついたものとして理解しようとするが、他者のことを変形性の対象［訳注8］として少しずつ体験するようになる。この新しい他者は、過去のトラウマと関連した対人パターンに基づく存在ではなく、基本的には患者の自己が少しでも健康になるよう配慮してくれる存在として最大限体験される。そして、そのような体験を生み出すために、安定した愛着や感情の制御、情動面での反響、情動調律、そして共感などといったあらゆる方法が、新しい他者によって用いられる。変形性対象の主な役割の一つは、古い自己による投影性同一視に巻き込まれない、という点にある。古い自己は過去のトラウマと関連した対人パターンを再現しようとするが、新しい他者は、それに抵抗することができなければ、変形性対象とはなりえないのである。
3. **新しい自己と新しい他者**：新しい自己は、トラウマと関連づけられた過去に結びついていないまったく新しい形で、自己と他者を体験する。新しい自己が成熟していくと、新しい他者のことを対人関係において分かち合いができる他者として体験する能力も高まっていく。そしてそれこそが、成熟した相互性が生み出されていく過程の最終段階なのである。

　自己は愛着を通して提供される親密さ、という発達の次元で形成され、成熟していく。疎外された患者の自己に接近し、愛着関係を結ぶ能力を生み育てていくことは、治療上不可欠な作業である。なぜなら過去のトラウマ体験によって自己と他者との関係性は破壊されてしまっているため、そのような治療的接近によって初めて、自己と他者との結びつきの再生に向けた発達の過程を再活性化することができるからである。患者の自己がセラピストとの愛着関係を通していったん活性化されれば、そして患者を取り巻く環境が一貫して支持的

［訳注8］過去のトラウマに縛りつけられている患者の心を変化させ、過去から自由になることを促進するような他者を指す。

で、修復促進的なものであり続ければ、患者に新しい自己が立ち現れ、発展し、成熟していく一連の過程は完成するであろう。そして、古い関係性の構造体が新しい関係性の構造体へと置き換えられていくことにより、かつて自らをトラウマ体験から保護することを目的として、必要悪として作り出された古い自己との結合関係も次第に消失していくのである。

　AAにおいても、回復のために自己の変形が必要であることは昔から認識されていた。AAのプログラムでは、大半のアルコール症者が一時的になら、飲酒を自力でやめること自体は不可能ではないと語られている。真の問題は、飲酒をやめることなのではない。飲酒をやめ続けること、やめ続けながら人生に意味と満足を見出すことにあるのだ。あらゆる種類のアディクション的行動から回復しつつある多くのアディクトたちは、自分たちの人生は無意味で空虚であると口にしてきた。1930年代にAAが設立されるまで、断酒しているアルコール症者たちにとっての最大の苦悩は、酒のない人生が空虚に感じられることにあった。AAがその創生期からアルコール症者の物語を通して証明してきたことは、アディクションから真の意味で回復するためには、患者の心が変形しなければならない、という点にある。変形とは、数ある心の変化の形式の中でも最も複雑なものであり、その人が何を信じ、自らの人生をどのように生きるか、という点で根底から方向性が変わることを意味している。AAを初めとする黎明期の治療プログラムは、ある種の宗教的な雰囲気を醸し出していたがために、その熱心な参加者たちは、アルコール症から「救済された」かのように部外者には見えることさえある。そのような雰囲気は、大半のアルコール症者たちが回復を維持し続けるために不可欠な、心の変形の産物なのである。

治療のまとめ──愛着障害としてのアディクション

　アディクションを愛着障害という観点から見ることは、治療上重要な意義をもっている。以下に愛着志向型のアディクション治療の指針となる原理原則をまとめておきたい。

1. 愛着理論は、人が自らの感情を単独で調節できる、という神話から決別する。人は、程度の差こそあれ、誰もが互いの感情を調節し合う役割を果たしている。

2. 愛着は、他の欲動から説明される二次的な現象に還元されない。群れを形成する他の哺乳類と同様に、ヒトも他者を必要とするようにもともと生物学的に作られている。進化の過程で、親と子の近接性を促すような生物学的メカニズムが、自然淘汰によって選択されてきた。脅威やストレスに襲われる環境下で、養育者を自らの側に惹きつける能力があったからこそ、ヒトという種は生存してこられたのである。

3. 安定した愛着は人を自由にする。最初期の愛着体験が強固であればあるほど、それだけ人は外部から情動を調節してくれるものを調達しなくてもよくなる。そして心の健康は、財産や権力と同じように、特有の吸引力をもっている。つまり、それをもっていればいるほど、社会生活を送っていくうえで必要なものを手に入れることがますます容易になっていくのである。距離感がほどよい養育者によって適切に愛され、情動面での応答を受けてきた人は、発達の過程を通じて安定した自己を獲得していく。子どもたちが他者から絶えず関心と愛情を受け続けてきたならば、他者から応答性を引き出す能力や自信が、その子どもの中に生み出されるであろう。その結果、成人になってからの対人関係もより満足のいくものとなり、生きがいも高まるであろう。そして、感情を調節するためにアルコールや薬物などに頼る必要性も低下していくであろう。

4. 非機能的な、あるいは不安定な愛着スタイルを形成した人は傷つきやすく、乱用物質や他の嗜癖的で強迫的な行動などといった、外部の情動調節手段に頼りがちである。親密で長期的な対人関係をもつことは、人間性の欠かせない一部であり、長期にわたって満足のいく関係性を確立する能力を欠いていることは、最初期の愛着体験の質と密接な関係がある。

5. 長期にわたる物質乱用は、脆弱な人の脳を変容させる。したがって、アディクションは自己修復の試みであるとはいえ、それは害を呼び寄せる誤った方法と言うことができる。乱用物質の有害な薬理作用により、もともと抱えている愛着と対人関係における困難感は増大し、乱用初期の頃には残存していた対人関係の能力もいっそう低下していく。

6. 健康的な形での情動制御能力を獲得しない限り、アディクトたちはたとえ一つのアディクションから離れたとしても、いずれ別のアディクションに取って代わられるパターンを繰り返す。つまり、逆説的だがアディ

クトたちは、乱用物質と愛着関係を結んでいる限り、情動を調節してくれる他の何らかのアディクションを見つけ出すことが常にできてしまうのである。

7. 治療初期の課題は、アルコールや薬物のアディクトたちが自らのアディクションの対象（すなわち乱用物質）から離脱することにある。対人関係もアディクションの対象となりうることから、物質乱用者たちは、安全な恋人や友人たちと、そうでない人たちとを見分けることも学ばなければならない。さらにアディクトたちは、投影性同一視と反復強迫のメカニズムによって、彼らが過去に受けてきた対人パターンを、現在の他者たちも本人に対して繰り返すように、いかに無意識に他者たちを挑発してしまうか、についても学ばなければならない。

8. アディクションに対する治療後期の課題は、患者の内的作業モデルを変容させ、彼らの親密な対人関係を導いている暗黙のルールを健康的なものへと変えていくことにある。そのような観点から治療を見た場合、それはどこかの段階で発達が止まってしまっている脆弱な人に対して、修復的な体験の場を提供することなのである。パーソナリティの病理も治療の対象として、相互性や葛藤解決の能力が確立されなければならない。愛着関係を結んだり、自己対象から応答してもらったりすることを求める気持ちは、発達の一時期だけに生じるものなのではなく、生涯を通じて存在し続ける。したがってアディクション治療の究極の目標は、以下のような課題を達成することに他ならない。

(a) 原初的な欲求は、心の構造の構築を促進するような形で満たされるようになる。

(b) 原初的な欲求は、より成熟した方法で健康的な欲求を満たすことに取って代わり、自己機能を最適に保つために自己対象を求め続けることを、本人が受け入れられるようになる。

(c) 心の健康とは、自己の欲求を満たすために、周囲の自己対象を適切に用いることができる状態である、と理解できるようになる。

(d) 最終的には、小さな心の傷つきや、他者からの侮辱などといった自己愛の傷つき、あるいは共感不全の状態からも、すぐに立ち直ることができるようになる。

第8章

愛着と治療同盟

> 心理療法の上達のために一番必要なのは、
> クライエントとつながる能力を磨くことであろう。
> Lambert & Barley（2001）

> 相互性と仲間意識によって、人生最上の瞬間がやってくる。
> Will Durant（1926）

　心理学や心理療法において、治療同盟の重要性を支持するもの以上に、エビデンスが強固な領域はないと言っても過言ではない（Beutler, 2000; Horvath, 2001; Norcross, 2001; Strupp, 1998）。セラピストが治療同盟を確立する力量は、治療が功を奏するための要因として最も重要であると示唆する研究のエビデンスは数多くある（以下本章を参照）。フロイトの初期の論文まではるか遠くさかのぼれば、莫大な数の研究や、歴代の専門家たちによる見解の蓄積が、セラピストとクライエントが作り出す作業同盟がさまざまな形で治療成果の決定因となり、それがきわめて重要であることを示唆している。セラピスト側および患者側のさまざまな愛着スタイルに関する最近の実証的研究では、同盟関係が治療において失敗したり成功したりする過程について、新しい知見を生み出しつつある。

　そのような知見は、アディクトたちと関わっていくうえで、治療をどのように進めていけばよいか、私たちに教えてくれることが多く、重要な意義をもっている。愛着志向療法（Attachment-oriented Therapy：AOT）は、対人関係と暗黙の（インプリシット）ルールに焦点を当てているが、そのルールは、真の意味で親密なあらゆる関係性に内在している、人を変える力を導くものである。物質乱用やすべての嗜癖的に誘発された行動は、ある意味で、その人が親密で近しい人間関係から満足を得ることが困難なために、代償的に行われる行動と解釈

できる。したがってアルコールや薬物のアディクトたちと治療同盟を結ぶことは大変難しいと同時に、大変重要なことと言えるのである。

愛着志向療法の原則

　治療同盟は、どのような種類の心理療法のアプローチにおいてもよい治療効果の予測因子であることが明らかになってきているため、あらゆる種類の心理療法に共通する包括的な因子として関心が高まっている。ゆえに AOT は、あらゆるモデルの心理療法から心理学的思想にまで及ぶ、「汎理論的な」アプローチと見なすことも可能である。この観点から考えると、AOT は治療アプローチというよりは、むしろ治療に対する態度である。セラピストの介入のための技法や理論モデルにはそれほど大きな関心を置いておらず、むしろ、誰が治療に参加するのか、そしてどのように治療関係を保つのかということこそが大きな関心事なのである。どのような治療理論であっても、それがどれほど洗練され、堅固な科学理論に基づいていたとしても、その治療効果は結局のところセラピスト次第である。セラピストが何をするかよりも、セラピストが関係性の中で適切な情緒的雰囲気をどのように作り出すかのほうが重要である。なぜなら情緒的雰囲気によってこそ、患者が治療という冒険に参加しようとする動機が促進されるからである。コフート (Kohut, 1977) は、個人の発達早期における病因の発端は、両親の子育ての具体的な方法よりも、むしろその家庭の情緒的雰囲気と関連していることを指摘している。同じ意味で、良好な治療成果に影響を及ぼすものは、治療を担当するセラピストが特定の治療技法を実践することなのではなく、むしろ適切な治療的雰囲気の創造なのである。

　AOT の指針に従った治療は、自立こそが精神的健康や成熟の印であると見なす、古典的な精神力動的発達モデルの偏った見方とは距離をとっている。ボウルビィとコフートが示唆しているように、正常な発達とは、依存から自立への移行のことを指しているのではない。むしろ、未成熟な依存から成熟した相互依存関係、あるいは相互性への移行のことを指しているのである。このような視点の転換は、特に物質乱用者たちの治療において重要である。アルコールや薬物のアディクトたちが他の人々に対して成熟した依存関係を確立することを支援することは、治療上、明らかに重要な意義をもっている。物質乱用者たちが乱用物質に頼ることは、もともと彼らがもっていたわずかばかりの情動調

節に関する能力をさらにむしばんでしまう破壊的な依存なのであり、そのような依存の仕方を手放すためには、成熟した依存、あるいは安定した愛着関係の調整力が絶対的に必要なのである。アルコールや薬物のアディクトたちにとって自立とは、より正確に言えば反依存なのであり、それは物質乱用者を自己愛的な立ち位置と孤立へと推し進める原動力となる。そして、自己愛と孤立はあらゆるアディクションの過程の礎石となるものである。

　愛着理論にとって、精神的な健康や成熟とは、対人関係に頼らなくなることなのではなく、むしろ相互依存性へと移行できる能力のことである。そして患者との関係性を保持し続けていくことこそが、愛着理論の治療モデルが目指す主たる目標である。患者が治療から離れてしまったり、セラピストに対して怒りをぶつけてきたり、あるいは治療そのものに対して回避的になってしまった時、セラピストが患者との関係性の中にとどまり続けるためにするべきことは、患者にしがみつくことなのではなく、患者が愛着関係を結ぶことに対して抱えている恐れや、対人関係におけるさまざまな困難さについて共感的に理解し続けることである。どの対人関係にも必ずついてくるギブアンドテイクの関係性を患者とうまく結んでいくことを通して、やがてアルコールや薬物のアディクトたちは、より繊細な治療関係を味わい、そこから満足を得られるようになっていく。最終的に、物質乱用者たちは治療関係の中で体験することができた繊細な対人関係を、治療の枠組みの外で、より幅広い他者との相互性という形に移行させることを学んでいくことになるのである。

　相互性は、双方にとって何らかのよい点をもたらす成長促進的な関係性と定義できる。それは相手に巻き込まれたり、共依存的になったりするという意味ではない。それは相手がどのような体験をしているのか知り、理解しようと努力することである。相互性という関係性は相手がアディクトであろうとなかろうと当てはまることではあるが、ジェフリー・ロス（Roth, 2002）が「アディクションは孤立の病である」と述べているように、相互性をもつ能力はアルコールと薬物のアディクトたちにとって特に重要なものである。互いに尊敬し、信頼し合う雰囲気の中で、他者に共感的に関わってもらうことによって、アディクトたちの疎外感や孤独を減らすことが可能になる。このような意味での相互性の中で、関係し合うそれぞれの人たちは同時に情緒が調整されていくのであり、情緒の調整なくして、感情の安定も精神的な健康もないのである。ルイスら（Lewis et al., 2000）はこう述べている。「完全なる精神的自立なるものは、

結局のところ空想の産物に過ぎない。……安定とは、自分を上手に調整してくれる人を見つけることであり、そしてそのような人々の側に居続けようとすることなのである」(p.86)

どのような心理的介入であっても、関係性をさらなる成長へと動かしていくものでなければならない。これから詳述していくが、治療を成功させるための鍵は、あらゆる治療関係の中で生じうる、避けがたい患者との衝突を克服していくセラピストの能力と技術にある。愛着と相互性に基づく理論モデルは、物質乱用者がもっている対人関係を回復させる能力（リジリエンス）を重視している。意見の不一致や衝突があっても、アディクトたちが他者とつながり続ける能力とは何だろうか？　治療同盟に亀裂が生じた時に、どうしたらアディクトたちがセラピストとの関係をより早く修復できるのだろうか？　AOT は、あらゆる長期的な愛着関係でみられる対人関係の満ち引きに注目する技法なのである。

この治療的アプローチは、患者との関係にセラピストが巻き込まれすぎてしまったり、患者の幼児的要求を満たそうとしてしまったりする問題がありうることを想定しているが、セラピストが患者に関わりすぎてしまう逆転移の危険性を重視する古典的な精神分析モデルとは異なるものである。AOT はセラピストが患者と十分に関わっていないことや、患者との心理的距離が遠すぎることを問題視する。つまり、AOT とは新しい心理療法的な技法ではないし、新しい心理理論でさえない。むしろ AOT は、心理療法を提供する際の新しい原則、と言ったほうがよいであろう。AOT では、関係性と相互の尊敬、信頼、そして責任をより重視している。患者が治療関係により深く、真摯に入ってくる時、患者とセラピストは互いに相手を大切に心に抱き、理解し合うだけではない。自分自身も大切に心に抱き、理解できるようになる。そしてそれは関係性の中でなければ、孤立していては、絶対に達成できないのである。

他者と自分自身について親密に語り合う、という発達上の課題は、必ずしもすべての成人が達成できることではない。他者との関係の中で自分がどのような感情をもっているか、言葉で人に伝えるスキルは、多くのアルコールや薬物のアディクトたちが持ち合わせていないものである。自分自身について知り、その知識を他者に伝えるには、自らの感情を言語に置き換える能力を必要としている。そして発達過程でそのような能力を獲得するためには、内的言葉（インナースピーチ）、あるいはミアーズ（Meares, 1993）が言うところのセルフ・ナラ

ティブ［訳注1］を獲得しなければならない。愛着理論は、特にメアリー・メイン（Main, 1995）の研究と、彼女が開発した成人愛着面接を通して、小児期の愛着状況と成人後のナラティブ形式との間には関連性があることを明らかにした。フォナギーら（Fonagy et al., 1994）は内省的自己について論じているが、それは他者との関係性において自分自身について考える能力を指しており、親密な関係性のために必要不可欠なものである。ナラティブを用いて自らの過去について正確に振り返ること（洞察）は、自分自身を知り、他者を知るために鍵となる重要な因子である。ホームズ（Holmes, 1996）が言うように、「インナースピーチを獲得することは、自分自身と親密になる、ということでもある。自己に関する知識は、他者に関する知識と同時並行で形成されていくものなのである」(p.14)

このような AOT の治療原則に関する理解の助けとして、以下に症例を提示したい。

　アンドリューがアディクションのグループ療法を希望して来院した時、彼はすでに5年以上断酒を続けており、AA にも積極的に通所していた。グループに参加して数週間が経過した頃、アンドリューの語り方の残念な癖が、グループの司会者にも他のメンバーたちにも明らかになっていった。彼は参加しているグループの中で、今、ここで引き起こされた自らの感情について、他者に言葉で説明することが恐ろしく不器用だったのである。他のメンバーたちの苦痛な体験や物語に対しては、アンドリューは優しく共感的に受け止めることができていたのだが、過去の体験の話から離れて現在の体験について語り合わなければならなくなった途端に、他者と言葉を交わすことができなくなってしまうのだった。このようなアンドリューのナラティブ形式は、いつも決まった話だけをすれば済んでしまい、「言いっぱなし聞きっぱなし」が原則の AA ミーティングに長年参加してきたために作り出された可能性もあった。とにかく自分自身についてアンドリューが語り出すと、もはや対話が成立しなくなってしまうのである。過去に自分が体験したつらい歴史を延々と事細かに語り続けるため、他のグループメンバーたちは集中力

［訳注1］安定した母との愛着関係のもとで3～4歳の子どもが遊びながら口にする独り言を記録する研究を通して、ラッセル・ミアーズが提唱した概念。子どもが自らの感情を言語化する過程を指す。

が途切れ、上の空になってしまうのだった。誰もがアンドリューのつらい過去を聞いて同情を感じることはあったが、深い共感を彼に対してもつことは困難だった。初めてグループに参加したメンバーが詳しく自己紹介しようとすることに、他のグループメンバーが慣れていないことが問題だったわけではない。それ自体は決して珍しいことではなく、新規参加者が他のメンバーたちに自分のことを知ってもらうため、自らの病歴を少し長めに語ることはよくあることだった。アンドリューの問題は、彼が自分のナラティブの世界にはまり込んだまま、出てこられないことにあった。彼はいつも同じ内容の話を一字一句違わず繰り返すのだった。やがて他のメンバーたちは退屈し始め、アンドリューに対して無関心になるか、お定まりの返答（たとえば「それは大変だったね。子ども時代、苦労したんだね」「君がそんな仕打ちを受けたなんて信じられないよ」など）だけしかしなくなってきた。そのため、他のメンバーたちがアンドリューの話し方でどんな気持ちに自分たちがさせられたのか、という点に意識を向けるようグループの司会者は一貫して介入し続けた。司会者役を務めていたセラピストは、メインによるナラティブ形式と愛着の研究を知っていたため、語られている歴史的な真実と、語り方が伝える（ナラティブの）真実という2つの違いを分析することができたのだった。アンドリューが語っている中身ではなく、彼のナラティブの形式に焦点を当てることにより、アンドリューがあれほど自分の過去にこだわっていることの意味を、他のグループメンバーたちやアンドリュー本人に理解してもらうことができた。アンドリューが、過去がもたらした心の痛みや傷に愛着を持ち続けたのは、それによって潜在的に養育者的な存在となりうる周囲の人たちから保護的な愛着行動を呼び起こしたい、という願望があったからである。ここでのグループの司会者の介入を通して、次のような重要な教訓を得ることができるであろう。つまり、セラピストは患者が何を語るか、というだけでなく、彼らがどのように語るか、ということに注目することによっても、治療的役割を発揮することができるのである。

アディクションと作業同盟

愛着理論が心理療法一般に、そして特にアディクションの治療に適用される際には、治療において患者にどのようなアプローチをとる必要があるかという

問題に対して、幅広く重要な意味合いをもっている。愛着理論は新しい理論というよりは、対人関係一般、特に発達途上にある子どもに愛着が与える重要な発達上の機能や、愛着が成人にもたらす重要な調整機能に関する新しい考え方なのである。

しかし、どれほど治療において患者と作業同盟を確立する能力が重要であったとしても、それだけでは、大半の患者たち、特にアディクションの障害に苦しむ患者たちが呈しているジレンマのほとんどは解決不可能である。よい理論を学び、堅実な訓練を経て、理論に基づく心理技法を正しく適用することも不可欠である。しかし結局はランバートとバーリー（Lambert & Barley, 2001）が示唆しているように、セラピストが患者に語りかける能力こそが患者に愛着への能力を生み出し、作業同盟の確立をもたらすのである。そしてそれがなければ、患者の側にほとんど治療的影響を与えることなどできない。いくら理論を学んだとしても、愛着関係が作り出されていなければ、セラピストはその理論が教える心理技法を適用する機会をもつことなどできないであろう。ストラップ（Strupp, 1999）は以下のように、理論と心理技法、そして治療同盟を確立する能力の三者を統合することがいかに重要であるか説明している。

　近年私は、心理技法を使いこなせることこそが、有能な心理療法家の証明であると考えるようになっている。それら心理技法には、治療目標の達成に向けて人間関係を巧みに管理する技術、と私が呼んでいるものも含まれている。私の考えでは、そのような技術は治療に関する理論によって下支えされており、理論はセラピストが介入する際の道しるべとなるのである（カート・ルーインがいみじくも述べているように、よい理論以上に実践的なものはないものである）。私たちがヴァンダービルト１という研究（Strupp & Hadley, 1979）で経験豊富な心理セラピストと、臨床の訓練は受けていないが心優しい大学教授とを比較した際、大学教授たちが頻回に次のような感想を述べていたことは、一つの象徴的な所見であると言ってよいだろう。数時間に及ぶ「治療」（私はあえてカギ括弧つきにしている）の後、大学教授たちは「患者と話すネタが尽きてしまった」と語っていたのである。つまり、大学教授たちは治療という海の上で漂流していたのであり、海のように膨大な治療の題材をどう整理し、処理していけばよいか、まったくわからず途方に暮れていたのである。ヴァンダービルト研究の最終分析において、心理療法の理論が満たすべき条

件を検討した際、中身は比較的単純なものでもかまわないが、少なくとも患者の「問題」が何であるのか、そしてその問題を緩和軽減するために何がなされるべきか、という2点について説明できるものでなければならないことが導き出された。同じ意味で、セラピストは患者の精神病理の詳細や心理的防衛機制の性質、発達歴、そして人間のコミュニケーションがいかに気まぐれで法則どおりにいかないか、という点について熟知しておかなければならないのだ (p.35)。

　ストラップが提示した心理理論の条件に従えば、愛着理論は、アディクションという問題について、ある個人が情動を調節してくれる健康的な対人関係を確立することができないことの結果であると同時に、それに対する対処行動である、と説明することができる。そしてそれに対する解決法、あるいは「問題を緩和軽減するために何がなされるべきか」という点については、愛着理論は、まずセラピストがアルコールや薬物のアディクトたちにアディクションの対象から離脱するよう促すことが必要であると説明している。なぜなら、そうしなければ患者が治療や回復のほうと愛着関係を結ぶことができないからである。そして、アルコールや薬物のアディクトたちと愛着関係や治療同盟を作り出し、それを維持していくためには、アディクションという疾患に関する一連の特別な知識と技術が不可欠である。それらを欠いていれば、ストラップらが行ったヴァンダービルト研究における心優しい大学教授たちのように、セラピストが「海の上で漂流してしまい、膨大な治療の題材をどう整理し、処理していけばよいか、まったくわからず途方に暮れる」ことになってしまうであろう。
　以下の症例を通して、アディクションの病歴をもつ患者の初診時に、一見すると無関係で膨大な情報をセラピストが整理していく際、愛着理論がどのように役立つか説明してみたい。

　　スーザンは以前ニューヨーク市内でセラピストの治療を受けていたが、最近昇進してシカゴ市内にある本社の管理部門に異動することになり、当院に紹介されてきた。以前のセラピストは紹介状の中でスーザンのことを激賞しており、最近5年間の治療的努力によってコカインのアディクションと、小児期の心理的・身体的虐待を克服し、大きく進歩したことが書かれていた。

「しかし」とそのセラピストは但し書きもつけていた。「彼女には一つだけ長年の悩みの種があり、なかなか克服できないままでいます。それは買い物依存で、彼女は常に借金を抱えているのです」

初診に現れたスーザンは、全身完璧なファッションに包まれていた。仕立てのよい黒のアルマーニのスーツに、フェラガモのハイヒールを履き、腕には金色のロレックス、そして細い肩には流行のコーチのレザーバッグをかけていた。背が高く、やせていて、魅力的な外見のスーザンは、高級ファッション誌に出てくるモデルの生き写しのようであった。

と同時に、彼女の感情は嵐のように混乱していた。

発狂しそうなほどの苦悩に押しつぶされている様子で、彼女は最近の転居や異動先の仕事、実父の死去、彼氏との別れ、そしてニューヨークのセラピストとの別れが、すべてどれほどのストレスを自分に与えてきたか、落胆の表情を見せながら語っていた。彼女の顔は緊張しており、疲労も明らかだった。セラピストとほとんど視線を合わせることはなく、指先を見てみると、神経質に爪や皮膚をかきむしっているのか、出血の痕跡も多数認められた。彼女は十分な睡眠も食事もとっておらず、AAミーティングにも参加していなかった。

「最近は運動さえできなくなっちゃったの」と彼女は嘆いた。「それだけは、コカインにどっぷり浸かっていた最悪の時期でも絶対にやめなかったことだったのに」

「なぜ運動をやめてしまったんですか?」とセラピストは尋ねた。

しばらく床を虚ろに眺めた後、こう答えた。「たぶん、外に出たくないんだと思うの。こんな惨めな自分の姿を誰にも見られたくないから」

「あなたは孤立していますね」とセラピストは伝えた。「それはアディクトにとって致命的です」

「わかってるわ」。スーザンは視線を床から戻し、セラピストに対して弱々しげに微笑み、うなずきながらこう答えた。「自分のこと、もうどうしようもならなくなっちゃったみたい。ただ働き続けることしかできないの」。スーザンは少し間を置いて、首を振りながらこう続けた。「そして買い物を続けること」

セラピストは話そうと口を開いたが、スーザンは間髪を入れずにこう言葉を続けた。

「もうクレジットカードの限度額いっぱいに使っちゃってるの。あるデパートからは支払いを要求する手紙が届いてるし、別の一社からはクレジットの口座を閉じるって通告されちゃってる」。顔をしかめながら、スーザンはこう言った。「いっそ口座を閉じちゃってほしいわ。5万ドルの借金があるんだから」。そして両手に顔を埋めた。「こんなことになっちゃったなんて、本当に信じられない」。そして顔を上げると、憎々しげにセラピストをにらみつけた。「デパートって、以前付き合っていた薬物の売人よりたちが悪いわ。デパートではお得意様になると専属の販売担当者がつくって知ってた？たとえば最新のアルマーニが入荷したら、私に電話してきて、優先的に商品を見せてくれるって言うのよ」

「なんだかまるで、コロンビアから最新の高純度コカインが届きましたって売人が連絡してくるみたいですね」

「そのとおりよ！」スーザンは両手を堅く握りしめた。「すでに5万ドル借金を抱えているっていうのに、やつらはいまだにクレジット限度額を上げましょうか、とか言ってくるの。金を貸すことには、とにかく優しくて理解があるって感じ」

「どうして販売担当者からの電話に、あなたは出続けてしまうんでしょうね」。セラピストはこう尋ねたが、もちろんどんな答えが返ってくるか、想像はついていた。

スーザンの顔には深い悲しみが広がっていた。「わかってるの。バーバラっていう私専属の販売担当者がいるんだけど、彼女は本当に優しいのよ。もう私に電話かけてきてくれる人なんて、彼女くらいしかいないの。彼女は少なくとも仲良くおしゃべりできる人だし。それが彼女の仕事だってわかってるのよ。だけど彼女はきっと私のことを気に入ってくれてるんだって、本当に思ってるの。彼女となら話せるから」。目には涙が溢れようとしていた。「本当に悲しくてしょうがない。こんなに私、惨めな立場になっちゃったの。誰でもいいから、私に優しくしてくれる人を求めているなんて」

「私はあなたが惨めだなんて、全然思いませんけど。誰もがそういう欲求をもっているんです。誰か自分に優しくしてくれる人を求める気持ちを」。セラピストは身を乗り出して、身振り手振りを交えながら、こう語りかけた。「問題はあなたが優しさを求めていることじゃないんです。問題は、どこからその優しさを得るか、ということなんです。何年前だったか忘れたけ

ど、昔流行ったカントリー・ウェスタン音楽［訳注2］みたいに、あなたは『いつも間違ったところで愛を探してる』んです」

スーザンは弱々しげに笑顔を絞り出して見せた。「先生の言うとおりだと思う。でもどうして私はこんな状況にはまっちゃったんだろう。どうやったら抜け出せるのかな」

「他のアディクションと同じようにやればいいだけですよ」。セラピストは答えた。「幸いなことに、あなたには過去の実績がある。こういう問題に対処するためのお手本がね。あなたが昔、コカインのアディクションから抜け出した時、何が役に立ったか、覚えているでしょう。それを今度は買い物依存に当てはめればいいだけですよ」

スーザンは顔を歪めながらこう語った。「どういうこと？　何が同じだって言うの？」

「まあ考えてみてください」。セラピストはこう言うと手を広げて、一つひとつ指を伸ばしながら数え上げて見せた。「まず最初の問題として、あなたは自分の感情と、人生のストレスでいっぱいいっぱいになっています。二つ目は、あなたは昔薬物を使ったのと同じ目的で、買い物に依存しています。それはあなたのつらい感情を自己治療するためです。三つ目は、あなたが孤立しているということです。あなたが唯一話ができる相手、唯一接点がある相手は、『売人たち』だけなんです。四つ目は、あなたが自分のやっている行動のことを恥ずかしく思っている、ということです。恥の気持ちを抱えれば抱えるほど、余計にあなたの自尊心と自己評価は低下していくのですが」

スーザンは戸惑いながら、セラピストが目の前に差し出している4本の指を眺めた。そしてゆっくりとうなずいた。「先生の言うとおりかもしれない」

「ねえスーザン」。セラピストはこう語りかけた。「アディクションって、要するに孤立の病なんです。苦痛な感情に対処しようとして、自分一人で頑張ってしまったり、人間以外の何かを使ってそういう嫌な感情から楽になろうとしてしまう。ここ何ヵ月かで、あなたはいろいろな大切な人を失ってきました。あなたを安定させてくれていた人々、あなたの以前のセラピスト、あなたの彼氏、そして以前通っていたAAのホームグループなど、みんな、なくなってしまった。そしてあなたは今、間違った相手を代わりに探そ

［訳注2］ジョニー・リー（Johnny Lee）による1980年の大ヒット曲 "Lookin' for Love" を指している。

うとしています。あなた専属の販売担当者であるバーバラとか、あるいは買い物という行動を使って、あなたが感じている孤独と孤立から気持ちをそらそうとしているんです」

研究と治療同盟

　経験的エビデンスは、熟練の臨床家が日々直観的に理解していたことが正しかったことを示唆してくれている。経験を積み上げ、優れた技術を身につけてきたセラピストは、治療同盟を確立し、維持していくことが、治療成功の最重要な要素として、治癒効果を発揮していることを知っている。なぜなら、特定の心理技法がその治療効果を発揮するための土台となるものは、患者とセラピストとの良質な関係性だからである。このような認識に加えて、アディクションはその人の親密な愛着関係を築く能力に反比例するということ、そして愛着と作業同盟が治療の成功に関連しているというエビデンスが集積しつつあることは、非常に大きな意義をもっている。患者のさまざまな愛着スタイルの違いが、治療同盟を確立する能力に影響を及ぼしており、強固な治療関係が治療の成果に影響を与えるということは、これまでの研究で示唆されている。それら研究成果を手短にここで振り返っておくことは、AOTがアディクションの治療に欠かせない理由を説明するうえで有益であろう。

　1990年代の間、アメリカ心理学会（American Psychological Association：APA）は、一連の調査特別委員会を組織して（Chambless & Hollon, 1998; Chambless et al., 1998; Nathan, 1998; Task Force on Promotion and Dissemination of Psychological Procedures［心理学的手法普及促進特別委員会］, 1995）、まず経験的に支持された心理学的治療の詳細なリストを提案した。そしてこれらの委員会による調査を通して、いずれもその妥当性が承認され、幅広く受け入れられている方法論に基づいて実施された一連の無作為化対照試験において、どのような障害群が特に治療反応性が良好なのか、見つけ出そうとした。経験的に妥当性が証明されている心理療法の手順や、経験的に有効性が支持されている心理技法は、通常、対象が成人に限定されており、また心理セッションの回数も固定されているような、マニュアル化された個人心理療法の形をとっていた。

　このような特別委員会の心理療法に関する調査方法の強みは、それが推奨する個々の心理療法の説明が簡潔明瞭であり、セラピストが「モデルどおり」の

治療を提供しやすかった点にある。逆に、より経験豊富なセラピストたちは、過去に学んだ他のタイプの個人あるいはグループ療法の手法を用いないことが要求されたのである。このような標準化された治療アプローチがとられた理由は、間違いなく特別委員会が研究を優先し、また委員会の研究者たちが臨床試験を実施した経験が豊富だったからである。学術的な臨床試験においては、試験に参加しているセラピストがどのような治療を提供しているのか、研究者は明確に把握できなければならず、したがって治療は標準化されたマニュアルに沿っていなければならないのである。結果的に、経験的に妥当性が証明されているか、経験的に支持されている心理療法という基準を満たすことができる治療的アプローチは、どれも皆、治療マニュアルを読み上げるような代物になってしまったのである。

　厳密な研究手順を適用したことは、特別委員会の研究の一番の強みであるが、それはまた同時にその一番の弱点を生み出すものでもあった。マニュアルによって治療提供者がトレーニングされ、それに従うことでセラピストの活動内容をチェックすることができたわけだが、治療が標準化されるということは、誰もが同じことをする、ということなのである。治療の標準化というアプローチは、よい面と悪い面がある。治療を標準化しようと熱心になりすぎて、マニュアルが微に入り細に入り詳細になればなるほど、一人の人間としてのセラピスト、治療的変化を生み出す中心的な存在としてのセラピストが排除されてしまう、という落とし穴にはまることが避けられないのである。研究における標準化の過程で、セラピストの個人的資質は無視されることになるが、実際にはこの個人的資質こそが、治療成功の成否を握る最大の条件なのである (Norcross, 2001)。残念なことに、多くの臨床研究を通して妥当性が証明されたマニュアル型の心理療法は、やはりマニュアル化された基準に従って診断された精神障害だけを対象としており、そこでセラピストは生身の肉体を剥ぎ取られた存在であるかのように扱われている。ノークロスが示唆しているように、これは熟達の臨床家が提供する心理療法の対極にあると言ってよい。熟達の臨床家は、患者という他者と向き合って集中的に対人関係の問題や感情の問題を追究していく。そして治療が進む過程で、診断名が移り変わっていくことも当然と考える。セラピストと患者との治療関係性そのものも、特定の標準化された心理療法を実施することと同じくらい、経験的に妥当性が証明されている、という事実は誰もが認めざるをえないであろう。

それまでの特別委員会が採用してきた研究手法の偏りや自己矛盾の問題に対応すべく、APAの第29分科会（心理療法分科会）は、経験的に支持しうる治療関係性を研究対象として、それがどのようなもので、どのように定義可能で、そしてどのように臨床の場に応用していけるのか、調査することを決定したのだった。それは過去の委員会が関係性ではなく治療技法を調査対象としたことで、セラピストと患者との関係性という要素が抜け落ちてしまったことの反省に立っていた。数多くの臨床研究や、何百にも及ぶ経験的な調査研究成果を精査した結果、分科会は以下のような結論に至った。

・治療関係性は、個々の心理療法のタイプと関係なく、心理療法の治療結果に一貫して大きな影響を与えている。
・実践的な心理療法のガイドラインは、治療促進的な関係性が発展するようなセラピスト側の振る舞いや資質についても、明確に記述すべきである。
・治療関係性の要素を除外したまま、心理療法の実践ガイドラインやエビデンスに基づく有効な心理療法のリストを普及させようとすることは、重大な問題をはらんでおり、臨床面でも研究面でも誤った結論へとセラピストを導いてしまうリスクがある。
・治療関係性は、個々の治療技法の種類や患者側の特性、そしてセラピストの臨床の質と並んで、治療有効性を決定する因子となる。
・治療関係性を患者一人ひとりのニーズや特性（そして精神障害の診断）などに適合させ、微調整していくことが治療有効性を高める（Steering Committee, and Recommendations of the Division 29 Task Force, 2001, p.495）。

　第29分科会の会長はこう結論づけている。セラピストの人間性や、患者との治療関係性がもっている治癒力は、マニュアル化された心理技法に基づく治療と同程度に経験的に妥当性が認められる。そして、さらに重要な点は、治療関係性が治療結果に与える影響力は、考えられているよりも強く大きいということである（Norcross, 2001）。このことに関しては、以下の文章が第29分科会の立場を代表していると言ってよいだろう。

　あらゆる研究成果に共通する全般的な傾向として、治療前からの患者の特性であるとは説明できない要因のうち、治療結果に影響を与える最大のもの

は、個々のセラピストの資質の違いと、患者とセラピストの間に生み出される治療関係性に関係する因子であった。そしてそれは心理療法の技法や学派の違いとは何の関連性もみられなかった。これこそが、30年以上にわたる経験的研究の主要な成果なのである（Henry, 1998, p.128）。

治療同盟──その本質と重要性

世の中には、治療同盟の重要性を過小評価し、AOTのことを、単なる優しくて感じのよい人と人間関係を結ぶこと、特別なトレーニングを受けなくても誰でもできること、と考える人もいる。実際にはその真逆であり、単なる親切で優しい人は、良質な心理療法を提供することなどできない。単なるカール・ロジャース［訳注3］の焼き直しに過ぎない、と治療同盟の重要性が誤解されないために、ここでいくつか重要な点を確認しておきたい。よい治療同盟を効果的に作り出すために必要なスキルを論じた際、ノークロス（Norcross, 2001）はそのような治療過程に潜んでいる複雑性をこう述べている。「研究によれば、有能な心理療法家とは、治療技法を使いこなし、強力な治療関係性を患者に提供することができ、さらに治療技法や患者との心理的距離感を、患者一人ひとりの性格や病状に応じて臨機応変に調節できる人のことである。それらすべてを達成するためには、長い年月をかけたトレーニングと経験が必要だ。『心理療法なんて誰でもできる』という考え方の対極にあると言ってよい」（p.353）。

ストラップ（Strupp, 1998）がもはや古典とも言うべきヴァンダービルト研究で証明してみせたように、治療途中で患者が脱落してしまったり、治療そのものが失敗に終わる最大の要因は、治療関係性の対処の仕方にある。これは特に、患者側が極度の対人不信や拒絶感、不満を抱えている場合に問題となる。有能で、技術も経験も豊富なセラピストでも、「負の相補性」［訳注4］という問題にしばしばうまく対処できないものである。ストラップはこう説明している。「負の相補性、という用語で私が意味していることは、簡潔に言ってしまえば、ある種の普遍的な人間の傾向のこと、つまり重要な他者に対して、『疾

［訳注3］1902-1987年。アメリカの心理学者で、今日ではカウンセリングの常識となっている非指示的な来談者中心療法を提唱した。
［訳注4］患者とセラピストが互いに敵意を増幅させてしまうことを指す。

病』の原因となっている過去の対人関係の問題を繰り返してしまうことである。そして心理療法はその『疾病』を軽減する試みなのだ」(Strupp, 1999, p.35)。何十年にもわたる研究が教えてくれていることは、心理療法を提供することとは対人関係の過程なのであり、そこで作用している主要な治療的要素とは、すなわち治療関係性の質なのである。この治療関係性に関する総説の中で、ランバートとバーリー（Lambert & Barley, 2001）は、同様の考え方がいかに経験的に強く支持されているか論じ、こう言い切っている。「心理療法の質を向上したいのであれば、セラピストはクライエントと関係性を構築する能力を改善することを学ぶのが一番の早道である」

　幸いなことに、クライエントと関係性をうまく構築できるようになるための要因は、数多く存在している。関係性が構築できれば、強力な治療同盟の確立も容易になり、最終的に治療が成功に終わる可能性も高まるであろう。当然のことながら、患者と関わる際の難しさの度合いは人それぞれである。数多くの研究成果から言えることは、治療同盟を構築する能力とは、単にセラピスト側のトレーニングや経験だけで決まるのではない、ということである。アルコールや薬物のアディクトたちのように、より重度の問題を抱え、低い治療動機づけしかない患者たちのほうが、治療過程へと関与させることがそれだけ難しいのである。患者側の要因もさまざまで、心理療法ごとの条件もまちまちだが、セラピストは次の事実だけは常に意識していなければならない。つまり、良質な治療同盟が治療を成功させる要因となることは、他の条件がどれほど異なっていたとしても共通にみられる現象である、という点である。

　ホーヴァス（Horvath, 2001）は、治療同盟の重要性をある総説の中でこうまとめている。

　　20年に及ぶ臨床研究の成果は一貫して、セラピストとクライエントの治療同盟の質が、治療の結果と関連していることを証明している。そして両者の関連性の強さは、心理療法の種類とは無関係であり、また治療の結果がセラピスト側、クライエント側、あるいは第三者である観察者側から評価された場合も、変わりがなかった。心理療法の経過を通じて、クライエントとセラピストとの関係性は比較的一定であったが、クライエント側の初期の治療同盟に関する発言が、臨床的には予後を予測する最良の因子であると思われる。治療が成功する場合、セラピストとクライエントの治療同盟に関する評

価は時間とともに一致していくものである。最近の研究によれば、セラピストのスキルと性格的な要因の双方が、クライエントと良好な治療同盟を構築する可能性を高めると言われている。セラピストのトレーニングのレベルと、治療同盟の質とは必ずしも相関しないが、熟練のセラピストのほうが病状の重いクライエントと良好な治療同盟を結べる可能性は高いと思われる(p.365)。

　良質な作業同盟が治療結果に与える影響力の大きさを考慮すれば、患者とセラピスト双方がどのような形で治療同盟に寄与しているのか、理解しておくことは不可欠であると言ってよい。そしてそのようなテーマを細かいニュアンスも含めて十分に理解しようとする際には、患者がセラピストに対して抱く陽性転移だけに治療同盟の概念を単純化してしまう、古典的な精神分析の立場を卒業しなければならない。最新の定義では、治療同盟とは、治療上の課題や目標に関して患者とセラピストが合意すること、そして双方の間に信頼関係と受容感、自信という名の絆が生み出されることを指している。しかし、双方がどのような形で治療同盟の形成に寄与しているのか、十分に理解するためには、まずセラピストと患者双方の愛着スタイルを検討しなければならないのだ。

愛着スタイルと治療同盟

　愛着スタイルと治療成果に関する総説の中で、マイヤーとピルコニス (Meyer & Pilkonis, 2001) は多数の研究結果を提示し、愛着スタイルの違いは、治療同盟の強さだけでなく、治療同盟が形成される早さにも影響していることを明らかにしている。セラピストと患者双方の愛着スタイルが、治療同盟の形成に影響する。どちらとも関係性に何らかの寄与をしているが、特に双方がペアになって互いに思いを伝え合う能力の強さこそが、治療過程で必ず生じる関係性の破綻や共感の失敗という事態に耐え、修復していけるか否かを決定する要因なのである。当然のことながら、治療関係において必ず生じる困難な状態を克服する責任は、セラピスト側により多く存在していることは言うまでもない。別の言い方をすれば、心理療法とは、片方の人のほうがもう一方の人より抱えている問題が少なく、望むらくはその少ないほうの人がセラピストであるような二者関係のことなのである。

愛着理論は、臨床を行う際、セラピストと患者双方が治療関係を構築していくうえで重要な役割を果たしていることを特に強調している。このことは歴史上、古典的な精神分析で理解され、定義されてきた転移という概念を離れることを意味している。転移はもはや、主として患者側から生じるものなのではないのだ。転移という概念は、治療という人と人との出会いの中で、セラピストが与える影響の大きさを、より詳細に検討していくうえで修正を余儀なくされている。

　自己心理学や間主観性理論（Stolorow et al., 1987）は、治療的なものであるか否かにかかわらず、2人以上の対人関係で生じる相互作用を理解するための理論的枠組みを提供してくれている。それによれば、すべての心理的現象は、片方の人の主観的世界と、もう一方の人の主観的世界との間に起きる相互作用から生じるのである。片方の間主観的体験と、もう一方の間主観的世界との相互作用から、システムが作り出される。つまり、関係性とは共同で創造されるものなのである。ガンスとアロンソ（Gans & Alonso, 1998）が述べているように、「単純化して表現すれば、私があなたに対して存在する仕方は、部分的にあなたが私に対して存在する仕方を決定している。そして相互作用の効果は弱いこともあれば、甚大なこともありうるのだ」（p.312）。さらに別の言い方をすれば、私があなたに対して存在している仕方と、あなたが私に対して存在している仕方は、あなたがある別の女性と存在している仕方や、私がある別の男性と存在している仕方とは違う、ということなのである。

　治療において、セラピストの間主観的世界は患者の間主観的世界から影響を受け、相互に作用し合い、そして患者側に影響を与える。治療を決定づける多くの部分は、患者がセラピスト自身の感情や思考過程にどれほどの影響を与えるか、という点にかかっている。つまり、治療が成功するか否かは、患者の感情面での要求がセラピストの行動に影響を与えることを、セラピストがどの程度許容できるか、という点にかかっているのである。ブランシャフトとストロロウ（Brandchaft & Stolorow, 1988）はこう述べている。「治療状況においては、誰の目にも明白な病状（そしてその後の経過）は常に、患者側の障害と、セラピスト側のそれを理解する能力の双方によって同時に規定されるのである」（p.251）。表面上、患者が呈する病状は、患者の内側にある病的な精神世界だけから生み出されているのではないのだ。心理療法とは、患者側の愛着スタイル、あるいは転移と、セラピスト側の愛着スタイル、あるいは転移の相互作用

のことなのである。したがって転移とは、患者が「あなたと関係性に入るために私がするべきこと」について命令を下してくる自らの内的作業モデルに合致するよう、セラピストを変えようとする試み、と理解することもできるであろう。セラピストが患者によって変えられれば変えられるほど、両者は逆転移、あるいは患者の投影性同一視の網の中に絡め取られてしまうのである。

　セラピストと患者双方の要因を論じるうえで、しばしば治療同盟や治療の成功につながると理解されているセラピスト側の要因（たとえば対人関係のスタイルや共感性、受容性、一貫性、真摯な態度など）と、患者側の特性（たとえば動機づけ、愛着スタイル、診断名、対象関係、精神病理など）とを区別して考えることが重要である。両者それぞれの要因は、相互に排他的なものでも明確に区別しうるものでもなく、むしろ相互依存的でしばしば重なり合う部分も多い。ストラップ（Strupp, 1999）は、ビュートラーら（Beutler et al., 1994）の言葉を引用してこう述べている。「治療関係を正しく理解しようとするならば、それはセラピスト側の性質だけで決定されるものなのではなく、むしろセラピストとクライエント双方に依存した心理的過程の組み合わせなのである」（p.34）。ビュートラーもストラップも、セラピストの性質と、患者側の性質を区別することの重要性を指摘している。それぞれが治療関係に寄与し合うものの、関係性は双方の心の中に存在している実体のようなものなのではなく、むしろ互いに関与し合う中で生じてくる何か、なのである。もともと抱えている生きづらさや過去の経験から、治療関係を自らの手で作り出すことも維持することもできない患者のために、それを行うことができるセラピストこそが、これまでの研究成果によれば、有能で治療を成功に導くセラピストなのである。そして、抱えている生きづらさが重度な患者ほど、そのようなセラピストから最大限の恩恵を受けることができるのだ。

セラピスト側の役割

　ずいぶんと前の話だが、アーヴ・ポルスターとミリアム・ポルスター（Polster & Polster, 1974）は、セラピストの人間性が心理療法成功の鍵となる重要な要素である、という意見を述べていた。彼らは、最も優れたセラピストは、幅広く人間の感情を表現することができるような、魅力的な人であると考えた。セラピストは優しくも厳しくもなり、真面目になる時も冗談を言う時もあ

り、勇敢な時も用心深い時もある。ポルスター夫妻曰く、セラピストのそのような幅広い感情に患者が長く接していたならば、やがて患者にもよい影響が乗り移っていくであろう。患者は、欲求不満を受け入れ、あるいは呼び起こし、耐え、そして克服できる人と接する機会が得られる。予想外の出来事に直面し、それら欲求不満の感情が現れたとしても隠さずに、危機を乗り越えることができる人間を、いつの日か患者は尊敬できるようになるであろう。しかしそれはセラピストが、最大限に人生を味わってこそ成し遂げられることである。セラピストは恐れや不安、勇気、そして人を頼ることを知っていなければならない。愛することを恐れてはならず、怒りの感情も遠ざけてはならない。セラピストたちは、カール・ヤスパース（Jaspers, 1975）の言うところの「無制限の交わり」［訳注5］をもつ能力、あるいは、アーヴ・ポルスターの言う「触れ合いの玄人」になる能力をもたなければならない。セラピストはフランツ・アレクサンダー（Alexander, 1950）がいうところの「力動的な思考」、すなわち患者が今どのような病状であるか、という点だけでなく、どのようにして患者が現在のような病状を呈するに至ったのかを理解する能力も必要である。そしてまた、セオドア・レイク（Reik, 1952）の言う、「第三の耳」で聴く力［訳注6］ももたなければならないものである。セラピストは常に理解しようと努めるものだが、一方で、患者についてわからないこともあることを素直に認め、それがもたらす患者との緊張関係に耐え、自らの説明や解釈を相手に押しつけないことも重要である。レイクの言うように、「誤解するよりは、理解できないままのほうがよい」。何よりも重要なことは、セラピストが自分自身の、そして患者の感情という悪魔と出会い、うまく付き合うことができなければならないという点にある。マルティン・ブーバー（Buber, 1963）は、セラピストに対する患者からの感情面での要求が時に過剰になることもあり、そのためあえて全身全霊で「病んだ心」の世界に入っていこうと試みる者は決して多くはない、と述べている。そのような試みについて、ブーバーはいつもの雄弁な言葉で以下のように語っている。

　時に、セラピストは自らが行っている治療行為について恐ろしくなることがあるだろう。それは、何か完全に自分ではない他者となることが求められ

［訳注5］歴史や文化の違いを乗り越えたコミュニケーション。
［訳注6］言語の背後にある感情のメッセージを聴く能力。

ているように感じ始める時である。自らの職業に伴う経済的要請とは両立不可能な何か、さまざまな規制を受ける臨床業務にとって、あまりに危険で脅威となるもの。セラピストに求められていることは、正しい方法論的な客観化から特定の症例を抜き出し、自分自身は長年の訓練と実践によって獲得し、保証されている職業上の優位性という役割から一歩前に出て、呼ぶ者と呼ばれる者、という原初的な状況に入ることなのである。両者の間に横たわる深淵は、自信をもってセラピストとしての行動を着実に果たしていくことを求めているのではない。別の深淵、すなわちセラピストたる医師の側の自己、訓練と実践を通して確立された構造のもとに隠されている自我が求められているのだ。セラピストの自我はそれ自身が混沌に取り囲まれており、悪魔的な感情も無縁ではない。しかし悪魔と格闘し、克服することによってささやかな力の恵みを与えられており、絶えず新たな格闘と克服を目指す心構えはできている。そして深淵からの呼び声がひとたび聴かれると、数ある知的職業の中でも最もあらわな姿でその逆説的危機が姿を現す。セラピストに身を任せ、信用している患者と決定的な時間をともに過ごすうちに、セラピストはその系統的かつ方法論的な優位性によって分析する側が支配している心理療法という名の閉ざされた部屋を立ち去り、患者とともに一歩前に出る。自己が自己に開かれる世界の空へと（p.98）。

ハンス・ストラップ（Strupp, 1978）は、治療において良好な作業関係を築く過程について簡潔にまとめてくれている。治療初期のセッションの取り扱いがうまくいくかどうかによって、セラピストと患者の性格が合うかどうかがおおむね決まってくる。しかも、ストラップ（Strupp, 1978）は、セラピストが心理技法を駆使した介入をするためには、良好な人間関係を結ぶことが前提条件になると考え、以下のように述べている。

　あらゆる良好な人間関係、すなわち理解や受容、尊敬、信頼、共感、そして人間的な温かさなどによって特徴づけられるところの相互作用は、役に立つもので、建設的であることは無数の研究成果によって明らかになっている。不幸に見舞われて、意気消沈し、絶望しており、私たちの社会ではメンタルヘルスの専門家による支援が必要であると診断されるような類の問題を抱えている人（患者）に対して、別の人（セラピスト）が上述した良好な人間

関係を提供できるならば、受け取る側が、セラピストが提供するものに応答したり、それを活用したりできる限りにおいて、一般的に「治療的」と呼ばれる成果が得られるであろう。セラピストによっては、まさに良好な人間関係だけでは患者が十分な改善を得ることができない、という段階になって初めて心理療法が始まる、と考える人もいる。良好な人間関係を見つけることが慢性的にできず、見つけられたとしてもそれだけでは病状が改善しない人たちこそ、特に専門家の援助が必要なのである (p.9)。

　ストラップは、患者に変化をもたらすものは、心理技法を用いることでも過去の出来事を分析することでもない、と強調する。そうではなく、今、ここにおけるセラピスト・患者関係において、ありありと過去の重要な対人関係のパターンが再び体験され、そして変容されることによって、変化がもたらされるのだ。治療的変化とは、理性によって生み出されるのではない。患者とセラピストとの間の感情的交流によってもたらされるのであり、そのような交流関係がどれほど重要で、効果的なものとなるかは、人としてのセラピストの資質が決定的な役割を果たしている。単に人当たりがよいだけのセラピストは、患者が治療において必要としている多様な刺激すべてを提供することなどできない。あらゆる真摯な関係性において生き生きと立ち現れる感情体験のすべてを提供するためには、セラピストたちは患者に対して時に挑戦的に迫り、時になだめ、思いやり、愛し、そして必要ならば患者と闘わなければならない。セラピストは、自らの多様な感情全般をいつでも自由に引き出し、治療目的を達成するために使いこなせなければならない。セラピストが優しく、利他的に振る舞ったり、親切な態度を示したりする時も、それは患者に対して優しい存在でありたい、優しいと患者に思われたい、といった自らの欲望に突き動かされて行動したものであってはならない。むしろ相手をなだめ、相手に優しくする能力は、セラピスト自身の自尊心と自らの能力に対する自信の奥底から湧き出てこなければならないのだ。

研究から得られたエビデンス

　患者に対して肯定的に向き合うことや、調和のとれた対応、裏表のない態度 (Klein et al., 2001)、患者にフィードバックをしたり、情緒的な関わりを重視す

ること (Claiborn et al., 2001)、愛着スタイル (Meyer & Pilkonis, 2001)、自己開示 (Hill & Knox, 2001)、逆転移の取り扱い (Gelso & Hayes, 2001)、関係性の解釈 (Crits-Christoph & Gibbon, 2001)、そして共感 (Greenberg et al., 2001) は、いずれも治療関係を促進し、その結果として治療成果に良好な作用をもたらすことが示されている。これらの要因に加え、関連した他のいくつかの重要な要素は、心理療法のスキルという点で分類すれば、以下の3つにまとめることができる。すなわち、共感、柔軟性、そして治療過程で負の感情が出現した際の対処、の3つである。これらは、治療がうまくいくか否か、そして治療同盟が形成され、維持され、最終的に治療効果を高めるために用いられるか否か、という点で大きな決定因子となる。

共　感

　共感という概念は大変複雑かつ繊細であり、研究の方法論を工夫しても、研究の枠組みの中にいつもきれいに収まってくれるとは限らない。そもそも共感によって治療が成功する可能性が高まるのか、それとも単に治療が成功した際に随伴する現象に過ぎないのか、因果関係に関する問題に対しては数々の要因が絡んでいるため、これまでの研究成果を単に分析するだけで簡潔に答えを出すことは難しい。
　構成概念の妥当性や、感度が乏しいか内容が不十分な評価尺度、範囲が制限されている予測変数などといった要因は、いずれも良質な臨床データを得るうえで妨げとなる。共感を科学的調査で解明しようとすることには限界があるものの、これまでのさまざまな研究ではどれも、以下に挙げる4つの因子が、共感と、治療同盟の強化、そして良好な治療結果を媒介する可能性のあるものとして挙げられている。

関係性の状態としての共感
　共感は関係性を強化し、セラピストに対する満足感を拡張し、安心感を強め、心理的な安全基地を提供し、治療継続性を高める。確固たる関係性は信頼感なしに樹立することはできず、共感なしに信頼感が発展する可能性もほとんどない。共感は、良好な治療結果と密接な関連がある。自分の内的体験に一致した行動や応答をセラピストがしてくれたと患者が感じた後に、治療同盟がよ

り強まった、と示唆する研究がある。そしてその研究結果は、セラピストに対する判定を患者が行っても第三者が行っても同じであったという。理解してもらえたと感じることは、患者の満足感や安全感、そして自己開示を促進する。他の研究によれば、共感は治療継続性とも相関しており、少なくとも一つの重要な研究では、アルコール症者において明らかに相関することが証明されている。シャフェッツら（Chafetz et al., 1962）によれば、1回の共感的なカウンセリングセッション後、アルコール症者たちは断酒治療を開始する確率が10倍高まり、治療を継続する確率も40〜50倍高まったという。

修正的な感情体験としての共感

共感は孤独感や疎外感を減らす手助けとなる。共感は人の神経生理学的なメカニズムを変える力があり、自尊心を高める効果もある。共感によって過去の体験のため止まっていた発達が再び進み出し、その結果、信頼と自律、自己主張やリラクセーション、満足感、そしてセルフケアの能力がさらに成長する。心理療法の成功要因に関する研究を長年続けてきたハンス・ストラップ（Strupp, 1999）は、特に一貫して共感の重要性に注目してきた。彼は共感という用語がしばしば曖昧な意味で用いられていることを指摘し、しばしば口先だけで終わってしまう危険性についても読者に警鐘を鳴らしている。「共感は傾聴する能力と密接な関係がある」がゆえに、そのような事態は不幸なことであると彼は述べている。患者によって語られたことだけでなく、その場で語られていないことにも共感的に耳を傾ける能力は、「セラピストたる者がもつことができる、そしてもつべき至高の能力の一つである」。ストラップはこの点について次のようなフロム・ライヒマン（Fromm-Reichmann, 1950）の言葉を引用している（p.34）。

　心理療法家は、聴くことができなければならない。これはさほど驚くべきことではないように見えるかもしれない。しかし、私が言いたいことは、まさにそれだけである。自分自身が抱えている問題や、自分が過去に経験してきたことを、場合によっては動揺しながら、思い出して反応してしまうことなく、冷静に話を聴くことができ、そして他者から、独自の方法で情報を収集することができること、それは特別な訓練を受けなければほとんどの人が実践することができない対人交流の技術なのである（p.7）。

ストラップは、40年にわたる自身の心理療法のトレーニングと治療効果研究をもとに、さらに以下のように言葉を続ける。「関心や尊敬、そして共感をもって話を聴いてもらうことが、患者にとって計り知れないほど心に響くのは、まさに多くの患者にとってそのような経験が不足しているからなのである」(p.35)。自己心理学は、この非常に基本的な人間的欲求がもっている重要な意義について、いくつかの大切な視点を与えてくれている。ポール・オーンシュタインはかつてこう語っている。「セラピストは注意深く患者に耳を傾けるべきである。そうすれば、患者はどのように分析してほしいか、教えてくれるものだ」と。多くの非常に指示的で、時間的制約の多い心理技法の場合、セラピストが専門家として何でも知っている立場で、患者はセラピストの専門的技術を受動的に受け取る立場になるのだが、自己心理学は、正しい答えを知っているのはいつも患者のほうであるという考え方に立っている。オーンシュタインはさらに、共感的な情動調律を正しく用いることが、患者が必要としているものが何であるのか理解するうえでしばしば役に立つことも力説している(Ornstein, 1982)。
　ここまで論じてきたことを理解するうえで助けとなるような症例を以下に提示してみたい。

　　ピートは40歳の弁護士である。当初彼が心理療法を希望してきた理由は、大麻の使用と、怒りを爆発させることが徐々にひどくなってきたことを妻に心配されたからであった。初診時、すぐに彼自身が大麻の使用を心配していることを認め、すでに初診の予約を取った時点で断薬の決意はできている、と語っていた。「単なる学生時代の習慣が惰性で続いてしまった、というだけなんです。実際にはもう必要ないんですよ」
　「あなたが自分自身に対して誠実に向き合おうとしていること、そして自分の人生をダメにするとわかっている行動について、何らかの行動を起こそうとしていることは、素晴らしいことだと思いますよ」とセラピストは伝えた。
　「葉っぱ［訳注7］をやめることなんて、自分の怒りをコントロールすることと比べたら、簡単なことですよ」。ピートは深々と椅子の背もたれに身を

［訳注7］大麻の俗語。

預け、眉をひそめると、セラピストに対して心配げな視線を送った。「正直言うと、実は何年も前から、葉っぱを吸うのはやめたかったんです。でもやめようと何度努力しても、そのたびに自分の怒りの爆発が悪くなる一方なんです。この怒りが完全に抑えられなくなってしまうことが、とにかく怖いんです。少なくとも、葉っぱを吸えば、多少は怒りが収まるもんだから、つい……」

ピートはさらに怒りの爆発が職場でも家庭でも、そして友人関係でもさまざまな問題をもたらしていることをしかめ面をしながら語り続けた。「本当に自分でも恥ずかしいんですよ。車を運転してて、ちょっと割り込まれたりした日には、すぐに火が点いて、怒りが大爆発しちゃうんです。私の妻なんか、私が夜のニュースをテレビで見ることすら嫌がってます。アナウンサーに向かってすぐ怒鳴っちゃうんで」

「そんな状態が、いつ頃から始まったんですか？」とセラピストは尋ねた。

「もう大人になってからずっとですよ」。ピートは身を乗り出してこう続けた。「先生、助けてください。この間なんか、上司が私を呼びつけて、今度怒りの爆発が起きたらクビだって言うんですよ。もう誰も私と仕事してくれる人がいなくって、最悪の状態なんです」

「あなたの表情を見ると、どれほどあなたが心配しているか、そしてあなたの声を聴くと、どれほど恐れを感じているか、わかりますよ。あなたは自分の怒りが制御不能になりつつあるのが、怖いんですよね」

ピートはのけぞるように椅子に座り直すと、深いため息をついた。「そうだね。先生の言うとおりさ。自分で自分のことコントロールできなくって、怖くて仕方ないんだ」

「あなたは大人になってからずっと自分の怒りをコントロールできていなかった、と話していましたけど、子どもの頃はどうだったんですか？」

「子どもの頃は、怒るなんてとんでもなかったよ」。ピートはしかめ面をしながら頭を振った。「うちの家族は、父親以外、誰も怒ることなんて許されなかったんです」

「そうだったんですか！　なんでそのことを言ってくれなかったんですか？」

ピートは少し躊躇してから、こう答えた。「それが何か関係あるんですか？　父親のことを話すことは、何か役に立つんですかね」

第8章　愛着と治療同盟　229

セラピストは肩をすくめながら、笑顔でこう返した。「かもしれません よ。試してみませんか？」
　ピートは椅子の肘置きを握りしめながら、セッションの残りの時間、一家 の長として他の家族が自分に従うことを要求し続けるような、非常に自己愛 的な父親について語り続けた。時には、父親はその週の自分の営業成績がい かに輝かしいものだったか、何時間も家族の前で語り続け、ピートの母親と 子どもたちは、あたかも人質に取られたかのように、じっと我慢して聞き続 けなければならなかった。敬虔なキリスト教徒で、信仰が篤いことを周囲に 自慢するタイプだった父は、毎週日曜の礼拝の日には人々に見せつけるよう に、まだ幼い子どもたちを引き連れて教会の集まりへと向かうのだった。子 どもたちが皆成人してしまうと、ピートの父親は毎週のように、宗教関連の 新聞の切り抜きや、刑務所の受刑者たちから郵送されてきた手紙のコピーを 子どもたちに送りつけ、受刑者たちを信仰の道へと導いている自分がいかに 偉大であるか、アピールするようになった。もちろん、父親は自分の送った 手紙には子どもたちがしっかりと目を通し、必ず返事を書くことも要求し た。
　堰を切ったように、ピートは40分もの間、自分の父親に対する話を吐き 出し続けた。
　一度、深呼吸するためにピートが話をやめた時、セラピストは優しく次の ようなコメントを挟んだ。「どうやら、そろそろ予定の診察時間が終わりに なりそうです。あなたの父親に関することは、重要なテーマのようですね。 今後もより詳しく掘り下げていく必要があると思いますよ」
　ピートは時計を見上げると、目を見開いて驚いていた。「もうこんな時 間！　時間が経つのは早いなあ。なんかしゃべりすぎちゃったみたいで、す みませんでした」
　セラピストはうなずきながら、少し微笑んだ。「確かにたくさん話したい ことがあったみたいですね。きっと子どもの頃から、あなたは父親について 話したいことがいっぱいあったんだろうけれど、あなたのお父さんはあなた が話すことは許してくれなかったんですよね」
　その後数回の面接は、初診と似たような展開が続いた。ピートは診察時間 が終わるまで、父親について延々と、そして生き生きとひたすら語り続け た。セラピストが少しでも言葉を返そうとしたり、コメントを挟もうとして

も、ピートはすぐにそれを遮るのだった。人に言葉を挟ませないピートの一方的な語り口についてセラピストが指摘すると、彼は少しの間、独演会を中断し、弱々しげにうなずいてその指摘に同意するか、あるいはイライラした表情でセラピストを一瞥してから、あたかもセラピストの指摘など聞いていなかったかのように、再び自分の話を始めるのだった。

　何度目かの診察の日、何度もセラピストがピートに対して予定の診察時間が終わりを告げていることを指摘すると、ピートは笑みを浮かべ、こう言い放った。「また時間過ぎちゃってすまないね、先生。とにかく話しておきたいことがたくさんあるもんだからさ」。椅子から立ち上がって診察室を出ようとする際、ピートはこう最後に語った。「なぜか理由はわからないんだけどさ。ここ２週間くらい、妻に対しても、職場の同僚に対しても、怒りを爆発させていないんですよ」

　ピートの自己申告では治療が成功しているように見えたが、セラピストは次の診察でピートとより深い内容の面接をしようと心に決めた。なぜなら、ピートが独演会のように自己没入して話し続けることは、彼の父親の自己愛的な放言を反復しているだけであることが心配されたからであった。その次の面接で、15分ほど経過した時、セラピストは頭の中で、ピートのいつもの独演会の真っ最中で話をやめさせることを考え始めていた。しかし実際にはそうしなかった。ちょうど同じ時間帯に、ピートが、自分の過去の体験によって作り出された発達上の欠損をこのカウンセリングによって修復できるとしたら、セラピストとの関係に彼が何を求めているのか、語り始めたからである。

　「ちくしょう！」ピートはセラピストに視線を向けて、椅子の肘置きを拳で叩きながらこう言った。「先週の診察の最後に、なぜかわからないけど怒りが収まってるって言いましたよね」

　セラピストはうなずいた。

　「この間、実は妻に怒りを爆発させちゃったんですけど、今、やっとわかったんです。何が自分をそんなにイライラさせるのかって」。ピートはセラピストをにらみつけた。「妻が自分の話を途中で遮るからなんですよ。くそ！　それが一番怒りが湧くんです。結局自分は自分の父親と同じことやってるんですよ。あいつは私が言うことなんか、絶対聞かなかった。私が何か言おうとしたら、父はあのにらみつけるような目か、追い払うような手振り

で私を制止するんですよ。一度、父に向かって叫んで、とにかく自分の言うことを聞いてほしいって要求したことがあるんです。そしたら私を床に投げ飛ばして、私の両腕を自分の脚で押さえつけて、こう怒鳴ったんです。俺に口を挟む真似をもう一度したら、おまえを殺すって」。

「そんな怒りを受ける側になるのは、最悪ですね」とセラピストは言った。

「そうですよ」。セラピストの目を見ながら、ピートはこう続けた。「本当に怖かった。父に殺されるって、本当に思ってました」

ピートはその後も、抑圧され、表出できなかった怒りを、ただ繰り返し心の中に飲み込むしかなかったパターンの連続が、どれほど自分の人生で起きてきたか、語り続けた。成人後、彼は無視されたり、話の腰を折られたりすると、いつも怒りが爆発するようになった。彼は話の途中で遮られたり、意見を聞いてもらえないと感じるたびに、自分の存在が無価値で無意味なのではないか、という強烈な感情に襲われ、それに対処するための唯一の方法が、自分の怒りを爆発させることだったのである。

セラピストは、共感的な情動調律によって、ピートの発達が途中で止まっている状態を修復するために、ピートには何が必要なのか、語られていない言葉を明確に聴き取ることができた。ピートは子どもの頃から長年にわたって遮られ、無視されてきた彼の心の痛みを理解し、受け止めてくれるような、癒やしの自己対象を必要としていたのである。その後２年間の治療期間中、セラピストが提供した心の支えによって、ピートの怒りは鎮まっていった。ピートは自分の一方的な話し方と、父親の自己愛的な言動との類似点に向き合い続けた。類似点に気づくために、セラピストの側から精神分析的な解釈を提供する必要は一度もなかった。彼の話を遮ることなく、彼の話を無意味なものと無視するのでもなく、彼を支え続けた治療環境そのものが、彼が自分の力で気づきを得ることを促した。彼が必要としていたものは、ただそれだけだった。

よりよい対象関係をもたらす道すじとしての共感

親密な対人関係をもつ能力は、他者と共感的につながり合うことによって可能となる。他者の感情や情動のサインを正確に読み取る能力は、単により深く豊かな関係性をもたらすだけではない。よりよい恋人や友人、配偶者を選び出す力も高めてくれるのだ。それ以前のどの臨床理論よりも、自己心理学はその

理論的構造の中心に、共感の重要性を据えてきた。コフートが定義し、臨床に用いた共感は、あらゆる心理療法的な関わりや介入が生まれる原点であると言っても過言ではない。共感を慎重に用いることは、自己心理学にとって臨床で必要な情報を患者から収集するための主要な手段であると同時に、治療同盟を構築するための基本的な道具でもあるのだ。しかし、共感を同情や、単に人当たりがよいことと絶対に混同してはならない。コフート（Kohut, 1984）は共感を以下のように定義している。それは「ある人が客観的な観察者の立場を保持しつつ、同時に、別の人の内面的な生活を体験しようとする試み」なのである（p.175）。上述した共感の2つの機能を区別するため、コフート（Kohut, 1982）は前者を情報収集活動と呼び、後者を人と人との間に作り出される強力な感情の絆と定義した。

　絆、あるいは愛着に関する共感の機能をさらに拡張して、コフート（Kohut, 1982）は以下のように述べている。「臨床場面であれ、人間の日々の生活全般であれ、単に共感が存在するということ自体が、よい効果を、あるいは広い意味での治療的な効果をもたらす」(p.397)。コフートがここで述べていることは、愛着や情緒的絆、そして情動調律は、心理療法において強力な治療推進力になるだけでなく、幸福や心の健康を定義づける際に必要不可欠な構成要素でもあるということだ。愛着と情動調律は互いに生理的影響を与え合う関係にあることから、両者は一般に考えられているよりも、実ははるかに重大かつ、人間にとって必要性が高い機能を果たしているのである。ルーイスら（Lewis et al., 2000）は、カップルが安定し続けるために結婚と愛着が重要な役割を果たしていることを論じる中で、安定的な愛着が供給している感情制御機能の重要性をこう指摘している。

　愛することとは互いに生理的な影響を及ぼし合うことであるがゆえに、一般に考えられているよりもはるかに深く、文字どおりのつながりをもたらすことになる。大脳辺縁系の調節によって、恋人同士は互いの感情、神経生理学的環境、血液中のホルモン濃度、免疫機能、睡眠リズム、そして全身の安定性を調整することができるようになる。もし、片方が旅立っていけば、もう片方は眠れなくなり、月経周期が遅れ、風邪を引くことになる。一緒に居さえすれば、2人は砦のように守られて、それら体の変調に打ち勝つことができるのである（p.207-208）[訳注8]。

一方で、ルーイスらは、カップルが互いの情動リズムに合わせ、リズムが合った状態を維持し続けるためのスキルには長い時間と努力が必要であるとも指摘している。長年の愛着関係に伴って、私たち人間の中枢神経系はゆっくりと順応していくものであるが、そのように時間がかかることが当たり前の生理学の現実は、短期間での診断と早急な症状改善を要求してくる現代社会（特にアメリカの保健医療制度）としばしば齟齬をきたしている。「世の中には愛し合えないカップルも存在する。その理由の一つは、単に愛が可能となるほど、互いの存在を体験するための時間を十分にかけていないからである」（p.205）。私たち人間の感情リズムを制御している生理学的・生物学的な現実は、時間的制約の中で短期間での変化を求められてもそれに応じることはできない、というルーイスらの鋭い指摘は、今後の精神科医療のあり方にとって重要な意義があると思われる。

感情を抱える器としての共感

　人が情動に圧倒されそうになる状況でも、他者から共感が供給されれば、支持的な環境が作り出され、危険な情動を処理し、解毒することが可能となる。共感が、こぼれてしまいそうな感情を抱える容器となることによって、それまでは恐怖を感じていたり、感情を抑圧したりしていた人が、安心と自信を手に入れ、自らの感情を調節したり、自分自身を安心させたり、変容性内在化［訳注9］を促進することが可能になっていく。共感を巧みに用いることにより、セラピストは患者の体験をよりよく理解できるようになるだけではない。共感は、その患者が苦手としている体験とはどのようなものなのかを評価するうえでも役に立つ。身代わりの内省（あるいは「代理内省」［訳注10］）と共感的同一化を通して、セラピストは患者の感情生活においてどのような範囲の感情が抜け落ちているのか、見つけ出すことができる。セラピストから見て、本来存在していなければならないはずの感情が患者に欠落していたならば、患者がどのレベルの発達段階で成長が止まっているのか、理解することができるであろう。一方で、共感は確かに重要ではあるものの、それだけでは心理療法を行ってい

［訳注8］第3章「愛の一般理論としての愛着」という節の85頁にも引用されている。
［訳注9］自己心理学の用語で、期待が裏切られてもそれを許容できる能力を指す（第4章122頁、訳注16参照）。
［訳注10］コフートが共感を説明する際に用いた用語で、セラピストが患者の心象風景を想像しつつ、患者の代わりに内省をすることを指す。

くうえで十分とは言えない。共感が治療効果を最大限発揮できるようになるためには、患者の経験を拡張できるような、共感的な応答をセラピストが患者に提供できなければならない。共感や理解、あるいはカール・ロジャーズが言うところの「伝え返し（reflection）［訳注11］」は、患者の自己感覚を増強させるような仕方で行う必要がある。共感を正しく用いれば、患者が自分自身についてより包括的に理解し、幼少期に否定されたり否認されたりした根源的欲求についてより深く振り返ることもできるようになるだろう。自己心理学の観点から見ると、根源的な欲求とは、即時的に満足が得られたり、完璧な情動調律をしてもらったり、万能者とイメージされる親的な対象と融合する幻想などといった、いまだ変容されていない幼児的な要求のことを指している。生育環境面で問題を抱えた子どもたちの場合、それら根源的な欲求は自分の心から分裂し、抑圧される。そのため、本来なら幼児期の失望体験が、人生におけるさまざまな制約を受け入れることができる成熟段階へと変化していく成長の機会が失われてしまうのである。

セラピストの共感的応答がより巧みで、より正確であればあるほど、患者側の退行は促進されることになる。退行が進んでいけば、ますます患者の根源的欲求が賦活化される。逆に言えば、セラピストが優しくもなければ感受性が豊かでもない場合、根源的な欲求は賦活化されず、あらゆる治療過程は表層を上滑りするだけにとどまり、治療は単に症状を軽減したり、対症療法を提供したりすることだけが目標となってしまうであろう。ここが、自己心理学が自らのことを深層心理学であると主張する根拠なのであり、カール・ロジャーズの来談者中心療法と袂を分かつ分岐点なのである。自己心理学は、根源的な欲求を賦活化することと、そのような欲求をただ満足させようとすることとを明確に区別する。単に患者の欲求を満足させようとする行為は、治療効果を発揮しえない。なぜなら、患者の根源的な欲求は底なし沼なのであり、それこそがあらゆるアディクションの本質だからである。アディクションとは、絶対に満たすことができない底なし沼を満たそうとする誤った試みなのである。共感的治療関係あるいは治療同盟が退行を促進することにより、それまで抑圧され、禁じられてきた患者の願望が賦活化される。それは、かつてある発達段階で満たされることのなかった欲求を、今、満たそうとする患者の欲望なのである。

［訳注11］患者の心の中の体験をセラピストなりに理解し、受け取ったことを鏡のように言葉にして返し、確認すること。

幼少期に骨折してバラバラになってしまった腕を20年後、大人になってからいくらギプスをはめても、つなぎ合わせることができないのと同様に、本来幼少期に提供されるべきものを、成人してから心理療法の中で提供しようとするあらゆる試みは、どれほどセラピストが熱心に最大限の努力を払ったとしても、失敗する運命にある。むしろ、患者が必要としているものは援助であり、理解であり、そして彼らが今体験していることに関する説明である。それらが欠けていれば、彼らが幼少期に与えられてこなかったことを悲しみ、そしてそれはこれからも決して与えられることはないことを受け入れる過程へと進むことはできない。共感的で支持的な治療環境は、幼少期に満たされてこなかった患者の悲しみを克服するうえで役に立つだけではない。根源的な欲求が賦活化されることに伴ってしばしば出現してくる、即時的満足を求める原初的で年齢不相応な、幼児的な欲望には、しばしば怒りや恥の感情が結びついており、それらを乗り越えていくためにも必要なものである。

柔軟性

　個別の心理技法がもたらす治療効果と、治療を実際に提供しているセラピストの人間性がもたらす影響とを弁別することがしばしば困難であることは、心理療法の治療成果に関する数多くの研究論文が指摘しているところである。セラピストによって、患者の病状に合わせて柔軟に反応し、言葉を返すパターンを変更してみたり、患者の負の相補性や怒り、抵抗、あるいは無関心に対して臨機応変に対応したりする能力はさまざまである。ノークロス（Norcross, 2001）によれば、「関係性における柔軟性」をもったセラピストは治療初期段階におけるさまざま困難を切り抜ける能力に優れており、結果的に治療同盟が強化され、治療成果も良好になるという。他の治療研究を見ても、特に治療初期において心理技法を用いた介入にこだわらず、治療同盟を確立することのほうを重視するセラピストのほうが治療効果も高いと言われている。治療同盟におけるさまざまな側面について患者側の視点を積極的に取り入れ、治療目標を決める際にも患者との対話を重視することも、心理療法の成功と関連しているという。

　優秀なセラピストは、しばしば患者の考えや言葉遣いを面接の中に取り込むなど、患者の愛着スタイルやコミュニケーションのパターンに対する応答の仕

方が柔軟なことが特徴のようである。心理療法におけるセラピストの開かれた柔軟な姿勢のほうが、過剰に患者をコントロールしようとして、治療目標の変更も許さない姿勢と比べて治療的価値が高いことは、これまで数々の研究論文で取り上げられてきたテーマである。たとえば、セラピストの態度が曖昧であったり、融通が利かない、何事にも批判的で、共感に乏しい、常に緊張していたり、気まぐれな言動が目立つなどといった要因は、どれも治療同盟の破綻と関連している。セラピストの側の不適切な自己開示や、あまりに長すぎる沈黙、多すぎる治療上の約束事、あるいは転移の解釈があまりに一方的であることなどといった要因も、治療が失敗に終わったり、治療同盟が破綻したり、あるいは作業同盟の確立に失敗したりすることにつながりやすいと言われている。

　治療同盟の破綻は、患者がセラピストとの治療関係を必要としている数多くの理由を適切に理解できない場合でも発生しやすい。スコット・ルータン（Rutan, 1985）は、この問題についてユニークな視点を提供してくれている。彼によれば、優秀なセラピストとは、患者がセラピストと治療関係を結ぶ必要性には何種類もあることを理解し、彼らの希望にしっかりと寄り添うことができる人であるという。患者が一つの人間関係の様式でセラピストと関わろうとしている最中に、セラピストがそれとは異なる別の人間関係の様式を用いて応答しようとすると問題が生じやすくなる、とルータンは警告している。ルータンによれば、心理療法における人間関係は三層構造を成している。

1. **転移的関係**：セラピストは転移対象としての役割を果たしており、患者側に過去の歪んだ対人関係パターンや愛着スタイルを誘発する。
2. **専門家的関係**：セラピストは心理療法の専門家と見なされており、長年の訓練や臨床経験を経ることで、人間の発達や行動に関する特別な知識や技術をもっている人として、患者と関わる資格を有している。
3. **真摯で個人的な関係**：セラピストは患者という人間に相対する一人の人間と見なされ、互いに独立し、自分に正直な生き方を生きている。

この患者とセラピストとの関係性を説明するために、症例を提示しよう。

　　スティーブは36歳の独身白人男性である。今回再飲酒してしまったこと

を契機に入院となり、その後、外来治療のために当院に紹介されてきた。入院する前は、4年近くAAに積極的に参加しており、熱心にAAのプログラムをこなし、スポンサーをもち、日々AAミーティングに参加していたのだが、再び飲酒生活に戻ってしまったのだった。治療はその後2年近く順調に進み、スティーブはセラピストとの関係が、自らの過去の性的虐待歴についてしっかり話し合うことができるくらい安心なものになってきたと感じるようになっていた。その後の1年間の治療は、厳しく苦痛に満ちたものだった。スティーブは診察に来るたびに、過去の恐ろしい記憶を振り返り、性的虐待と軽蔑を受けてきた体験の詳細を、身を引き裂かれるような思いをしながら語り続けた。治療の経過中、前回の再飲酒は、いまだ解決されていないトラウマによって引き起こされたのだということがスティーブとセラピスト双方に明らかになっていった。双方とも、スティーブがAAで言われるところの平安と受容を達成するためには、子どもの頃、彼が受けてきたすべての恐怖体験を、どれほど苦痛を伴おうとも治療の中で明らかにしていく必要があるということも理解していた。

そして過去の記憶をたどり、抑圧された思い出を語る作業をするようになると、スティーブはセラピストの助言指導に頼るようになった。彼の薄暗い記憶の流れをたどっていく作業は、歪曲された思い出や幻想、そして恐怖によって霧がかかったような状態だったからである。ある日、診察にやってきたスティーブはセラピストと顔を合わせたが、その表情は明らかにいつもの彼とは違っていた。通常、スティーブはセラピストに対して、両極端な態度で揺れ続けることが多かった。ある日は転移性の理想化をしたかと思えば、別の日はセラピストという権威をもった人間の動機や意図を疑い、不審に思いながら、用心深く警戒している彼がいた。時にはセラピストの勧めることに従い、セラピストが長年アディクションやトラウマに対する支援に関わってきた経験が、彼を回復へと導いてくれるだろうと信頼することもあった。

ところが、その日やってきたスティーブは違っていた。いつもなら、新しい思い出や、自らの防衛的な立ち振る舞いを明らかにすることへの不安を口にし、セラピストの意図を質問したりするところだが、その日はそうではなかった。

「先生、こんにちは」とスティーブは挨拶すると、診察室の椅子に座りながら口を大きく開けて笑った。「今日はすごくいい天気ですよね」

「そうみたいですね。ただ、正直こっちは診察室に丸一日閉じこもりっきりなんでね。今日の外の様子はどうなんですか?」

「最高に気持ちいい春の日ですよ」。スティーブは長い足を前に伸ばすと、椅子の背もたれにもたれかかった。「明日のプロ野球の試合のチケットが手に入ったんです」と彼は告げた。「1塁側の席で、ダグアウトのすぐ後ろなんです」

「野球のチケット? あなたが野球好きだなんて、知らなかった」

「実は大ファンなんですよ」とスティーブはうなずきながら答えた。「子どもの頃からずっとね。とは言っても、明日のニューヨーク・メッツは昔からのファンってわけじゃなかったんです、本当は。昔はシンシナティ・レッズが好きでした」。スティーブは座り直し、少し前に乗り出す姿勢になった。彼の表情は熱気を帯びていた。「そう。レッズは大好きだったなぁ」

「1970年代は本当に強くて、『ビッグ・レッド・マシーン』なんて愛称で呼ばれてましたよね」。セラピストはそう微笑みながら返した。

「そうです!」スティーブの目は興奮で輝きを増した。「先生もレッズのこと、詳しいんですか?」と言いながら、スティーブは診察室の壁にかかっているセラピストの卒業証書に目をやった。「そうか、先生はシンシナティ大学に通ってたんだもんね」

「そう」。セラピストはうなずいた。「私はオハイオ州で子ども時代を過ごしたから、小さい頃からのレッズ・ファンなんですよ」

「僕もなんです」。スティーブは膝を手で叩くと、大きな声で笑った。「いや、先生がオハイオの出身だなんて知らなかった。だって僕はインディアナ州出身なんです。オハイオ川のすぐ側あたりの」

「もちろん、あなたの出身地は知っていますよ」とセラピストはうなずいた。

「ああ、先生は僕のこと知ってて当然ですよね」。スティーブは少し顔を赤らめた。「自分の過去について、先生がすでにわかっているってことを一瞬忘れてました」。スティーブは少し話すのをやめて、セラピストの顔を探るような視線を向けた。「僕がまだ小さな子どもの頃、父親がレッズの試合を見に、野球場に連れて行ってくれた時のことは先生に話していなかったですよね」

「いや、その話は聞いてないですね。その時は新しい球場になっていまし

たか。それとも昔のクロズリー球場でした？」

「クロズリー球場！」スティーブは興奮気味に両手を叩いた。「先生はクロズリー球場のことも知ってるんですか？」スティーブは尋ねつつ、返事を待てなかった。「そう、ちょうど新しい球場に建て替える何ヵ月か前に、僕をその球場に連れて行ってくれたんです」

「あれは古いけど、素晴らしい球場だったと思いますよ。そう思いません？　私も子どもの頃、結構何度か試合を見に行きましたね」

スティーブは椅子に深く、背中を預けるように腰掛け、穏やかな、満ち足りたような笑顔を見せた。そしてセラピストの頭の上の向こうにある壁のほうを眺めていた。あたかも、その壁に昔の懐かしい子ども時代の映像が流れているかのようであった。スティーブの両目には涙が浮かんでいた。声を震わせながら、こう語った。「あの頃は本当によかった。それだけが、父と僕が一緒に楽しめるものだったんです。父も僕も、野球が大好きだった」

診察の残りの時間、スティーブは父と過ごした楽しい日々について話し続けた。彼は、忘れかけていた安心と愛情に満ちた日々について語っていた。両親が離婚し、彼の母親が彼をシカゴに連れていく前の日々、虐待が始まる前の日々について。スティーブが野球について語ることは転移であるとか、心理的抵抗のサインであるとか、精神分析的に解釈するのではなく、セラピストはその瞬間、スティーブのあるがままの姿を受け止めようと心に決めていた。そうすることで、互いの治療関係は深まっていった。その日を境に、心理療法はより深く、より協働作業的な方向へと進んでいった。

上記の症例を見てわかるように、セラピストは常に、患者がどのような形でセラピストとつながる必要があるのか、意識していなければならない。ホームズ（Holmes, 1996）はルータンと同じく、患者に心理療法を提供する際、柔軟性がいかに重要であるか、指摘している。セラピストが柔軟であるほど、患者一人ひとりが必要としている個別の関係性に対応できる可能性も高まるものである。ある患者は憎しみをぶつけられるセラピストを必要とし、また別の患者は愛情を向けることができるセラピストを必要としている。ホームズ（Holmes, 1996）はこう述べている。

ある種の患者たちにとっては、精神分析の状況が不可避的にもたらす憎し

みや嫉妬の感情を根絶することが、分析の課題となる。それによって初めて、真の親密さの基盤となる他者への尊敬が現れるのである。患者の万能感は、投影性同一視を用いて憎しみや分離の現実を否認しようと試みるが、いずれ抑うつポジションに直面せざるをえなくなる。それと対極にあるタイプの患者たちは、そもそも安定した愛着の経験が欠如しているところから治療が始まる。セラピストの仕事は、その欠損を修復し、愛という絆の力を患者がもう一度信じられるようになるように支援することにある。そしてセラピストは、セラピストを理想化したり、セラピストから称賛を受けたいという患者の欲求や、自分を助けてくれる人との関係は生涯にわたって続いてくれるはず、という患者の夢を、少なくとも一時的には受け入れなければならない。やがて最適な形で患者の夢が幻滅していく状況を経て、ゆっくりと時間をかけて、セラピストとの分離という現実を提供することで、最終的に患者は自律的な生き方ができるようになるのである（p.68）。

経験、訓練、そして才能

ホームズとルータンは、才能と経験のあるセラピストと新米のセラピストとの違いが明らかになるような、ある特別な一連のスキルについて論じている。経験のあるセラピストは、理論に縛られてしまう傾向が少ない。とはいえ、才能あるセラピストは、経験に基づいて修正しながら理論にしっかりと立脚しており、臨床に応用する際には、固く機械的な印象を与えることが少ない。才能ある抽象画の画家のように、いつ、どのように規則からはずれてもよいのか、熟知しているのである。ピカソの初期の作品を見てみれば、画家人生を始めて間もない頃、彼がデッサンや油絵において正しいフォルムと構図を保つことにいかに熟達していたかは一目瞭然である。絵画の基礎を年余にわたって苦しみながら極めた末に、初めてピカソはどの規則は破ってもよく、そしてどのように破ることで創造的となりうるのか、理解することができるようになったのである。同様に、経験のある有能なセラピストは、心理技法を柔軟に臨床に応用できる。理論は経験のあるセラピストの行動を支配するのではない。ただ導くだけなのだ。

経験豊かなセラピストと新米セラピストの面接の様子をビデオ撮影したものを検討してみると、上述した違いが明白である。それぞれ異なる理論に基づいて面接を行っている新米セラピストたちは、実際に面接場面に理論を応用する

仕方も非常に異なっている。他方、同じくそれぞれ異なる理論に基づいて面接を行うベテランのセラピストたちは、なぜ自分がそのような面接の仕方をしたのか、という根拠や説明は異なっているかもしれないが、直接臨床に理論を応用している場面だけを見てみれば、実によく似た面接の仕方を行っているのである。つまり、経験の蓄積は理論や理念の違いを薄めてしまう効果があることが推測され、経験によってスキルを身につけたセラピストたちは、治療上効果的であることが明らかな面接の仕方を繰り返しているうちに、互いに似てきてしまうのであろう。経験豊富で有能なセラピストたちは、新米あるいは才能がいまひとつなセラピストたちと比較すると、より強力な自己制御スキルと、より柔軟な面接方法のレパートリーをもっており、しばしば自在に即興で面接の仕方を変えることができるものである。さまざまな研究成果によれば、治療同盟を確立するうえでセラピストが果たしている役割とは、単に患者に優しく接することではないことが明らかになっている。むしろ経験と訓練と、そして才能が必要なのである。しかし、ここでいう才能とは何を指しているのだろうか。それをどう測定すればよいのだろうか。それは教えることができるのか。ハンス・ストラップは何年にもわたって、どうすれば心理療法のトレーニング・プログラムが治療の成功をもたらすために最も重要な因子、すなわち患者とセラピストの関係性という因子を効果的に提供できるのか、という問題と格闘してきた。ストラップ（Strupp, 1999）は彼が「心理療法が成功するうえで中心的な役割を果たすことがどの研究においても証明されている、治療関係性に関する現代の構成概念」と呼ぶ治療同盟の確立に寄与する諸要因について、以下のように説明している。

　いまだに私は、心理療法家の資質がどの程度天賦のものであるのか、明確に答えることができない。とはいえ、どちらかと言えばそれは、よい心理療法家がもっている「生まれつきの才能」とでも言うべきものの一部なのであろう。ただ、他の才能と同様に、心理療法の才能というものも、当然訓練可能であり、完璧なものへとレベルアップすることは可能である。でなければ、私たちが提供しているトレーニング・プログラムの存在意義自体を正当化することができなくなる。一方で、私は研究を通じて、大変残念だが、音楽の才能にたとえて言えば、「音痴」としか言いようのない数多くのセラピストたちに出会ってきた。私は、上述したような基本的な心理療法家の資質

や心理技法のスキルは、正規分布［訳注12］をしているとも思っている。正規分布であるならば、おおよそ68％程度のセラピストたちはほぼ「平均」であり、わずかに約16％程度が真の意味で優秀なセラピストと言うことができ、それと同じ程度の割合が平均以下の能力しかもっていないと言うことができるだろう（p.34）。

ストラップと同じような観点から、アディクション治療とMATCH計画について論じたリース（Liese, 1998）は、MATCH計画を実施した研究者たちは患者とセラピストの関係性という因子を考慮に入れていない、とその成果を批判している。

> MATCH計画の中で特に私が関心を寄せているのは、計画の中でそれぞれ治療を提供したグループ［訳注13］の内部で、そもそもセラピスト同士の能力の差が有意に大きかったのではないか、という点である。それら3群の中で、突出して才能豊かな臨床家が含まれていなかっただろうか？　逆に、ずば抜けて才能のない臨床家もいなかっただろうか？　もしそうならば、それらの臨床家たちから、私たちが学べることは何であろうか？　臨床家の能力の有無が、どのような形で治療に現れていたのだろうか？　才能の有無は（研究で使用されている標準化された評価尺度で測定される意味での）治療継続性とどのように関連しているのだろうか？　才能豊かな臨床家と才能のない臨床家は互いにどの点が似ていて、どの点が異なっているのだろうか？　才能の有無は、治療結果にどの程度影響したのだろうか？　あるいは、そもそもMATCH計画が目指した研究目標と関連することだが、セラピスト側のある種の才能が、患者側のある種の特性と相互作用を起こすことで、治療結果に影響を与えていたのだろうか？（p.17）

ビンダー（Binder, 1999）は、才能があって経験豊かなセラピストは、治療を進めていくうえで大切なノウハウや技巧をもっていると述べている。そのよう

［訳注12］平均値周辺に集積するようなデータの分布を表す確率分布のこと。グラフは左右対称で釣り鐘型をしている。
［訳注13］認知行動療法、動機づけ強化療法、そして12ステップ促進療法をそれぞれ提供した3つの患者群を指す。

なセラピストたちは、治療マニュアルが指示している技術的な手順や課題をただこなしたり、講義を聴いたり、直接的な個人指導を受けたりするだけでは決して獲得することができないような、実際の臨床場面でどのように関わるべきか、ということに関する知識やスキルを身につけている。「私たちがよく知っているように、ゴルフであろうが、音楽の演奏であろうが、あるいは心理療法を行うことであろうが、それぞれに必要とされる複雑で多様な技術は、どれも単にそれに関する本を読んだり、話し合ったりするだけでは身につかないものなのである」(p.711)。無数の研究成果が示しているように、単に指示されたとおりに心理技法のマニュアルや手順に従っているだけでは、よい治療結果に結びつくことはない。経験豊富なセラピストであるならば誰もが、典型的な治療関係とは、不確実で、不安定で、潜在的にさまざまな葛藤をはらんでおり、患者ごとに異なる独特の諸条件の組み合わせの中で、患者が訴える問題というものも漠然としていたり、あるいは患者の診断名が経過とともに移り変わっていったりするものであることを熟知している。ビンダーが示唆しているように、才能あるセラピストは、治療状況によって、あるいは難しい患者に対応するために、治療関係を柔軟に変える必要性が生じた場合、マニュアルどおりの心理療法から自在に離れることができるのだ。

　ナンシーは、アルコールのアディクションから回復しつつある41歳の女性である。2年間断酒に成功しているにもかかわらず、彼女の心理療法は行きづまっていた。現在のセラピストに出会うまで、ナンシーはおよそ20年間、自らの飲酒問題と格闘してきていた。その間、さまざまな施設で治療プログラムに参加し、数多くのセラピストのもとで心理療法を受けてきたが、症状の緩和も治療の成功も得られていなかった。モデレーション・マネジメント［訳注14］や認知行動療法、あるいは嫌悪療法までナンシーは試みたが、いずれも彼女の役には立たなかった。彼女の父は熱狂的なキリスト教の信者で、原理主義的な信念をもっていたため、ナンシーは宗教的雰囲気の強いAAや、そこで語られる霊的な回復といった用語にも耐えられなかった。AAに参加することを強要することなく断酒を支援してくれたセラピストと出会い、作業同盟を確立してから、ようやく治療は大幅に前に進むこと

―――

［訳注14］　第2章33〜41頁参照。

ができたのだった。彼女の結婚生活も、健康状態も、抑うつ状態もすべて劇的に改善した。それにもかかわらず、ナンシーはある非適応的な対人関係のパターンに取り憑かれており、それを変えることに困難を抱えていた。彼女とセラピストが互いにどれほど努力しても、ナンシーの否定的で、敗北主義的な態度や、極度の自己嫌悪感は微動だにしなかった。これまで数週間に及ぶ診察と同様に、今回も自らの人生と現在の状況の絶望感を訴えながら診察を始めることとなった。

「先生、もう認めましょうよ。もうこのところ何ヵ月も、状況は少しもよくなっていないじゃない」。ナンシーは深くため息をついた。「どうやら、自分についてこんなふうに感じちゃうことはもう絶対に変えられないんだって受け入れるしかないみたい」

「挫けない気持ちを持ち続けることは、難しいですよね。何しろ、あなたは人生を通じてずっと挫けそうな気持ちと闘い続けてきたんですから」とセラピストは述べた。

ナンシーはセラピストを見上げると、弱々しげに微笑んだ。「先生は優しいわね。あなたは私のためにそこに座っていて、私が惨めな気持ちでどれほど嘆き続けようと、先生は絶対に挫けないように見えるわ」

「私はあなたの心の痛みは惨めなものだとは思いません。ただ苦しく難しい問題を抱えているだけだと思います」。セラピストは彼女に微笑み返した。

「そう言ってくれてありがとう。私はいつも理解されたって気持ちになるし、先生からは絶対に裁かれないって感じてる」。ナンシーはマニキュアがしっかり塗られ、指には大きなダイヤモンドの指輪をはめた両手を膝の上に組み、筋肉質の長い脚を他方の脚の上に優雅に交差させた。

アルマーニのスカートとシルクのブラウスを着こなし、目の前に座っている魅力的な女性のことを、セラピストは頭の中で分析していた。社会的に成功している夫と結婚し、かわいい2人の子にも恵まれ、表面上、ナンシーは惨めな気持ちになったり、自分を許せなくなったりする理由は何ももっていなかった。しかし、彼女の歪曲した自己イメージが非常に頑強に残り続けていることに、セラピストは懸念を感じていた。どれほど内省や前向きなものの見方を提供しても、ナンシーから得られる反応は乏しかった。

「先生は、私が自分自身について感じていることと、私が子ども時代にお金がなかったことや、実家で感情面でも何も親から受け取ることができなか

ったこととが関係しているってずっと言い続けてますよね」とナンシーは言った。そして首に巻いている金のネックレスを少し引っ張った。「だけど、あることを知ることと感じることって、大きな違いがあるように最近思うんです。それがどうやって、どこから始まったのかってどれほど私が理解しても、私がどう感じるかってことは少しも変わらないの」

「そう、全然変わらないですよね」とセラピストは言った。「だから、あなたにとってそれほど不満が積もっていくわけなんです」

「不満が積もっていく？　私が不満だと感じられるのなら、まだましだわ。先生は、私が自分の怒りに気づくことができて、それを外に出すことさえできれば、私がずっとはまっているこの永遠の自己嫌悪から自由になれるだろうって言ってましたよね」。ナンシーはセラピストのほうを見上げてこう言った。「もしかすると、先生のほうが私に対する不満を募らせてるんじゃないの？」

セラピストは笑った。「いい線いってますよ。このこと、以前も話したことありますよね。あなたは、これまで出会ってきた人たちがみんな、いずれは自分に不満をもってしまうというパターンにあまりに慣れすぎてしまって、私もそろそろそうなりそうだって、思っているんでしょう？　いつになったら、私はあなたに安心してもらえるのでしょう？」

「先生に対しては、もう何ヵ月も前から安心してるわよ」と言いながら、ナンシーはアルマーニのスカートのしわを伸ばした。「たぶん、私は時々、時間をあけて、先生が私のことでうんざりしていないかどうか、確認しないといけないんだと思う」

「あなた自身が自分に対して簡単に不満を感じてしまうから、私がそう簡単にあなたに不満を感じないってことを信じることが難しいんですかね」

「たぶん、そんな感じなんだと思うわ」。ナンシーはうなずいて、再びため息をついた。「先生が見てくれるみたいに、私も自分のことを見れるようになるといいんだけど。そうしたら、もっと自分のことを客観的に見ることができて、自分について判断する時も、少しは批判的にならなくて済むのに」

「そしたら、たとえば自分がそこに座っているって想像してみてください」。セラピストは少し離れたところにある椅子を指さした。「そこの椅子に座っているナンシーって人がどんな人か、私に教えてください。どんな人ですか？」

「え？　何？」ナンシーはセラピストを見上げると、驚きの表情を見せた。「どういう意味？」

　セラピストはもう一度手のひらを、誰も座っていない椅子に向けながら、こう言った。「その椅子に座っている女性がどんな人か、私に教えてください」。セラピストは繰り返した。「彼女はどんな人なんですか？　その女性に関する客観的な意見を述べてください」

　ナンシーの顔に歪んだ笑顔が浮かんだ。そして誰も座っていない椅子に目をやると、こう語った。「そうね、私が言うなら、彼女はいい人よ。優しくて、人が大好きで、誰かを助けるためなら何でもする人なの」。ナンシーはくすくす笑った。そして不安そうな目でセラピストを見つめた。

　「続けてください」とセラピストは促した。「もっと教えてください」

　「彼女はきちんとした女の人なの、本当。どこかで彼女と会ったり、彼女の隣近所に住んでいたら、きっともっと彼女のことを知りたいって思うはずだわ。彼女は、私がとっても興味をもつタイプの人ね」

　診察の残り時間、ナンシーは自分のことを第三者の視点で語り続けた。その後数ヵ月の間、診察のたびにセラピストは、ナンシーに対して自分のことを、あたかも別の人であるかのように繰り返し話すことを勧めた。このような視点の転換によって、ナンシーは自己嫌悪の沼から抜け出ることができたのだった。患者が自らの体験を「自分のもの」と感じ、体験を身近なものと感じてもらうため、一人称で話すことを促し続ける、という心理面接の常識に反する判断をセラピストが行ったことは、よい心理療法を行うために通常推奨されるあらゆるルールから逸脱した行為であった。セラピストは即興で思いついたのである。セラピストは通常自分がしない違う方法を試みたのだった。なぜなら、患者の治療状況に関する独特の諸条件の組み合わせから、それが必要だと判断されたからであった。

　即興とは、それがジャズ奏者によって生み出される独創的なリフ［訳注15］であれ、あるいはアメリカンフットボールでクオーターバックが敵のディフェンスに包囲された際に穴を見つけて機敏に飛び出ることであれ、才能ある音楽家やスポーツ選手、あるいは心理療法のセラピストを特徴づける主要な能力であ

［訳注15］ロックやジャズで短く繰り返される旋律やコード進行のこと。

る。有能で柔軟性のあるセラピストは、患者に対する膨大な数の応答パターンをレパートリーとしてもっており、それを自由自在に使いこなすことができ、治療同盟において生じうるさまざまな困難に適切に対処することに長けている。ビンダー（Binder, 1999）はこう述べている。

　セラピストの能力で最高のもの、セラピストを専門家たらしめている本質的なものとは、従来の作業モデルでは対処できない治療状況において、即興で対処できる能力のことである、と私は言いたい。即興の中でも最高度に熟練の技と言うべきものは、行動内反射（reflection-in-action）であろう。そこでは、患者との対話の中で問題をフレーミング［訳注16］したり、問題を解決したりすることを繰り返すことで、作業モデルは微調整されるか、根本的に変容される。心理療法家にとっておそらく最も困難な課題、すなわち陰性の治療過程［訳注17］の対処に取り組んでいくうえで、即興は重要な、時に必須の能力であろう。周期的に起こる非適応的な対人関係の再演を伴う敵意性の転移や逆転移のパターンとしばしば称される陰性の治療反応は幅広く認められ、治療の失敗のもととしては過小評価されがちである（p.714）。

陰性の治療過程の扱い方

　治療が失敗に終わるセラピスト側の唯一最大の要因は、セラピストが効果的に陰性の治療過程に対処できないことである。どのようなタイプの治療過程でも、どのような理論的アプローチや理論モデルをもってしても、陰性の治療過程と治療同盟の破綻が生じることは避けられない。良好な治療結果に最も影響するのは、陰性の治療過程を認識し、効果的に治療同盟の破綻を修復するセラピストの能力である。決裂に気づかなかったり、修復しなかったりすると、結果として治療の進行を妨げるか、もしくは時期尚早な治療の終結をもたらすことになる。
　セラピストは、特に治療的作業の初期段階に、患者との関係性における自らの存在の価値について過大評価したり、判断を誤ったりしがちである。いくつかの研究成果によれば、セラピストが治療同盟を判断する仕方と、患者が何を

［訳注16］枠組みを与えて問題を把握しやすくすること。
［訳注17］患者からの反発や嫌悪反応などを指す。

重要と見なすかという認識とには違いがあるという。セラピストは、治療目標や治療課題について患者の同意が得られているかどうか、特に患者が期待しているセラピストの治療進行に対する責任感によって、治療同盟を評価する傾向がある。対照的に患者は、セラピストが親しみやすく、助けになってくれて、理解してくれるかどうかというところにより重点を置いている。最も重要なのは、陰性の治療過程に気づいてそれをうまく扱える人こそが、才能あるセラピストだということである。

陰性の治療過程を扱うことはスポーツ観戦とは異なり、患者に非適応的な関係パターンをどのように変えていけばよいのか伝える以上のことが求められるということは、熟練したセラピストであれば気づいているものである。ルーイスら（Lewis et al., 2000）は以下のように述べている。

> 誰かに、その人と自分がよい関係にあることをどれほど事細かに、そしてどれほど頻回に繰り返し伝えたとしても、愛を生じさせる神経ネットワークに言葉が刻みつけられるわけではない。いわゆる自己啓発本なるものは、車の修理マニュアルのようなものである。一日中読んでみたとしても、車自体は何一つ直っているわけではない。車の修理をするということは、シャツの袖をまくり、ボンネットの下にもぐりこみ、手が汚れることや爪が油だらけになることを厭わない、ということである。感情についての知識の徹底的な点検は、スポーツ観戦ではない。大脳辺縁系が生み出す人と人との感情的なつながりを相手にして、あっちを引っ張り、こっちをいじる、という面倒な体験が避けられないのだ。もしある人が現在の対人関係において明らかに問題を抱えていると見て取れるのであれば、それはその人の子ども時代に、心に痕跡を残すような強烈な対人関係が存在していたからである。辺縁系の結合によって一度神経パターンが形成されてしまうと、それを修正するためには、また別の新たな辺縁系の結合が必要になるのである（p.177）。

アッカーマンとヒルゼンラス（Ackerman & Hilsenroth, 2001）は、治療同盟に負の影響を与えるセラピストの個人的属性について論じる中で、セラピストが作業同盟の破綻にどのように影響するか、もっと広く知られるべきであると述べている。そしてストラップ（Strupp, 1980b）の言葉を引用しながら、彼らは以下のように言葉を続けている。

患者の性格上の歪みや非適応的な防衛機制だけでなく、少なくとも同じくらい重要と言えるものとして、セラピストの個人的反応もまた、よい作業同盟の確立を損なう主な要因となる。セラピストは精神的にバランスがとれた人であり、陰性の治療過程にはほとんど影響を与えないという考えは、セラピストを過大評価している、と私たちは考えている。セラピストも（十分な訓練を受け、経験がある場合でさえ）、他の人たちと同様、自らが積極的に巻き込まれている対人関係上の葛藤を建設的に扱うことは難しい、と感じるものである（p.173）。

決裂した治療同盟の修復

　治療成果に影響する、最も困難で、かつ最も重要な要因の一つが、治療同盟の弱い部分や決裂を認識し、その問題に取り組んでいくセラピストの能力である。治療同盟の破綻や、陰性の治療過程を認識することは、経験豊かなセラピストをもってしても難しい技術である。このテーマに関する初期の研究（Rennie, 1994; Safran et al., 2001）によれば、治療同盟に問題が起きていることを示すサインにセラピストが気づき、双方の不満足の原因について開かれた議論ができるよう、患者を促していく能力が不可欠であるという。しかしそれが決して容易にできることではないことは、レニー（Rennie, 1994）の研究成果が示しているとおりである。患者はしばしば治療関係を維持するための最良の手段はセラピストを守ることである、と考えがちであり、多くの症例や治療状況において、患者が自らの不安や不満を包み隠さず話すことに消極的であったとしても、理解できないことではない。
　スティーブン・スカルスキー（Skulsky, 2002）は、セラピストには患者の批判や否定的なコメントから守られたいという欲求が存在し、それを暗黙のメッセージに乗せて患者に伝えていること、そして時に危機的な状況が発生しなければ、そのことにセラピストが気づくのは難しいことなどを、ある学会で発表している。
　患者が治療に関連したあらゆる感情について包み隠さず話すことに消極的であることに、セラピストの態度がどのように影響を与えているか、ということをテーマにした学会のワークショップでは、司会者は参加したセラピストたちに対して、誇大的で防衛的な自己の部分から目を背けようとする癖に絶えず注

意を向け、そのような心がけを継続的に持ち続けるよう促していた。
　学会の発表者であるスティーブン・スカルスキーは、治療同盟を破綻させる3つの破壊的な力についてこう語っている。

1．傲慢さ
2．愚かさ
3．関心の欠如

　「別の表現をすれば」とスカルスキーは続ける（口頭発表）。「自己愛なのです。それについて自分たちはもうよくわかっている、とみなさんが思っているのなら、問題を探究しようという欲求などどこからも生まれてこないでしょう」
　無知という居心地の悪さのリスクを回避するため、私たちは新しい経験という不確実性を回避しようとする。スカルスキーは、セラピストたちがしばしば居心地のよいところにとどまろうとし、何かによって強制されない限り、新しい感情体験から学ぼうとはしないものである、と警告している。
　そしてウィルフレッド・ビオン［訳注18］の研究に依拠しつつ、スカルスキーは真の学習とはすべて感情を介した学習であること、感情面で成長するためには新しい感情体験から学ばなければならないことを指摘している。「けれども、これはビオンが感情的学習について私たちに教えてくれたことでもありますが、私たちは強烈な感情の痛みや不快感を誰もが嫌っているのです。ただ好きでない、というレベルではなくて嫌悪しているのです」。あらゆる感情的学習とは、私たちを怖がらせる感情と向き合うことを回避するために、私たちがどのような防衛を用いているのか認識し、理解するための学習なのである。したがって、通常私たちは新しい経験に向かって自分自身を開くことを回避しようとするものであり、やむをえない状況に追い込まれて初めて、しばしば手足をばたつかせ、絶叫しながら、仕方なく新しい経験へと入っていくのである。
　スカルスキーは続いて、最近自分を襲った心臓発作について語り始めた。それは普段運動不足で体重が増えすぎてしまったことが要因だったが、それによって彼は自己自身を理想化していたことに向き合い、それを捨て去る決心がつ

［訳注18］1897-1979年。イギリスの精神分析医。

いたのだった。そして現実の自分の姿をあるがままに見つめ始めるようになったと言うのである。

スカルスキーはこう説明する。「私は心臓発作で死にそうになって初めて、自分の弱さと不完全さに向かって自分自身を開き、認めることができたのです。現実の自分からはほど遠い、男根的な自己イメージを捨て去るためには、まず本当は体験することを回避したかった深い感情に向き合わなければなりませんでした」

スカルスキーが担当していた患者たちが、彼の変容ぶりに最初に気づいた。「グループ療法に参加していた私の患者たちがこう言うのです。『先生が死にかけたことは、むしろ天からの贈り物だったのかもしれませんよ。先生がうまく司会をできていない時、私たちはそれを指摘することが怖くて仕方ありませんでした。先生自身が、自分はよいセラピストだと思ったり、そういうイメージにしがみつかないといけないって感じだったりしたから、とても口に出して言うことなんかできなかったんです。だけど、今でははるかに正直でいられます。先生が病気をしたことで、私たちは自由を手に入れました。先生が失敗した時、失敗してるよって言う自由をね』と」。

スカルスキーはさらに、私たちが未解決なままの体験を抱えていることにより、防衛的な心の働きが表面化しやすいままになってしまうことについて、こう説明している。「健康的な身体と同じように、健康的な精神を獲得するためには、どのような栄養や食べ物を自分に取り入れるか、ということに私たちは注意を払わないといけないのです。感情的真実に対する飢餓感は、私たちの身体が食べ物と水を渇望するのと同じくらい、強烈で必要不可欠なものです。私たちは安心感を得るための心の働きや防衛、そして不安の対処を片方にもっています。そして反対側には、たとえ不安が生まれる可能性があったとしても、自分自身を開いて自分の存在の新しい側面を体験する方法を見つけようとする心の働きがあります。そして両方のバランスが正しく保たれている必要があるのです」

「人々は通常、自分の感情に気づくことなどできません。その代わり、私たちには感情的体験の能力が与えられているのです。そしてその能力は、私たちが新しい感情的体験から学び、リスクをとり、そして統合していく作業を積極的に行えば行うほど、発達していくのです」とスカルスキーは述べている。さらにジェイムズ・ヒルマン［訳注19］が用いたユング風の比喩を引用しつつ、

スカルスキーはこう続ける。「人々は通常、魂のレベルで、深い感情的人生を生きてはいません。その代わり、私たちには魂の可能性が与えられています。どれだけの魂をもつかは、あなたがどれだけ自分自身、魂のレベルで体験と向き合えるかにかかっています。つまり、どれほどの痛みと出会い、どれほどの不安と対峙できるか、にかかっているのです」

フロイトの初期の精神分析理論の展開と、ユダヤ・キリスト教の伝統という、2つの類似点を比較しつつ、スカルスキーは、感情的学習が2つの重要な共通基盤のうえに成り立っていることを説明している。

1. **聖約**［訳注20］：私たちは低次元の本能や欲望を放棄するために、より高次元の価値あるものを見つけなければならない。自分の満足を先延ばしにしてでも得ようとする、より高い次元の昇華［訳注21］や価値あるものとは何であろうか。
2. **偽りの偶像は許されない**：そうすることで不安がかき立てられ、あまりに恐ろしくて本当は直面したくない不快な感情が生まれることをわかっていながらも、誇大的で防衛的な自己の部分に目を向けるように、私たち自身が常に心がけるためには、どうすればよいのだろうか。

自分自身の自己愛が傷つきやすいものであるがゆえに、批判的なコメントを回避するようになってしまうことを、セラピストが自ら進んで認めることは、治療同盟の破綻を認識し、解決していくうえで重要な意義をもっている。研究成果が示しているように、治療同盟の破綻を修復することと、治療結果が成功に終わることとの間には直接的な関連がある。長年にわたって自己心理学は、最適な状態で不満を体験したり、関係の破綻が修復されたりすることによって、変容性内在化の能力が高まり、心の構造が構築されていくことを認識してきた。言い換えれば、患者は感情の制御を内在化できるようになり、ただちに満足できなくても我慢できる能力が高まり、情動制御のために外的な資源に頼らなくてもよくなる、ということなのである。あらゆる共感不全に伴って生ま

［訳注19］1926-2011年。アメリカのユング派心理学者。
［訳注20］本来の意味は、旧約聖書で神とイスラエル人との間で交わされた約束のことを指す。
［訳注21］低レベルの欲望を社会的に認知されやすい高レベルの目標を達成することで代理的に満たそうとする防衛機制。

れる失望が解消することにより、以下のような数多くの重要な発達課題が達成されることになる。

1. 自己愛の傷つきを解消し、治療同盟の破綻を修復する能力は、あらゆる対人関係へと応用可能であり、結果的に患者は未来への希望をもつことができるようになる。今後の人生において重要な他者たちとの関係に齟齬が生じたとしても、関係性そのものが破壊されることはない、と信じることができるようになる。
2. 対立関係を解消する能力やスキルに患者が自信をもつことは、絶望へと落ち込みにくくなることでもある。
3. 対人関係における曖昧さや、相手と自分が異なっていることを受け入れやすくなる。固定観念は緩み、より柔軟になり、自分に対しても他者に対してもより許せるようになる。
4. 対人関係における親密さや満足度が高まる。患者は「自分もあなたも、ありのままでいてよい。時には互いに意見が食い違ったり、相手のことを理解できないこともあるかもしれない。だけど互いに話し合いを続ければ、妥協点を見出すことができたり、最低でも互いに意見が異なっているという点だけは意見を一致させることができる」という感覚を発達させる。
5. 最も重要な点は、患者が自らの感情を制御できる、という感覚を発達させることである。スピノザ［訳注22］が言うように、感情の状態がもたらす気まぐれや変動に人として束縛されてしまうことがなくなるのである。スカルスキー（Skulsky, 2002）はこう説明している。「私たちはみな、映画『ホーム・アローン』で繰り返し描写されているあの満足体験［訳注23］を欲しているのです」。悪役の強盗たちが自宅に侵入しようとする（心理的に置き換えれば、迫害的な対象が私たちにとって家のような存在である心の構造に損害を与えようとする）のを幼い男の子が食い止めるたびに、男の子はガッツポーズをしてこう言うのだ。「やった！」と。「やった、自分で何とかできる」という感覚は、患者にとって、自らの対処能力に関する新たな自信の源泉となるのである。

［訳注22］17世紀オランダの哲学者。
［訳注23］主人公の8歳の男児が自立を体験していく過程。

セラピストたちがスカルスキーの忠告を心がけて、セラピストの落ち度について患者たちは正直に包み隠さず話しにくいということを、よりしっかり意識しようと頑張ったとしても、患者側の葛藤を治療的に扱っていくことはしばしば困難を伴うものである。サフランら（Safran et al., 2001）が引用した数多くの研究では、セラピストたちは自らの心理技法を隠れ蓑にして自身の居心地の悪い感情を隠すなど、しばしば防衛的に反応しやすいことが明らかになっている。精神力動を重視するセラピストたちは患者の転移を解釈することに過剰に頼りがちであるし、認知行動療法のセラピストたちは患者の認知の歪みに焦点を当てる。セラピスト側が柔軟性や共感性を示すような反応は、治療同盟を傷つける可能性を低下させる。以下の事例を用いて、セラピストによる転移解釈の誤用を説明したいと思う。

　集団精神療法のトレーニング体験セミナーが第10回目を迎えた時のことであった。ある若い女性の参加者が、グループの司会者に対して、彼が自分勝手で、無神経で冷たい、と怒りをぶつける場面があった。グループの流れは止まり、参加者たちは皆、椅子の縁に浅く腰掛けて、司会者がどのように反応するかに注視していた。なぜなら、それが司会者に対する初めての直面化の場面だったからである。数秒間、息苦しい時間が流れた後、ついにグループの司会者はこう答えた。「私は、どこかあなたの父親を思い出させましたか？」と。女性は、現在の対人関係場面で司会者と真正面から向き合う熱気から解放され、安全な過去の対人関係の話題へと移行する機会を得たことに、ホッとした様子であった。そして、確かに司会者と彼女の父親には類似点がある、と認めた。その後、彼女とグループの司会者は、父親と彼女との関係性という、互いに慣れ親しんでいる話題へと進んでいった。最初に女性が司会者に直面化した時の危機感は薄まり、他のグループメンバーたちは、より安全なレベルに話題が移って扱われるようになったことに安心し、深く椅子に腰掛けるようになった。このグループの参加者たちは、グループ内でのあからさまな怒りの表出から解放されたことにホッとした様子であったが、それは貴重な治療的経験を奪われた瞬間でもあったのだ。実際上述したやりとりは、真正面からの直面化と陰性の治療過程をどのように回避するか、という事例の提示になってしまったのである。怒りをあらわにした女性メンバーとグループの司会者との間に生じた課題は、実は未解決のままなの

である。それだけではない。他のグループメンバーたちにとっても、残りのグループ体験の時間を通じて、その問題は未解決なままであった。なぜなら、その女性の指摘は真実を突いていたからである。グループの司会者は確かに自分勝手で、無神経で冷たかったのだ。司会者が間髪を入れずに、女性の父親との関係という過去の話題へと焦点を移していったことは、その女性が痛いほど正確に彼の欠点を突いていることに向き合いたくない、という司会者自身の欲求を反映していたのだ。転移は、それが現在の状況から見て明らかに不適切である場合に限り、転移と言うべきなのである。

　上述した事例とは対照的に、もしセラピストが防衛的にならずに反応することができ、治療同盟の問題に直接目を向け、応答の仕方や態度を改め、亀裂が生じても逃げずに話題にできるならば、治療同盟は改善し、むしろ強化されていくであろう。患者側が、正しく理解してもらえなかった、という負の感情を積極的に表出し、セラピスト側も破綻を修復するための共同作業に積極的に関与しようとするならば、難局も打開できるものである。そのような治療過程が起きない場合は、患者側が一方的に治療を中断する、という反応が生じることが多い。治療同盟の修復は、ただ単に治療を継続させ、途中での脱落を防ぐだけでなく、さまざまな研究成果から、破綻が修復されることによって、治療同盟がむしろ強化されることも明らかになっている。治療同盟がいったん破綻して修復した場合と、破綻なく安定して治療が推移し続けるか、あるいは破綻がないまま治療関係が強まった場合とを比較検討しても、やはり破綻を経たほうが同盟強化の効果は高いことが示されている。
　愛着理論も、陰性転移や治療同盟の破綻といった場面において、どのような対応をセラピストがとるべきか、示唆を与えてくれている。ボウルビィ（Bowlby, 1979b）の論文集の中にある「知ってはいけないことを知り、感じてはいけないことを感じること」［訳注24］という論文は、患者が抗議できるくらい安心を感じられるようになるために、セラピストはどのような治療環境を作り出さなければならないか、というテーマを扱っている。ホームズ（Holmes, 1996）が指摘しているように、「養育者が子どもの抗議を認知し、それを受容できるということは、重大な離別体験がないことと同じくらい、心の健康の基

［訳注24］邦訳では『母と子のアタッチメント―心の安全基地』（二木武監訳、医歯薬出版、1993）の第6章。

盤となるものなのである。ボウルビィによれば、トラウマを否認し、抗議の気持ちを抑圧することは、神経症を生み出す重要な決定因子なのである」(p.6)。ボウルビィは、親が情動調律を行って、子どもの抗議に対して報復したり、過大な不安を惹起したりすることなく、それを受容できることが、安定した愛着の基礎となると考えた。同じ意味で、患者の敵意や怒りに対して報復したり、恐怖を感じたりすることなく対応できるセラピストは、治療成功の確率が高いと言ってよいであろう。

患者側の役割

　心理療法に関する研究は、治療が有効であると証明することに成功しているが、一方で治療によって得られる効果の大部分は、患者側がセラピストのことを有能で、信頼に値し、受容的で、患者が提起するさまざまな困難に対応してくれる優しい人である、と認知できるようになるか否かにかかっていることも、数多くの研究によって明らかになっている。患者側のセラピストに対する感じ方は、セラピストがどのような心理理論を専門にしているか、そしてどのような訓練を経て、どのような心理技法を用いているか、ということとは無関係であった。そしてまた患者の感じ方は、どの患者においても一律に同じ、というわけでもないのである。多くの場合、患者の性格傾向が、セラピストの好ましい面を感じ取れるか否かを決定していることは明白であるが、そもそもなぜある患者は特定のセラピストと相性が合い、それ以外のセラピストではダメなのか、ということはいまだ明らかになっていないのである。確かに、患者とセラピストの価値観やパーソナリティが合致することは、治療関係が確立するうえで大きな役割を果たしている。心理療法とアルコール症の治療のどちらの成功も、大部分が良好な治療同盟の確立にかかっているがために、治療関係や作業同盟に対する患者側の役割がどのようなものなのか、理解しておくことは重要である。

　セラピストとの治療的出会いが成功するか否かは、心理療法の中で患者がどのような対人関係スキルを発揮するかが大きな要素を占めている。患者が治療状況に寄与する部分が多く、その精神病理の重症度が低いほど、治療が成功する確率は高まる。逆に、患者の障害が重度であるほど、セラピストがどれほどスキルや才能をもっていようが、心理療法から患者が得られるものは乏しいと

言える。これまでの研究によれば、患者の個人的な性格だけが、治療同盟の強さに寄与する最も重要な因子であるという。しかし、治療関係が望ましい治療的変化をもたらすような効果を発揮するためには、特に病歴上、対人関係面で困難さを呈してきた患者の場合、セラピスト側の性格や、対人関係に対処するスキルの高さも大きな役割を果たしている。また、重度の精神病症状を呈している患者などの場合は、互いに心を開いて関与し合うような濃密な対人関係に耐えられないものである。さらに、重度の急性中毒患者や慢性の物質乱用者、あるいは重度のパーソナリティ障害を抱えた患者たちも、セラピストと真の意味での作業同盟を作り上げることは難しい。

治療の初期段階

治療を始めようとする患者の意欲は、いくつかの重要な要因によって左右される。最も重要なのは、患者が経験している苦痛の程度である。治療初期における治療の有効性は、助けてもらえる、という患者側の期待を動員するセラピストの能力によって高まるものであり、また同時に、治療に対して前向きな期待をする患者側の能力もおおいに影響している。そのためには、患者がセラピストにある程度依存することを受け入れる必要がある。心理療法に対して反応のよい人は、反応の乏しい人に比べて、治療が自分自身の助けになると信じており、他者全般に対する不信感は強くなく、社会適応も比較的良好である。その人が好ましい反応をする能力は、過度な騙されやすさを反映しているのではなく、むしろ社会的に規定された役割の中で、他者を受け入れることに抵抗がないことの指標と言える。とはいえ、患者が暗示にかかりやすく、体験する苦痛も強ければ強いほど、治療も継続しやすい傾向にあるようである（Frank, 1978）。

患者がセラピストのことを頼みの綱であると、積極的に感じるようになることを促す重要な要因はいくつかある。当然のことながら、患者に信頼できる心理療法家であると感じてもらえるような、セラピスト側の能力は不可欠である。セラピストのどのような属性が患者の信頼を勝ち取るのか、セラピスト、患者、そして独立した観察者の三者がそれぞれ評定した結果は、互いにあまり対応関係がみられなかった。治療結果と最も一貫して関係性が認められたセラピストの属性は、セラピスト自身が評価したものでも、独立した観察者による

ものでもなく、患者が評定したものであった。
　一方、治療を続けようとする患者の意欲は、患者がセラピストを好むかどうか、という点がおおいに影響している。患者がセラピストを信用できる人と感じるなら、セラピストの魅力に気づく機会も多いことが明らかになっている。信頼性と魅力という概念は、相容れないものではない。研究によれば、専門家と認識され、信頼を得ることができるセラピストは、患者の態度や行動をより変容させやすいという。したがって、患者がセラピストのことを魅力的で信頼できると感じる場合は特に、たとえそれが自身の世の中に関する認知や信念体系を変えるようなものであったとしても、患者はセラピストの説明や解釈を受け入れやすくなる。つまり、与えられた助言を患者が受け入れるか否かは、患者がセラピストの有能さや技術、予測に基づく入念な対応力、そして相手を惹きつける力をどのように評価しているか、という点にかかっているのである。信頼性と同様、セラピストの魅力も、患者との関係で類似性がみられるか否か、あるいは相性が合うか否か、という問題と密接な関係がある。
　容易に予想されたことではあるが、安定型の愛着スタイルをもつ患者は、より早く作業同盟を形成でき、治療終結の時点で社会的にも適応が良好であり、治療成果も大きいことが明らかになっている（Meyer & Pilkonis, 2001）。そのような人たちは初回の面接で、担当のセラピストのことを、温かみがあり、話しやすく、答えもしっかり返してくれるなどと述べ、より肯定的に評価する傾向が目立つ。一方、インテークや初診終了時点での治療同盟の弱さは、早期に治療が中断してしまう予想因子になるということが、多くの研究で示されている（Barber et al., 1999; Mohl et al., 1991; Plotnicov, 1990; Tyron & Kane, 1993）。拒絶型や不安型の愛着スタイルをもつ患者は治療が難しく、初めのうちは治療同盟を確立することにより大きな問題を生ずることが多いが、いったんセラピストと情緒的な関わりがもてるようになると、むしろより劇的に改善することもある。拒絶型の愛着スタイルをもつ患者は、治療中盤までは同盟関係が不十分であるが、治療後期になると非常に強い治療同盟になると報告されている。仮説として、拒絶型ととらわれ型の愛着スタイルをもつ患者は、しばしば親密さを切に求めると同時に見捨てられることを恐れており、拒絶されることに対する潜在的な懸念があるために、親密な同盟関係を結ぼうと懸命に努力すると考えられている。状況によっては、不安定な愛着スタイルをもっているより重症な患者が、相対的に最もよい回復を見せることもありうるのである。つまり、たとえ

大変な患者であっても、治療過程でセラピストがとにかく関係性を築くことができるならば、治療が成功し、しばしば劇的な改善を呈する可能性も高まるということなのだ。

最近の愛着理論の発展は、いかにさまざまな愛着スタイルが、その人がもっている内的作業モデルの指標となるような人とのつながり方を反映しているか、理解の助けとなるような概念枠を提供してくれている。これまでの研究によれば、愛着スタイル、あるいは他者とのつながり方のパターンが内在化されたものは、成人期を通して対人関係の質に影響を与え続ける永続的な性質をもっているという。ボウルビィが提案した内的作業モデルは、いかに自己と他者に関する内在化された見方が、他者とつながり続けるために自分がとるべき行動も決定してしまうのか、ということについて説明してくれる、一つの理論的枠組みなのである。他者とつながり続けるための行動規範は、治療過程の中で再現されない限り、しばしば気づかれないまま患者を支配し続け、結果的に治療が継続するか、あるいは早期に治療が中断してしまうことにつながっていくのである。

患者がセラピストを「テストする」仮説

愛着理論と自己心理学は、治療的出会いを通して、患者は無意識的に病的な信念やルールを変えようと試みる、と仮定している。患者は、子ども時代に採用された対人関係に関するルールが、現在のセラピストとの関係性においても維持されるのか、それとも反駁されてしまうのか、関係性を「テストする」。もしセラピストがテストに合格すると、患者はもはや原初的なルールを持ち続ける必要がなくなる。そして、セラピストの解釈がなくとも、過去に自らに課してきた反復性の行動を修正するようになるのである。

自己心理学も、治療関係における関係性の再演の重要性について同じような視点をもっている。ストーン（Stone, 1996）は以下のように述べている。

　　自己心理学では、患者はかつて欠損していた自己対象の体験を埋め合わせてくれるような治療体験を求めていると考える。それによって、それまで不安定で欠損を抱えていた自己を安定させられるようになり、止まっていた成長が再び始まるのだ。原初的な自己対象は、障害をもった患者にとって分離

した存在ではなく、自己の一部として体験され、発達が不十分な構造を埋め合わせる働きをしている。……患者は、過去に受けたトラウマ体験が治療場面で再現されるのではないかという恐れを克服しようとしている。幼少期に形成された病的信念に不承認の判断を下す過程で、患者は再び成長を始める。患者に対して共感的に対応してくれる自己対象は、発達過程で生じた欠損を埋め合わせ、自己を安定化させる。すると自己は自らのことをよりまとまりのある存在として体験し、自らの目標や理想を追求する道を、再び歩み出すことができるようになるのである（p.170）。

ストーンはさらに、いくつかの病的信念は入念な診断過程で判別できるかもしれないが、それ以外は治療過程で初めて明らかになると述べている。時に、セラピストたちは自分たちがテストされていることにすら、落第するか合格するまで気づかずにいることもある。
　この気づかれないジレンマを理解するうえで助けとなるような症例を以下に紹介しよう。

　ポールはこれまで何度もクラックコカインをやめることに失敗し、汚点にまみれた大変な病歴を抱えていた。ごく最近、再びコカインを使ってしまい、業を煮やしたポールのスポンサーは、「他の方法では彼はやめることはできなさそうだから」と、彼に心理療法を受けるよう助言した。ポールは何年もAAに参加し続けていたが、一度に3ヵ月以上、断薬できた試しがなかった。一方、彼が12ステップのプログラムに取り組もうとする動機づけや意欲は申し分ないものだった。そのため、彼のスポンサーのみならず、この若者を知る誰もが混乱と納得のいかない気持ちを抱えていたのだった。彼は言われた助言は何でも実行に移してきたにもかかわらず、相変わらず再発し続けているのだった。
　やがてセラピストは、彼が最近2年間だけでも少なくとも5回、セラピストを変えていることを知った。初診を始めて間もない頃、なぜ彼はそれほど多くのセラピストにかかってきたのか尋ねてみると、ポールは朗らかに笑うとこう言った。「どうも自分はセラピストから診療拒否されるのが上手みたいなんです」
　「あなたが診療拒否される？」とセラピストは尋ねた。「なぜセラピストが

あなたを拒否しないといけなかったんですか?」
「それはたぶん、僕が滑り続けたからなんだと思いますよ」とポールは肩をすくめた。「僕に対してみんなイライラしちゃうんじゃないですかね、たぶん。で、最後はいつも僕にセラピストたちはこう言うんです。もう外来では君を診ることができないって。僕は入院治療を受けないといけないって」。肩をすくめると、こう続けた。「たぶん、僕は先生たちを怖がらせちゃうんだと思うんです。クラックを吸ってハイになると、結構めちゃくちゃなこと、やらかしちゃうんで」
「つまり、最後通牒として、入院治療を受けないと、それ以上治療を担当できないってセラピストに言われちゃうわけなんですね」
ポールはうなずいた。「そうなんです。ただ、これまで2回入院治療も受けましたけどね。中に入っている間はもちろん大丈夫なんですよ。だけど、いつも退院するたびに、結局再発しちゃうんです。入院は解決策じゃない気がするんですよ、僕は」
「それなら、あなたが考える解決策を教えてもらえませんか?」
ポールの顔に一瞬驚きの表情が浮かんだ。「いや、そんなこと、これまで誰からも聞かれたことなかったですね。みんな僕に指図するだけでしたから。本当に僕がどうしたいか、何が解決策だと思うのか、知りたいですか?」
セラピストは椅子に深く腰掛けると、うなずいた。「ええ、知りたいですね」
「僕は外来治療中心でやっていきたいですね」。ポールは手振りを加えながらこう続けた。「入院プログラムで得られるものも、教えてもらうものも、全部僕はすでに知っているものなんですよ。きっと、病棟で働いているカウンセラーたちより、僕のほうがプログラムやアディクションについてよく知ってますよ」。ポールは少し躊躇した。「とはいえ、僕が解決策を全部わかってるってわけじゃないんですよ。AAでよく言われる『自分の意志に任せると大混乱』ってことはよく知ってるつもりです。でも今、いい仕事に就いているんです。どこかの病院に入院して、会社をクビになるリスクは負いたくないんです。あなたが勧めることはやりますけど、とにかく僕は僕にずっと寄り添って、助けてくれる人が欲しいんです。僕をコントロールする人じゃなくて」

「あなたはコントロールされるのが嫌なんですね」とセラピストは尋ねた。

ポールは微笑んだ。「先生が何を考えているか、わかってますよ。アディクトって、もともとコントロールするのが本当に好きだし、アディクションの治療って、要するにコントロールをスポンサーとハイヤー・パワーに委ねるってことでしょう。そんなことは全部わかってますよ。僕の困っていることは、自分に対するコントロールを人に委ねすぎちゃうってことなんですよ」

「その困ってることについて、あなたはどう理解しているんですか？」

ポールとセラピストは、そのセッションの残りの時間、ポールが人に合わせすぎてしまうことについて話し合った。そしてすぐに明らかになったことは、ポールは自ら抱えている見捨てられ不安のせいで、仕事上でも私生活でも、とにかくすべての対人関係において、過剰に相手の言いなりになってしまう、という点であった。彼の薬物使用の少なくとも一部は、反抗的アクティングアウトと関連しているようであった。2人は互いに、ポールが対人関係において自立と独立を求める気持ちを表現するための、より自己破壊的ではない方法について話し合った。診察が終了する前に、ポールはもう一つ、情報を提供してくれた。

「ああ、そう言えば忘れるところでした。僕は養子なんです」。ポールは顔をしかめた。「そんな重要なことじゃないと思うんだけど、前のセラピストが重要だって言ってたから。一応、先生にも伝えておいたほうがいいかなって思って」

セラピストはうなずいた。「教えてくれてありがとう。ここに来る前にあなたがかかっていたセラピストと、私も同意見ですね。それはとても重要な情報だと思います」

「本当？」ポールは訝しげな表情をセラピストに見せた。「僕は全然覚えていないんですよ。生まれて3〜4日で、養父母に引き取られたから。だから僕は本当の母も父も全然知らないんです」。ポールはセラピストを覗き込むように、こう尋ねた。「本当にそれって重要な情報なんですか？」

「はい」。セラピストはこう続けた。「私はそれは大事なことだと思います。ぜひ、次回の診察でそのことについて話し合いましょう。だけど、今日の診察を終える前に、今後AAミーティングに参加することについて、あなたがどう考えているか、確認しておきましょう」

ポールはその後、とても熱心に、積極的に心理療法に通い続けた。診察を重ねるごとに、彼は人を惹きつける魅力と洞察力をもち、賢く、温かく、そして繊細な性格の持ち主であることも判明した。作業同盟もすみやかに確立された。二度と薬物は再使用したくない、という決意をもち、自分の気持ちをわかってくれるセラピストとの新たな協働作業によって勇気づけられたポールは、セラピストが勧めるどんなことでも同意するようになっていた。AAミーティングに参加したほうがよいと勧められると、時にポールは1日に2回も参加したことさえあった。昔付き合いがあった薬物の売人から突然電話がかかってきて慌てないように、電話番号は変えたほうがよいと勧められると、すぐにポールは職場と自宅の電話番号を変えた。そして自発的に、AAで1人のみならず2人目のスポンサーも見つけてきたのだった。心理療法はあまりに順調に進んでいったため、並行して毎週行われているグループ療法に参加することも役に立つかもしれない、とセラピストは勧めた。もちろんポールはすぐに参加するようになった。そして彼はグループでも熱心なメンバーとして、すぐに人気者になったのだった。彼は頭の回転が速く、その明るい表情と温かいコメントによって、他のグループメンバーたちはあっという間に彼に惹きつけられていった。ポールの繊細さは、まるで感染症のように全体に広がり、グループと彼との絆は急速に深まっていった。

　続く半年間、治療は素晴らしい展開を見せた。最近3年間で最長の断薬期間を彼は達成することができていた。AAミーティングで、6ヵ月間断酒断薬できたメンバーに授与されるメダルを受け取ると、ポールはAAで出会ったある女性と真剣に交際するようになった。彼女は5年以上の断酒歴がある人だった。グループ療法のメンバーの誰も気づかないほど、短期間で交際は深まっていき、ある日ポールは彼女と同棲することにした、とグループで発表した。グループメンバーの一部は、交際の進み方があまりに速すぎることを彼に警告したが、メンバーの大半は心から彼を祝福したのだった。そして3週間後、彼は再びコカインに手を出したのだった。

　再発した翌週、グループ療法に彼は姿を現さず、個人面接も2回連続でキャンセルした。そしてやっと心理面接の場に姿を現したポールは、後悔と苦悩に打ちひしがれていた。女性との新たな関係が彼に何らかの強烈な感情を惹起し、彼はそれが何であるのか理解することも、そしてそれを制御することもいまだできていないことは明白だった。女性との関係で突然葛藤が生じ

たものの、ポールはそれに対処できるだけの武器を手に入れていなかったのである。ポールは一方的な従順さと、受け身の背後に隠れた攻撃性との間を揺れ動いたが、それは交際相手の女性にとって耐えられるはずもなく、関係はすぐに終わりを告げたのだった。そしてポールは絶望の淵に突き落とされた。彼が再発することは避けようがないことだった。

　心理面接が終わりに近づいた頃、ポールはセラピストのほうに視線を向けて、こう嘆いた。「これからいったい僕はどうすればいいんでしょう」

　「今までずっとやってきたことを、やればいいんですよ。今回診察に来たことも、またAAのプログラムを再開したことも、間違っていないと思いますよ」。セラピストはポールを励ますように微笑んだ。「今回の再発については、これからも一緒に話し合っていきましょう。二度と同じ失敗をしないよう、あなたが失敗から何を学べるか、ですよ」

　ポールは少し安心したように、こう答えた。「先生、ありがとう。僕はてっきり、先生に怒られて、もう治療はできないって言われるかと思ってたんだ」

　「そんなことはありえないですよ。だけど、今回の再発をちゃんと話し合うことは必要だし、次回は違う対応ができるようにならないとね。唯一再発より悪いことがあるとすれば、それは反省のない再発ですからね」

　ポールはグループ療法にも復帰し、再発したことについて時間をかけて語った。グループの雰囲気は温かく、ポールが再び回復の道を歩み出すよう誰もが励ました。しかし、ポールの表情は以前とは一変していた。彼は思いつめたように押し黙り、終わりを告げた直近の女性との交際について、取り憑かれたようにいつまでも考え続けていた。彼はいまだに「自分を捨てた」女性に対して怒りを抱えていた。しかし交際について彼が詳しく語れば語るほど、それを聞いたグループメンバーの誰が見ても、実際にはポールのほうが先に女性を捨てたことは明らかだった。相手の女性は、ポールが初め彼女に対して示した決意や約束に従わなくなってきたことに、徐々に苛立ちを強めていったのだが、彼女が怒るたびに、ポールはその場では謝罪し、新たな誓いを立てた。しかし彼の受け身の姿勢の背後には攻撃的な衝動が隠れており、彼がその誓いを守ることは決してなかったのである。グループの仲間たちはそのことに気づき、優しい言葉でポールに直面化した。するとポールは再び欠席がちになり、2ヵ月も経たないうちに、ポールは再び薬物に手を出

した。

　今回の再発は、以前と比べて期間が長く、症状も重度であった。コカインの使用のため、何日も仕事を欠勤するようになり、上司は彼を休職扱いにした。グループ療法でも職場でも、同じパターンがみられるようになった。グループ療法のメンバーたちと同じように、職場の部下たちは、ポールが次は必ず来ますと言っても、もはやその言葉を当てにすることはできなくなっていた。個人面接の場面で、セラピストは、ポールが自分にされるのではないかと恐れていることを他人にしている、と繰り返し指摘し続けた。

　しかしポールは聞く耳をもたなかった。そして続く３週間の間に、もう一度再発した。

　グループ療法にも個人面接にも姿を現さなかった日から２日後、セラピストはポールから謝罪の電話を受けた。電話口でポールは、まだセラピストは自分の診察を受けてくれるのか、弱々しげに尋ねた。「もちろん、あなたと会いたいですよ。来週、いつもの診察の予約が入っていませんでしたっけ？」セラピストの返事を聞いたポールは驚いた様子だった。

　最後の再発の後、ポールが診察に来た時に、セラピストは入院治療を受けるか、依存症リハビリ施設に入寮することを勧めた。するとポールは傷つけられたかのように、こう憤った。「ほら、やっぱりね。これが最後の宣告ってやつかい？　先生の望むとおりにしないと、僕のこと見捨てるつもりなんだろう、あなたも」

　「いいや、私はあなたの担当セラピストです。あなたが何をしようとも。でも、再発の頻度が最近上がってきていて、クラックコカインの作用であなたの思考が曇り始めています。私はこの悪循環を断ち切るために必要な行動をとることを強く勧めたいのです。あなたは明らかにコントロールを失っている」

　ポールはセラピストのことをじっと見つめた。安堵と恐怖が混在した表情が一瞬、彼の顔に浮かんだ。「先生の言うとおりにするからさ。お願いだから、入院治療だけは勘弁してくれよ。高校の時、初めて薬物を使った時に、両親が僕にしたことが、入院させることだったんだ」。ポールの顔は、怒りに満ちた冷笑で歪んだ。「やつらは僕のことなんて、どうでもよかったんだよ。それでどっかのクソ病院に僕を送り込みやがった。他の連中と同じように、あいつらは僕を捨てたのさ」

「ポール、聞いてくれ」。セラピストはポールの注意を引くために手を挙げた。「あなたはあまりにも他の人から見捨てられることに関心が集中してしまっているから、あなたのほうが周りを見捨てていることに気づかなくなっているんだ」
　「僕が周りを見捨ててる？　どういう意味さ」。あんぐりと口を開けると、ポールは反抗的な表情でセラピストを見つめた。「やつらのほうこそ、僕の側にいてくれなかったんだぜ」
　「あなたは何かにものすごくとらわれていて、物事がはっきり見えなくなってしまっていると思う」。セラピストは言った。「それがどれだけコカインによる影響なのか、それとも、周りの人たちがあなたを見捨てるかどうか、テストしなければ気が済まないあなたの強迫のせいなのか、わからないんだけどね」
　ポールは何秒間か、静かに座っていた。そしてため息をつき、顎を手で撫でながら、セラピストの目を覗き込むように、じっと見つめた。「なんで先生は僕のこと、見捨てないんだい？」
　セラピストは身を乗り出して、ポールと目と目を合わせた。「どうしてかって言うと、あなたのやっていることが、テストなんだとわかっているからですよ。私があなたのテストに合格しちゃうんじゃないかっていう不安と、私がテストに落ちるんじゃないかっていう不安と、どっちがあなたにとって強いのかはわかりませんけどね」
　ポールの再発と見捨てられ不安、そしてその不安の治療関係における再演について、２人はその後２ヵ月間、心理面接の中で話し合いを続けた。しかし、何をしても無駄であった。ポールの再発は繰り返され、頻度も上がっていった。彼は入院であれ、外来であれ、より集中的な治療を受けることも拒否した。彼は、セラピストも「これまで自分の人生で出会ってきた他の連中と同じように」、彼を見捨てるための口実をただ見つけようとしているだけなんだ、と主張し続けた。
　ポールを理屈で説得することはできず、セラピストの勧めに従うことも彼は拒否した。セラピストによって見捨てられるのではないか、というポールの不安は、ある部分、その最悪の不安が現実のものとなるかどうか、試したいという強迫観念によって強化されているのではないか、とセラピストは強く感じるようになっていた。セラピストが彼を安心させようとすればするほ

ど、ポールは余計に不安になっていくのだった。セラピストはどうやっても勝ち目のない状況に、はめられていたのである。ポールが入院治療に応じなければ治療は担当しない、とセラピストが言えば、そのような姿勢は、彼が「お行儀よくしない限り」見捨てられる、というポールがテストしている仮説をまさに立証することになってしまう。逆にポールをこのまま外来で診続けたならば、コカインを使い続けることを意図せずして陰ながら支えることになってしまうことをセラピストは恐れた。そしてセラピストは、ポールのアディクションと自滅的な行動について直面化しつつ、治療関係や同盟を維持し続ける道を探ることを決意した。

ポールは再び薬物を使った。1週間欠勤した後、彼は職場も解雇された。グループ療法のセッション日にも顔を出さなかった。他のグループメンバーと同じように彼も、グループをやめる時には4週間前に告知するという治療契約を結んでいたのだが、彼は一方的に治療を中断することをグループに知らせもしなければ、電話してくることもなかった。数日後、彼はセラピストに電話を入れ、留守番メッセージに、これ以上診察の予約を入れるのは、あまりに気まずくて無理だ、という言葉を残していった。2週間後、セラピストの留守番メッセージにポールの最後の言葉が残されていた。「6日間、コカインは止まってます。できればまた、診察を受けに行きたいです。これまで僕がしてきたことを先生が許してくれて、また診察してくれるのなら、ですけど」

セラピストは、彼の留守番メッセージにこう返事を残した。「もちろん、私は診察させていただきます。いつでもご都合のよい日に予約を入れてください」

電話は、二度と来なかった。

ポールの例は、アディクションの患者と関わるセラピストたちがしばしば直面する、2つの関連したジレンマをよく表している。アルコールや薬物のアディクトの病理は、しばしばその物質乱用によってさらに増悪し、すでに効果的ではない愛着スタイルが、ますます問題を抱えることになってしまうのである。時には、クラックコカインのような依存性の強い薬物の場合、他者と愛着を形成することが事実上不可能になってしまうことすらある。乱用物質がもたらす強力な感情の高まりと、脳内報酬系に作用して精神依存を強化する効果

は、物質を乱用し始める前に患者がもっていたわずかばかりの心の構造を侵食してしまう。多くの乱用物質がもたらす誘惑に満ちた薬理作用を前にすると、愛着関係がもたらす繊細な情動制御力など色あせて見えてしまうのである。乱用物質に対する愛着と、数多くの乱用物質がもっている依存形成作用は、他者との間に愛着を形成することによってもたらされるあらゆる感情面での効果をはるかに凌駕する。さらに、ポールの例を見てもわかるように、自分自身の行動パターンを把握し、そのようなパターンが繰り返される背景を理解する能力は、治療場面で必要とされる内省や自己理解が事実上不可能となるまでに障害されてしまう。自己理解の能力も治療への動機づけも、物質乱用によって破壊されてしまうのである。

治療同盟とアディクション──特別に配慮すべきこと

ポールの例が示しているように、アディクションの患者を治療するうえでは、しばしば作業同盟を確立する際に、特有の障害が多々伴うものである。最も大きなハードルは、協働的な作業同盟を確立することである。治療への動機づけが高い人や、ヘンリー・D・ソロー［訳注25］の言う「静かな絶望」に苦しんでいる大多数の人たちと違い、アルコールや薬物のアディクトたちの中で、自発的に進んで治療に来る人はほとんどいない。家族や職場の上司、裁判所など、外部からの強力なプレッシャーによって、あるいは慢性的な物質乱用による急性の健康問題が生じて、仕方なく治療に来る場合がほとんどである。彼らは否認が強いか、もしくは情緒的な激しい嵐に巻き込まれており、罪悪感や抑うつ気分、羞恥心や認知機能障害に苦しんでいる。そのため、治療同盟を形成する能力に欠けているか、形成しようという意欲をもつことができない。彼らはしばしば、自身の問題が物質乱用と関連している、もしくは物質乱用によって悪化しているという現実を直視することも拒否する。多くのアルコールや薬物のアディクトたちは、そもそも自分には必要ないし望んでもいない治療を受けるよう、周囲の重要な他者たちに説得されたり、危機的状況のため治療を強いられたりしたことに怒りを感じており、露骨に頑迷な態度を示す。たとえアルコールや薬物のアディクトたちが、自分には治療が必要だと認めたとして

［訳注25］ 1817-1862年。アメリカの作家、思想家。

も、そしてたとえ過去の病歴から彼らがほどほどに飲酒したり薬物を使ったりすることなど不可能であることが明白であったとしても、通常、彼らは心のどこかに、節度を保ってまたアルコールや薬物を使ってみたいという欲望を隠しているものである。彼らが治療に応じることは、罪悪感やそれ以上の悪い結果を回避したいという願望から動機づけられており、心の底からアルコールや薬物のアディクションに向き合い、物質乱用が自らの生活にもたらしたさまざまな問題を解決しようと初めから望んでいることは少ない。つまり、たとえアルコールや薬物のアディクトたちがあからさまに治療に抵抗したり反抗したりしていなかったとしても、それは従順な態度を周囲に見せようと必死に努力している結果なのである。彼らはそうすることで、期待されるさまざまな要件を満たし、1分でも1秒でも早く、慣れ親しんだもとの日常生活や対人関係に戻ることができる、と思っているのである。

　どのような疾患が対象であれ、心理療法が成功するためには、治療の過程に患者が積極的に関与することが不可欠である。事実、ストラップ（Strupp, 1999）は治療が成功するための必須要因の一つとして、「それにふさわしい患者、つまり、たとえわずかでも内省の能力をもち、基本的に精神分析的なモデルに従っている治療の流れの中で誠実にセラピストと対話を重ねる意欲があり、セラピストの条件である『治療的中立性』を許容することができるような患者」を挙げている（p.34）。ほとんどのアルコールや薬物のアディクトたちは、ストラップが挙げたような治療が成功しやすい患者の条件を満たしていないため、特別な治療戦略が必要となる。危機的状況にあり、治療同盟に入ることに対して積極的に抵抗しているか、あるいは受動的に表面上は従順な態度を示している患者たちに治療を提供する能力をもつこと、それはアディクションを専門とするセラピストなら必ず習熟しなければならない特殊なスキルなのである。

危機状態によって発動する患者の愛着システム

　緊迫した状況下では、人はしばしば、人生の展望を大きく変更し、自身の象徴的な死に直面することを強いられる。ブラウンとヤーロム（Brown & Yalom, 1977）は実存主義的な視点から、対人関係の変化についての重要な原則を以下のように強調している。「不調和と不協和が変化に先んじて起こるという原則は、臨床的にも社会心理学からも幅広く支持されている」（p.448）。このことは

特に物質乱用者に当てはまる。彼らは過度の物質乱用によって、しらふの時の価値観とアディクション的行動との間に裂け目が生じているからである。アルコールと薬物のアディクトたちはしばしば、「その人固有の暗黒の世界にはまることがあり、その時の体験をAAメンバーたちは底つきと呼んでいる」（Brown & Yalom, 1977, p.448）。底つきは、治療と治療同盟の構築に関して二重の意味をもっている。底つきは障害物であると同時に、貴重な転換点となる可能性も秘めている。「患者が自身の限界や象徴的な死に直面した時、自身の人生の展望を大きく変えられることも稀ではない。彼らは自分の欲求の優先順位を整理し直し、人生における些細なことを些細だととらえることができるようになる可能性があるのである」（Brown & Yalom, 1977, p.448）。

　しかしセラピストは、底つきの真っ只中にいるアルコールと薬物のアディクトたちにとって、治療同盟を確立する絶好のチャンスは短期間で一時的であるということに気づく必要がある。セラピストにとって、物質乱用者にその診断を受け入れてもらい、患者と治療同盟を確立するチャンスが与えられる期間は非常に短いのだ。危機が去ってしまうと、多くの物質乱用者たちはあっという間に裂け目を塞いでしまい、もとの非機能的な愛着スタイルに戻っていく。チャンスの瞬間はいつの間にか滑り落ちてしまい、新しく芽生えたばかりの治療同盟は十分には花開かない。

　また別の状況では、いまだ診断されていないアルコールや薬物の隠れアディクトたちが、外来治療の過程で徐々にその苦悩の大きさを打ち明けることもある。この場合、セラピストは、彼らの物質乱用が続くことを意図せずして支えてしまわないように、あるいはようやく確立されつつある治療同盟を破綻させないように留意しつつ、新たに発見された物質乱用という問題を取り扱わなければならない。機敏なセラピストは、物質乱用者がその乱用物質との愛着を断ち切れるように交渉を続け、セラピストとの治療同盟と回復中心のライフスタイルが最大の効果を上げられるような道を探し続けなければならない。

　　地元の大学病院に勤務している初診担当カウンセラーが、32歳の証券ディーラーであるアーノルドを外来治療に紹介してきた。彼は成人の注意欠陥障害（ADD）の症状を解説していたラジオのコマーシャルを聴き、心配になって地元の病院の外来を予約したのだった。確かにアーノルドは多くの症状（たとえば不注意や衝動性、多動性など）をもっており、ただちに薬物療法が開始

されたものの、初診時にインテークを担当したカウンセラーは、彼の飲酒歴を心配していた。彼がアルコール問題に対する外来治療のために当院に初めて来院した時の印象は、誰が見てもとても聡明でエネルギッシュな、ハンサムで社会的にも成功している若い男性、というものであった。しかし同時に彼は、とても不幸な若い男性でもあった。

　なぜ彼が外来治療を受けに当院に来ることになったのか、セラピストに彼は何を期待しているのか尋ねてみると、アーノルドはこう答えた。「よくわからないんですよね。大学病院の初診担当のカウンセラーが、きっとここでなら私の ADD を治療してもらえるんじゃないかって思ったんじゃないですかね」

　「それでは、まず現在の体調についてうかがってよろしいですか?」とセラピストは話を向けた。

　「体調?」アーノルドはセラピストに対してにやにやと笑った。「体調は絶好調ですよ。ただ単に仕事に退屈してきたのと、自分の人生全般に飽きたって感じですかね」

　「退屈しているという状態は、私から見るとあまり絶好調な感じはしませんけど」とセラピストは返した。「そういう気持ちを抱えているって、大変じゃないかなと思いますけど」

　「そうじゃないんですよ。わかってもらえないかな。体調は絶好調なんです」。アーノルドはそう言いつつ、神経質そうに椅子に座る位置を何度も変えていた。「ただ今自分がやっていることが、好きじゃないんです。何をやっても興味が続かないって言うか。それが僕の問題なんですよ。それ以外は、絶好調です」

　この時点でセラピストはアーノルドと感情を話題にすることをあきらめ、話題を変えるためにこう質問した。「そうですか。それでは、あなたのもっている問題が、どれくらい前から続いているか、教えてもらえませんか? 何とか、早急にその問題を解決する方法を見つけましょう」

　安堵の笑みが一瞬アーノルドの顔に浮かび、彼は深々と椅子に座り直した。「素晴らしい。それはいい考えだ。あなたはご存じないかもしれないけれど、私は単刀直入に問題に取り組んで、素早く解決してしまうことが大好きなタイプの人間なんですよ」

　セラピストは微笑んだ。「はい、私もあなたから素早くそのような印象を

受けていますよ」

「そうですか、よかった。私の仕事はね、担当している口座と株式市場にずっと神経を集中していなくちゃいけないんですよ。注意散漫な時間なんて許されないんです」。アーノルドは椅子の肘置きを神経質に指で叩き始めた。「そしてこの処方された薬ってのが、もう全然効かなくなっちまったみたいなんですよ。かかっている精神科医にはもっと薬の量を増やせって言ってるんだけど、彼はもうすでに最大量出してるから、これ以上増やせないって言うんだ」。アーノルドは視線をセラピストに向けると、顔をしかめた。「あの医者は、もう少し辛抱して、薬の効果が出るまで待てって言うんだよ」

「その精神科医の先生は、あまりあなたのことをご存じないようですね。私が受けた印象では、どうも辛抱することは、あなたの得意技ではないように思われますが」

「いや、それについては先生の言うとおりだね」とアーノルドは笑い、セラピストを指さしてこう言った。「先生は鋭いね。気に入ったよ」

「あと、私が受けた印象としては、あなたはあまり感情に焦点を当てることに関心がないようです。それよりも問題を見つけて、それに対して何とかしようとするほうに熱心なように見えますよ」とセラピストはできる限り冗談っぽく言った。

アーノルドは微笑んだ。「私は歯に衣着せぬ言い方をする人のことが好きなんでね。感情のことについては、先生の言うとおりだよ。あんまりそういうベタベタした感じの話題は苦手でね。だから先生のところみたいな、心理とか精神科とかに行くのはためらってたんだ。心理の先生たちが話すことって、いつも全部が全部、感情のことばかりだろう？」

セラピストは肩をすくめた。「確かによくその話にはなりますけどね。感情以外に大事な話題もあるんですよ」

アーノルドは眉をひそめた。「本当？　他の話題なんて、これまでセラピストから聞いたことなんかないけどね」

「セラピスト？　これまで一度も心理カウンセリングは受けたことがないと思っていましたけど？」とセラピストは尋ねた。

「私は受けたことないよ。だけど母親は何年も受けてたんだ。でもちっとも役に立ちはしなかった。母はいつもまくしたててるだけだったよ」

セラピストとアーノルドは、残りの診察時間の間、感情的に不安定な彼の

第8章　愛着と治療同盟

母親の思い出について話し合った。長年、カウンセリングを受け続けても病状が改善しなかったが、アーノルドの母親はようやく5年前、双極性障害という正しい診断名に行き着いた。薬物療法が開始されて母親の症状は大幅に改善したものの、医者が勧める薬の量を守ろうとしない母親の行動が、問題を引き起こしつつあるようだった。診察時間が終わるまで、アーノルドがいかに心理療法家たちに不信感を抱いているか、そして特に彼の母親の場合、感情について話題にすることが病状の悪化をもたらす、と彼がいかに確信しているか、という話題だけに絞って話し合いを続けた。セラピストは、大学病院のカウンセラーがアーノルドの飲酒量について提供してくれた情報は、話題にしないことを決めた。なぜなら、治療関係が始まったばかりの初期段階では、作業同盟を確立することが優先されるべきであると考えたからであった。

アーノルドは次回の診察の予約を入れることに同意した。彼はその後も診察の進み具合に満足し、続く2ヵ月の間、定期的にセラピストの診察を受け続けた。アーノルドは自分の飲酒に関する話を避けていたため、セラピストはその話題を導入できるタイミングを辛抱強く待ち続けた。それまでの間、診察の大部分は、アーノルドがいかに自分の感情を恐れているか、というテーマに費やされた。アーノルドは多くの事柄に熱狂を感じることがあったものの、自分の感情を完全に解放してしまうと、自分の母親のように完全に飲み込まれてしまうのではないかと恐れていたのである。アーノルドは、自分の感情を包み込んでしまっておく努力を怠ると、母親のように精神病状態に陥ってしまうと確信していたのだった。

「いつも自分の感情を抑え込んでおく、というのは大変でしょうね」と、ある日、診察中にセラピストは言った。「具体的に、どうやって感情を抑えているんですか？」

「やり方はたくさんあるさ。走ったり、スポーツジムで筋トレしたりね。とにかく何でも自分を忙しくしてくれるものは役に立つのさ」

「お酒を飲むことはあるんですか？」と、セラピストは無邪気な雰囲気を装って尋ねた。

「時にはね」と言いつつ、アーノルドは疑念の視線をセラピストに送った。「なんでそんなこと聞くんですか？」

「ただ知りたかっただけですよ」。セラピストは、淡々とした表情で手を振

った。「以前、確かあなたは週末が一番、感情を抑えられない、というか、一番強い感情が出てくるって言っていたのを思い出したものですから」

「先生は何を言いたいんだい？」アーノルドはしきりに指で椅子の肘置きを叩いていたのをやめると、座り直した。「酒を飲むことと、週末、強い感情に襲われることと、どんな関係があるって言うんですか？」

「酒を飲むことが、あなたにとって感情を抑える一つの方法になっているのではないか、という印象を受けたからですよ」。セラピストはアーノルドを注意深く見つめた。これまで回避してきた飲酒というテーマについて、優しく直面化する、というリスクを冒しても、今なら大丈夫な程度に治療関係ができているのではないか、とセラピストは感じていたからであった。「どうも、あなたの飲酒は、ある種の自己治療的な行動のように見えるのです」

「だから？」アーノルドは眉をひそめた。「誰でもリラックスするために酒を飲むだろう。それがなんで問題なんだい？」

「問題ってほどじゃないんですけどね。ただ、もしかするとあなたがお酒を飲むことで、実際にはあなたの感情がいっそう強烈になったり、もっとコントロールすることが難しくなったりしてはいないかな、と思っただけですよ」。セラピストは非難めいた言い方にならないよう注意しながら、こう続けた。「もしかすると、あなたがお酒を飲むことで、あなたの感情の問題はよくなっているのではなく、むしろ悪くなっているのかもしれません」

混乱した表情がアーノルドの顔に浮かんでいた。「え、何だって？　悪くなってる……どうして？」

「あなたと彼女が最近2回、最悪の大喧嘩になったと話してくれたのは、どちらもあなたがお酒を飲んでいた時じゃないでしょうか。確か、あなたはその時、彼女にすごく冷酷なことを言ってしまったけど、本当はそんなこと言うつもりじゃなかった、と以前私に話してくれたと思います。喧嘩した日は、自分でもどうしちゃったのか全然わからない、いつもの自分じゃなかったって、あなたは話してくれました」

アーノルドは胸の前に組んでいた両腕を伸ばし、手で顎を撫で始めた。「もしかすると、先生の言うとおりかもしれない」。彼はセラピストのほうを見上げた。「担当している顧客の一人とランチを一緒に食べた時、口論になったのも、確かに少しばかりカクテルを飲みながらだったけど、あれも酒が原因だったんだろうか？」

「かもしれません。どう思います?」とセラピストは尋ねた。

「もしかすると、先生は当たってるかもね」。アーノルドは頭の中で思いをめぐらせているような表情をしながら、こう続けた。「もし先生の言うとおりなら、いったいこれからどう対処すればいいんだろう。課題を見つけたら、すぐ解決しなきゃ気が済まない私の性格のこと、先生はよく知ってますよね」

「まあ、それはあなた次第、というところはありますが」。セラピストは答えた。

「自分次第?」

「あなたがアルコール症の患者であるかどうかによる、ということですよ」

「アルコール症?」アーノルドは口をあんぐりと開けて固まった。「どうして自分がアルコール症じゃないかって、先生は思うんだい?」

セラピストは握った手を前に出すと、指を使いながら一つひとつ根拠を列挙していった。「一つは、あなたの親族にアルコール症の方がおられるということです。二つ目は、3年前、あなたに飲酒運転での逮捕歴があるということ。三つ目は、あなたの彼女が何度も、あなたのお酒の飲み方を心配されていた、ということ。そして四つ目が、あなた自身が話してくれたように、ここ数年で飲酒量が増え続けている、という点です」。最後の根拠を列挙し終わった時、セラピストはアーノルドの目の前で4本の指を立てていた。

アーノルドは姿勢を立て直すまでの数秒間、茫然と椅子に座ったままであった。スラックスのしわを伸ばすように手で撫でた後、彼はセラピストに突き刺すような視線を投げかけた。「わかりました。仮に自分がアルコール症だとした場合、自分は酒の量を減らしたり、量をコントロールしながら、また普通に飲めるようになるんでしょうか?」

セラピストは首を横に振った。「いいえ。もしあなたがアルコール症者なのだとしたら、定義上、あなたは普通の飲み方ができない人なのです。もしあなたが自分のことをアルコール症者だと思わないなら、別の選択肢もありますよ。とはいえ、別の選択肢について話し合う前に、まずあなた自身が、自分のことをアルコール症者だと思うかどうか、決めていただかないといけません。もしアルコール症者であるとあなたが認めるのなら、唯一効果のある治療法は断酒しかありませんし、それを実現するための最善の方法は、AAに通うことだと思います」

「AAに通う？」アーノルドは首を横に振った。「AAに通うなんてとんでもない。絶対嫌だね。いずれにせよ、自分がそもそもアルコール症者なのか、自分でもよくわからないんだ。もしかすると、自分は単に少しばかり酒癖が悪いだけなのかもしれないじゃないですか」

「少しばかり酒癖が悪いって表現は、少しばかり妊娠してるって言っているのと同じくらい、あまり意味がない言葉だと思いますけど。あなたはアルコール症者であるか、そうじゃないか、どちらかでしかないんです」。セラピストはこう強調した。「聞いてください。あなたは真面目な現実主義者で、単刀直入に問題に向き合い、逃げないで一直線に解決を目指すタイプだって、自分で話していたじゃないですか。自分がもっている株が暴落したら、あなたならどう対処しますか。きっとさっさと売り払って、損切りするでしょう。それと同じことを、あなたのアルコール症に対してすることをお勧めしますけど」

アーノルドは歯を食いしばっていた。「わかった。先生のやり方は気に入ったよ。顧客の株が暴落したら、資産配分をどう組み替えるか、専門家の助言を受けたほうがいいと、自分も勧めるはずだからな。で、先生は私に何を勧めるんだい？」

「私の考えでは、先ほど列挙した理由から、あなたはアルコール症者だと思うんです。これまで一緒にやってきた面接をこれからも続けながら、あなたが酒をやめて、AAに通うことをお勧めします。もしあなたがどうしてもAAに通うことだけは耐えられない、と言うのなら、無理強いはしません。ただ、私の経験上、心理面接で他の問題を扱いながら、並行してAAにも通っている人のほうが、治療はうまくいくってことはわかっているんですけどね」

アーノルドはしばらく静かに座っていた。そしてゆっくりと唾を飲み込むと、こう言った。「私は違うと思うんだ。自分はアルコール症じゃないと思うし、自分が飲む酒の量はコントロールできると思う。どうやら、今、分かれ道に立ってるみたいな気がする。どっちの道に進むべきなんだろうか」

「迷った時は、これまで一緒にやってきたことを、ただ続ければいいんじゃないですか？」セラピストはアーノルドに対して優しく微笑んだ。「別に私の意見に無理に合わせる必要なんかないんですよ。まずはあなたの意見のとおりにやってみて、どうなるか見てみましょうよ。もしそれでうまくいか

ないなら、別のやり方を選ぶ権利はいつでもあるんですから」

　安堵の表情がアーノルドの顔をよぎった。「ああ、よかった。じゃあ、当面どうするか、話し合おうじゃないですか」

　続く数週間、面接場面でアーノルドは以前より素直な態度が目立つようになっていた。彼の両親が厳格だったことと、彼が自分の判断能力に自信をもてないこととの関連性についても、面接で話題にし、分析を進めることができた。セラピストは、自分が下した診断や推奨した治療法にアーノルドが従わなかったからと言って、治療同盟を破綻の危機にさらすことは望んでいなかったため、結果的に同盟関係は深まり、より強固になっていった。とはいえ、初めのうちアーノルドが見せていた急激な治療の進展は、長くは続かなかった。その後半年間、アーノルドは散発的に節酒と断酒を繰り返し、治療は停滞気味で推移した。しかしその時期を通り抜けた後、アーノルドはようやく決心がついたのか、完全に断酒できるようになったのだった。

　アーノルドの例が示しているように、アルコールや薬物のアディクトたちにとって、治療同盟は特別な意味合いをもっている。なぜなら彼らの多くが、発達過程で十分満たされてこなかった欲求に関連した心の欠損を抱えながら、治療を受けにくるからである。このような観点から治療について説明すると、まずセラピストは、患者が過去の愛着対象との間に結んでいた外傷的関係とは意図的に反対の立場をとる［訳注26］。そして患者との間に形成される治療関係が感情を修正する効果を発揮することで、幼少期のネグレクトや虐待によって生み出された心の欠損が修復されることになるのである。オーモント（Ormont, 2001）は、セラピストが治療関係を通して「患者の人格形成期に提供されなかったものを提供する」（p.345）ことによって、患者に修正的な体験を生み出すことこそが、発達過程の途中で止まってしまった患者の傷ついた感情が回復していくことなのだ、と述べている。

［訳注26］アーノルドの例で言えば、セラピストは過去にアーノルドの両親がおそらく行っていたように一方的に命令するのではなく、アーノルドが診断や推奨される治療法に同意しないことを承認する。

第9章

アディクションと愛着志向療法——長期的な意義

> あなたの子どもが、あなたの言うことに耳を傾けるようになるただ一つの理由は、子どもがあなたを愛し、あなたが自分を愛してくれていると知っているからです。そして、そのような時期は、どの子にもきっとくることでしょう。
> Attachment-Oriented Parenting Institute

　研究によってエビデンスが得られ、愛着理論の関係性モデルと自己心理学が愛着志向療法（AOT）の基礎を提供しているとするならば、AOTにその魂、中心、そして精神的な核を与えるのは、マルティン・ブーバー（Buber, 1955）の哲学的人類学であると言えよう。AOTは、ブーバーの哲学を理解し、実際の治療に活用していくうえで役に立つ考え方を提供してくれている対話的心理療法（Friedman, 1985）というアプローチと非常に相性がよい。ブーバー（Buber, 1988）は、「心理学と精神分析は人間を理解し、癒やそうとするが、それに成功するためには、まず人間とは何であるのか、現実的な概念に根ざしていなければならない」(p.8) と言う。ユダヤ系の実存主義哲学者であるブーバーは、人間学的アプローチを生涯にわたって探究し、人を真に人たらしめているものとは何か、そして人間を他のすべての意識をもった生き物たちと比べた時、何が人間固有のもので、何が互いに似ているのか、といった問いに答えようとした。

　そしてそれらの問いに対する答えとして、ブーバーはこう主張する。私たちは互いに、孤立の中では絶対に真の意味で理解し合うことなどできない。ただ関係性の中でのみ、理解し合えるのだ、と（Buber, 1963）。「人間を、一人の存在者と他者との永遠の出会いとして見た時、人間とは何か、という問いに対する答えに少しでも近づくことができるであろう」(p.18)。対話的心理療法の研

究者たちは特に、あらゆる真摯な対話と真正な出会いには治療的な力があることを、長年にわたって理解してきた。「出会いを通じた癒やし」と「個と個の人格的出会いが人を存在させる」という2つの概念は、我と汝の関係を重視するブーバーの哲学的視点にとって不可欠な構成要素である。人と人を結ぶ「間」こそが存在の唯一の真なる現実なのであり、モーリス・フリードマンが言うように、「行為とは2人の境界線の間に起きるもの」なのだ (p.24)。ブーバー (Buber, 1988) はこう締めくくっている。「もし真の意味で生きることすべてが出会いなのであれば、真の意味で癒やされることすべても出会いを通して生まれるのだ」(p.21)

　ブーバーは、万人にうまく当てはまる公式を見出そうとする人間ではなかった。むしろ各々の人間や状況と、一期一会の気持ちで出会おうとした。ブーバーの名声や人気の多くは、彼が「我とそれ」、そして「我と汝」の2つの関係性の違いを詳述した点にあることは事実だが、心理療法家たちは、ブーバーの哲学体系がもっている意義のすべてを完全に理解しているとは言いがたい。ブーバー (Buber, 1960) の心理療法に関する主要な貢献としては、しばしば彼が「我と汝」の重要性を強調した点だけであるかのように解釈されがちである。誠実な対話における他者との真実の出会いが、ブーバーの対話的アプローチにとって重要であることは言うまでもないが、ブーバーが天才であるのは、「我と汝」の関係を定式化したからなのではない。それは彼よりも前に、先人たちがすでに成し遂げたことである。しかし、二種類の出会いの本質的な違いを理解する道を指し示す、という課題を、記念碑的な作品の中心に置いた者は、ブーバーただ一人だった。出会いの一つは直接的な、相互的な出会いであり、そこでは一人の人間が他のもう一人の人間の存在全体と出会うことで、自らも完全な意味で存在できるようになる。もう一つの出会いは間接的な、非相互的な主観と対象との出会いを指す。つまり「我とそれ」の関係である。

　「我」を発展させることによってのみ、唯一なる永遠の「汝」と向き合うことも可能となる。ブーバー (Buber, 1988) はこう書いている。「『我』は分離した自己としばらくの間、『汝』であるかのように向き合う。そしてそれを所有することで、完全なる意識の中での関係へと入っていくのである」(p.11)。離れていることによって初めて、「我」は真の意味で「汝」と出会うことができる。人々はそのような状況で、唯一性と類似性という逆説を知る機会を得る。そこでの意識はより高い次元にある。なぜなら選択という要素が存在している

からである。

　関係に入るということはその人の人格全体としての行為である。それは私たちが自らを人間として構成する行為であり、新しい状況に入るたびに永遠に繰り返さなければならない行動である……。人々は互いにこのような距離があるからこそ、人は自分から距離があり対立している他者と関係に入ることができるのである。なぜならその距離を「乗り越える」こととは、単に一つになることを意味するのではなく、距離があることと、互いに関係に入ることの両極の緊張を意味しているからである（Buber, 1988, p.12）。

　この真正で独立した「我」の発見の重要性は、いくら誇張してもしすぎることはない。ブーバー（Buber, 1955）はこう述べている。「個体化の原理は、この一人の人間は唯一なる存在である、という意味で、一人ひとりの人間が無限の多様性をもっているという根本的な事実を表している。そしてその原理が、人格に中核と骨格を与えるのである」（p.124）。だからこそ、人は他者と真の意味で出会う前に、まず己を知らなければならない。自分自身を知ることができないか、自分自身に対して誠実でいることができない、つまり生得的に、生物学的にもともと私たちに与えられている存在になることができない程度が大きいほど、私たちの情緒的・心理的な障害も大きい。私たち一人ひとりに固有の定められた自己を実現しようとする推進力や衝動が阻害されたならば、ブーバーの言うように、精神の病に陥り、身体疾患や精神病理を抱えやすくなってしまうであろう。自己心理学や愛着理論と同様に、ブーバーにとっても逆説的と言えることは、「自己」（「我と汝」の関係における「我」）を発見し、発達させていくためには、他者の存在が必要である、という点である。他者は自己を阻害する要因ともなりうるし、また自己を復活させ、活性化させる刺激ともなりうるのだ。

　コフートや、彼に続く自己心理学の研究者たちと同様に、ブーバーも治療的出会いを修復的な環境を提供する機会であると考えた。出会いが、それまで停止していた感情の成長を新たに開始させたり、継続させたりするのだ。狭義のロジャーズ派が意味する受容や承認は、心理療法の目標なのではない。それはあくまで、それまで停止していて、いまだ終わりを告げていない成長の道のりを、患者が最後まで歩いていくことを支援するための手段に過ぎない。受容

は、ブーバーが定義しているように、承認とは以下の意味で異なっている。受容は、他者をあるがままの姿で見て、出会うことと関連している。他方、承認とは、単に他者をあるがままに確認することなのではなく、他者がなりうる姿を、他者の成長可能性を確認する行為なのである。

　承認は静的なものと誤解される可能性がある。私は他者と出会い、今そこにいる相手をあるがままに受容し、承認する。しかしある人をあるがままの姿で承認するという行為は、最初の段階に過ぎない。承認するという行為は、私がその出会った時点での相手の外見をもって、私が承認したい人間であると認めることなのではない。私は相手のことを、動的な存在者として、その人固有の成長可能性をもっている存在者として受け取らなければならないのだ。現在という時間には、その人がなりうる未来が隠されている。この成長可能性、あるいは人それぞれに固有の方向感覚は、私がその人と関係に入らなくても、自然と私に感じられるものであり、それこそが私が最も承認したいものなのである。心理療法において、患者それぞれに固有の方向性は、ある非常に特別な方法でセラピストに感じ取られるようになるのだ (Buber, 1988, p.28-29)。

理論的不確実性

　ブーバーの哲学体系を解釈したり理解したりするうえで、鍵となる言葉があるとすれば、それは彼の「細い稜線」という概念であろう。この言葉はブーバーの立脚点を表現しており、いわば「我と汝」の関係がその上で成立する基礎となるものと言いうる。「それ（＝細い稜線という言葉）によって私は、絶対者に関する確信に満ちた論説のような、あたかも広大な高台のような思想体系の上に私が立っているのではない、ということを表現したかった。むしろ深い谷に挟まれた、細い岩稜帯の上に私は立っている。明確に表現しうるような知識に守られた確実性など、その稜線上にはなく、そこはただ、これから発見されることを待っている何かと出会うことだけが確実な場所なのである」(Buber, 1963, p.13)。ブーバーは、真の意味で他者と出会う際に、「聖なる不確実性」が重要であると強調する。「我と汝」の出会いでは、あらゆる抽象的な分類や、さまざまな事実から導き出される確実性から、己を解き放つ必要がある。さまざま

な学説や理論などの閉ざされた知識体系が提供してくれる確実性へと逃げ込んでしまうのではなく、セラピストは患者と真の意味での一対一の体験を通して出会わなければならない。そのような出会いの後に、初めて出会いに関する適切な理解が生まれるのである。中途半端に出会うこと、半分逃げながら他者と出会うことは、見せかけに過ぎず、真の意味での出会いとは言えない。ブーバー（Buber, 1955）はこう述べている。

> 相互性を欠いた援助は、傲慢である。それは手品をしようとすることと同じである。担当患者を支配しようとする精神科医や心理療法家は、患者が本来天から授かっている成長可能性を窒息させているようなものなのだ。どれほど微細な形であれ、援助者が患者を支配し、患者との関係を楽しみたいという欲望や、患者側の援助者によって支配されたい、援助者に楽しんでもらいたいという願望を、治療が必要な病的な状態であるとは見なさずに関わり続ける欲望に駆られると、治療全体が欺瞞に陥る危険性が生じる。このような援助者の欺瞞に比べれば、他のあらゆる怪しい民間療法など、取るに足らないものに見えてしまうであろう（p.95）。

時には、セラピストは身を引き、沈黙を保つべきタイミングもあることを知らなければならない。セラピストにとって、自分が話すことの主たる動機が、いかに自分が有能で、聡明で、有用な存在であるか証明するためであるならば、問題が生じることは避けられないであろう。アルコールや薬物のアディクトの回復が重要である理由が、単にセラピストの治療する能力の高さを証明するためだけなのであれば、治療が順調に進む可能性は低いと言ってよい。
　以下の症例を通して、セラピストをめぐる潜在的なジレンマについて解説したい。

　ピートはアルコール症から回復して10年以上が経過していたが、依然として多くの未解決な自己愛の傷つきの問題を抱えていた。中でも何度も彼を苦しめていたのが、他者の失敗を許すことができず、常に自分が場をコントロールしていなければ気が済まない、という問題であった。ピートは大柄で威圧的な体型をしており、心理面接の当初から、最近結婚した妻が臆病で、決断力がないためにどれほど自分が迷惑しているか、怒りを交えながら訴え

ていた。

「妻に対して自分が親みたいに振る舞わないといけないなんて、本当にうんざりですよ」。ピートは言葉を吐き出し続けた。「いつも妻は、これをしてもいいか、あれをしてもいいか、と俺に聞いてくるんです」。ピートは顔をしかめると、高い女性のような声で、あざけるように続けた。「犬の散歩に行っていいかしら？　テレビをつけてもいいかしら？　テレビの音はそれほど迷惑じゃないでしょう、あ・な・た・？」

　セラピストは共感的に傾聴し、できる限りピートが体験したレベルに自分の身を置いて状況を想像しようとした。夫婦関係において、頼りがいのある強いパートナーがいないと、どれほどの不満と失望を経験するか、共感的に理解しようと試みたのだった。セラピストはピートに対して、結婚生活におけるあらゆる判断を彼が一人でしなければならない状況は、どれほど苦しく、イライラするか、共感の言葉を伝えた。ここでは、セラピストが言うことを差し控えていたことのほうが、より重要であった。そもそもピートが、あまりに受け身で優しすぎる女性のことを、交際の初めのうちは魅力的だと感じ、そのような人と結婚することを選択したことによって、現在の状況が生み出されていることは、セラピストは口にしなかった。さらに、ピートの体格や大きな地声、そして挑発的な態度が、彼と出会うたいていの人たちを怯えさせていた。セラピストは、心の中では、ピートに対して、いかに彼が自らの威圧的な言動によって、妻をいっそう従属的に、彼の言いなりになるように「訓練」してしまっているか、指摘したいと思っていた。

　実際の診察場面では、セラピストは、ピートの怒りが放出され尽くし、徐々に彼が心の奥底にある結婚生活の孤独と孤立感を静かに語り出すようになるまで、ただ共感的にピートの感情に寄り添い続けた。

「妻や自分の友達たちに自分の気持ちを語ろうとすると、いつも余計嫌な気持ちにさせられるんだ。みんな、俺が間違っていることをしているって言うだけなんだ」

「周りの人たちに理解されないって感じることで、あなたはますます防衛的な怒りに駆り立てられてしまうんですね。その結果、ますます孤立感と理解されないという感覚が強まっていくんだと思います」とセラピストは指摘した。

「そのとおり。本当に嫌になるよ」。ピートは頭を振った。「自分がどう感

じるか、誰かに伝えようなんてこと、しなければいいんだって思うようになったんだ。言ったって、少しも楽になれないからね」

セラピストは引き続き、ピートの気持ちの流れに寄り添い、彼の感情に共感的に応答し続けた。ゆっくりだが確実に、ピートは対人関係で抱えている困難を自分で作り出してしまっていることに気づき始めていた。

「自分が妻を臆病にさせていたんじゃないかってわかってきたよ。まずいことだよね」。ピートは顔をしかめた。「批判的になって、妻を攻撃することで、ますます妻は自分で決断できなくなり、俺のことを恐れるようになってしまったんだと思う」。ピートは自分の髪の毛をかきむしった。「妻を攻撃したところで何の役にも立たないって、むしろ状況を悪化させるだけだってわかっているんだけど、時々、自分で自分のことを止められないって感じるんだ」

診察の終わり頃には、ピートの感情も思考もまとまりつつあった。セラピストがピートの感情に寄り添い続け、彼のやり方の間違いを指摘する必要などないと判断したことで、自滅的な行動パターンについてピートが自分で気づくことができるような、支持的環境をセラピストは提供できたのである。セラピストが、正解を知っていて、聡明であることを証明したい、という自らの欲求を抑え込んだことにより、自ら格闘し、自分で必要な答えを見出すことから得られる満足感を、ピートは体験できたのである。

この症例を見てもわかるように、ブーバーが強調したことは、特に出会いを通した癒やしの過程なのであり、それは真の意味での対話を構成する非常に複雑な部分なのである。したがってブーバーの言うセラピストは、人間の全体性を意識できるようになるために、完全に、そして現実において、自己反省の行為に入らなければならない。別の言い方をすれば、セラピストは、事前に哲学的理論で武装することなく、自分の人生の行為として、あの固有の治療的次元へと入っていかなければならない。つまり、実際に日々生きている時に出会う可能性のあるすべてに対して、セラピストは自分を隠すことなく、対峙しなければならないのである。ブーバーから見ると、患者はしばしばもがき苦しんでいるものであり、一人の人間としてのセラピストに興味をもつ余裕などない。そもそも患者とセラピストの関係は、一定の目的を達成することが求められており、両者は完全に対等ではないのである。

独立性と相互性の健康的なバランスを維持していくことは、決して容易ではない。脆弱な人の場合、相手との心理的距離感の意識が強まるにつれて、関係性を通じて心理的距離を克服することが難しくなっていく。心理的距離を縮めることをあきらめ、代わりに物に囲まれた世界がもたらす疑似安心感へと逃避しようとする誘惑に負けると、他者との間に空虚な空間だけが残る。それはしばしばアルコールや薬物、他の強迫的な行動嗜癖などで埋め合わされることになるのだ。しかし、そもそもブーバー（Buber, 1963）が強調したように、心理的距離は関係性の前提条件でもある。今、目の前に距離があるからこそ、人は関係性へと入っていけるのである。別の言い方をすれば、「我」が必ず「我と汝」の関係に先行するのである。本来行われるべき姿の心理療法では、セラピストに要求されるものは多い。おそらく症例によっては、そしてさまざまな状況や条件下では、セラピストが応えられる限界を超えることもあるかもしれない。なぜ心理療法において要求されるものが多いかというと、セラピストは苦悩と不確実性と、真の意味での対話の領域に、足を踏み入れないといけないからである。

　続く症例では、破壊的なアディクションの真っ只中で格闘している患者と関わる際に、真正な治療関係が生み出す潜在的な力について説明したいと思う。

　アルコール症とうつ病を抱え、30日間の入院治療プログラムを受けて退院してきたばかりのテッドは、入院中に受けた助言に従い、個人カウンセリングを受けるために当院にやってきた。続く2年間、彼の治療は順調に進み、毎週心理面接を受け、処方されたとおりに抗うつ薬を内服し、定期的にAAミーティングにも通っていた。最初に入院した時には離婚の危機に瀕していた彼の結婚生活も、今や心の安定を生み出す支えになっていた。職場でも昇進したことで、経済的な苦境もいくばくかは緩和され、テッドはもう一度自信と希望を取り戻していた。

　毎週の個人心理面接は熱心に受け続けていたものの、やがてAAに参加する回数は減らすようになった。そして今度は、セラピストに対して抗うつ薬をそろそろやめたい、と言い出すようになった。「自分の病気に一人で向き合いたいんです」とテッドはある日宣言した。「薬も含めて、何かに頼るってことが好きじゃないんです」

　セラピストはテッドの決断に対して懸念を表明し、彼の誇大性が一部復活

しつつあるのではないか、と優しく指摘した。「自己愛からくる誇大性が、前回あなたの病状を悪化させたことを覚えているでしょう。きっともうしばらくすると、あなたはこう考え始めますよ。『自分は他のアル中たちと同じはずがない。自分は違う。自分は特別だ』と」

テッドは忠告に耳を貸そうとはしなかった。そしてすぐに抗うつ薬の内服を自己中断した。その数週間後、彼はこう宣言した。「この間の夜、野球観戦に行って、球場で何杯かビールを飲んだんだけど、何も問題なんて起きなかったよ」。テッドは誇らしげにセラピストを見た。「雷が自分のほうに落ちてくるとか、ね」

「AAの他のメンバーたちは何て言っていましたか？」とセラピストは尋ねた。

「ああ」。テッドはどうでもいいことのように、手を振った。「何週間か前から、AAに通うのはやめたんですよ」。肩をすくめると、テッドは弱々しげな笑顔を絞り出した。そして何か反応はないか、セラピストの顔を覗き込むように見つめた。

「AAに行くのをやめてしまったなんて、知りませんでした」

「もちろん、先生には言ってなかったから。言えば、きっと先生は説得しようとするだろうと思ったんでね」とテッドは言った。

「まあ、それは当たってますね。たぶん、同じ月にAAへの通所も抗うつ薬の内服も両方いっぺんにやめてしまうことはお勧めできない、と言ったと思います」。セラピストは顔をしかめた。「とはいえ、もうあなたは実行してしまったのですから、これからどうなるか、慎重に経過を見ていきましょう。まさか心理療法までやめてしまおうとは思っていないですよね？」

「ちょっと頭をよぎったことはあったんだ」。テッドは額を引っかいた。「また酒を飲み出したことで、先生が俺のこと嫌がるんじゃないかと思ってさ」

「嫌がるっていうのは正しい言葉じゃないですね」とセラピストは言った。「私は、あなたが自分を支えてくれていたネットワークを全部あまりに早く捨て去ってしまうことを心配しているんです」。セラピストは身を乗り出してこう続けた。「ということは、あなたはもう自分のことをアルコール症ではない、と思っているんでしょうね」

「ええ？」テッドは肩をすくめた。「そんなこと、たぶん考えたこともなか

ったなあ」

「私は、そのことについて慎重に考えてみることを強くお勧めします。どうしてかと言うと、もしあなたがアルコール症なんだとしたら、普通に飲酒するなんて不可能だし、おそらくうつ病もいずれ再発するからです」

テッドは嫌な顔をした。「先生の言うことが正しいのなら、自分はアルコール症じゃないんだと思いますよ。この間の週末も飲んだけど、何も問題なかったし、昨夜なんてワインも1杯飲んだからね」。テッドは椅子に座りながら胸を張ると、何度か手のひらで胸を叩いた。「俺は今もここにいて、頭はクリアなままですよ。連続飲酒には全然入ってないですから」

「今さらそんなこと言わないでくださいよ」。セラピストは微笑んだ。「あなたはAAに何度も通っていたんだから、たいていのアルコール症者たちは、たとえ何杯か飲んでも、短期間ならコントロールして量を守ることができるってことはよく知っているでしょう。そんなこと、全然珍しいことじゃないですよ。その後半年から1年が経った頃、どうなってるか、ということが重要なんじゃないですか」

「確かに先生の言うとおりだよ」。テッドはしかめ面をしながらうなずいた。「しばらくは診察に来続けますよ。ただ、とにかく今、気分は絶好調で、それで十分だと思うんだけどね」

診察の最後には、テッドが引き続き飲酒実験を行いつつ、診察も継続する、という条件でお互いに合意した。続く数ヵ月間は何事もなく経過した。テッドはその後も節酒に成功していることを報告し続け、再び自分に自信がみなぎってきたことを喜んでいた。さらに数週間が経ち、彼の表情や態度に変化が現れ始めた。彼は妻が助けてくれない、と不満を漏らし、そもそも自分にとってこの結婚は正解だったのかさえわからない、と語るようになった。彼の妻は、テッドの飲酒量が増えていることに懸念を示すようになった。

そして2ヵ月が経たないうちに、テッドのうつ病は再発し、ひどい病状を呈した。連続飲酒発作に加えて、うつ病と自らの自己愛的防衛にも絡め取られ、もはやテッドは自分自身のコントロールを失いつつあることを、明確に理解することさえ困難になっていた。彼の妻と親友たちが投げかけた心配の言葉も、初めから聞く耳をもっていないテッドに届くことはなかった。他の誰の目にも明らかだったことを、テッドだけは見ることを拒否し続けたのだ

った。

　診察が始まって15分が経過するまで、テッドはいかに「周囲が邪魔ばかりしてくる」か嘆き、「自分はちゃんとコントロールできているので、少しばかりの休養と理解さえもらえれば、すべてはまたうまくいく」と訴え続けていた。セラピストは一度深呼吸すると、手を挙げて、しゃべり続けるテッドを話の途中で止めた。「ちょっと聞いてください」。声に最大限の感情を込めて、セラピストはこう語りかけた。「あなたは再発しています。2年前に初めて解毒のため入院した時と、まったく同じ状況に陥っています。このまま私はここに座って、あなたが結婚生活を破壊し、そして自分自身もアルコールによって死に追いやってしまうのを黙って見ているわけにはいきません。もう一度、医者からもらった薬を飲んで、もう一度AAに通ってください」

　テッドはセラピストを見つめた。反論しようと口を開きかけたがあきらめて、椅子の背もたれに寄りかかり、ただ黙っていた。

　セラピストの声は感情に駆られてかすれていた。「この診察室を出たら、AAの会場に行って、ワンデイのメダル［訳注1］を今夜もらって来てください」

　テッドは曲げた両肘を膝の上に乗せ、両手を後頭部に回して頭を抱え込んだ。「わかった、わかったよ」。テッドは言葉を絞り出した。「先生がそうする必要があるって言うなら、そうするよ」

　セラピストはその瞬間、テッドと心から向き合っていた。その場面では、セラピストは中立的な観察者として受け身のコメントを述べたわけでも、冷静な専門家として重要な理論的概念を解説していたわけでもない。その時、セラピストは、抑うつ状態のために茫然自失となり、アルコールによって思考が曇っていたテッドに唯一届くような形で、メッセージを発したのだった。テッドの例では、セラピストは愛着志向型のペアレンティング（子育て）で勧められているものときわめて類似した立場をとっている。そこではこう語られるのだ。「あなたの子どもが、あなたの言うことに耳を傾けるようになるただ一つの理由は、子どもがあなたを愛し、あなたが自分を愛してくれていると知っているからです。そして、そのような時期は、どの子にも

［訳注1］断酒をその日から始める人がAAミーティングでもらう「断酒1日目」のメダル。

きっとくることでしょう」と。似たような表現を試みるとするならば、テッドの例のように、そのような時期はどの患者にもきっとくるであろう。患者がセラピストの言うことに耳を傾けるようになるただ一つの理由は、愛着の絆の力、または治療同盟の力が、彼らを駆り立てるからなのだ。

結びの言葉

　アルコールや薬物のアディクションの治療が、他のあらゆる医療と同じような難局に直面している今だからこそ、ブーバーのメッセージは重要である。おおがかりな医療技術や、大規模な医療チームによる臨床がますます重視されるようになり、数百万ドル規模の医療法人によってチェーン店のように経営される病院では、医療スタッフが次々と異動で入れ替わっていき、医療政策は州や連邦政府の官僚主義に支配され、専門分野の細分化が進行している今日、セラピストと患者の間で緊密な関係を結ぶことは妨げられがちである。今日の医療技術の進歩の恩恵を人々が十分に受けるためにも、ブーバーや、その後に続く者たち（たとえばボウルビィやコフート）が指摘してきたこと、すなわち患者と、患者にケアと治療を提供する者との間に生じる人間同士の必然的な結びつきを回復し、再確立する必要がある、というメッセージは重要である。

　AOTが目指している長期的な目標は、相互性と安定した愛着の形成である。それらは物質乱用者の疎外と孤立のサイクルを止める助けとなる。しかしながら、愛着の形成と同じくらい、患者がセラピストから心理的に離れている感覚を維持することも重要である。愛着と自律性の間に生じる両極性は、治療において慎重に扱わなくてはならない。安定した愛着は、不安定で両価的な愛着スタイルが消滅して初めて形成される（Ainsworth, 1989）。長期的な治療目標が達成された暁には、物質乱用者は健康的な相互性を理解し、体験できるようになるであろう。すべてのアルコールや薬物のアディクトたちは、アルコールや薬物に頼ることなく他者との葛藤を解消するという、重要な課題を習得しなければならない。

　物質乱用に対する治療の目標は、自己愛の障害に苦しんでいる患者に対する精神分析療法の目標ときわめてよく似ている。コフート（Kohut, 1984）が書いているように、治療の場の外で健康的な対人関係を確立することができるようになって初めて、治療における治癒が得られるのである。AOTでは、それは

さまざまな方法で達成されることになる。AOTでは、患者が予測可能な、患者にとって一貫性のある支持的な治療環境を提供することで、物質乱用者たちの心が搾取されたり、破壊されたり、羞恥心に襲われたりすることなく、愛着や自己対象の欲求を満たすことが可能となる。発達過程で満たされなかった欲求が存在しているがために、物質乱用者たちは永遠に満足を感じることができないほどの、他者からの応答に対する強力で、圧倒的な欲求（対象飢餓）を抱えている。そして彼らは、自らの強すぎる欲求に対して羞恥心と恐怖を感じている。グループ療法やAAのような12ステッププログラムで他者と同一化することにより、それまで自分だけがダメな存在なのだと感じていたがために受け入れることができなかったことを、受容できるようになる機会が生まれるのである。それほどの感情面での傷つきやすさを抱えながらも受容できるようになることは、物質乱用者たちが、自分たちと同じくらい傷つきやすい他者から非常に基本的な共感性のレベルで理解された、と感じること（没入体験）によってのみ可能となる。それは、自分より何らかの意味で上の立場の人ではなく、自分と同じレベルの仲間であると感じられる人と一緒でなければ、体験することができない。真の意味での相互性こそが、羞恥心を減らし、愛着を形成するために必要不可欠な触媒なのである。個人であれグループであれ、愛着理論に基づいて行われる心理療法は、そのような体験を、他の学派の心理療法と比べてはるかに効果的に提供することができるのだ。

　セラピストやグループ療法の司会者が治療を終える時、個々の患者やグループのメンバーたちの心に残っていてほしいと思うものと同じ理解が、本書を読み終えた読者に残ってくれることを、私は祈っている。それはアディクションやAA、そして心理療法に関する理解であり、あるいは回復の方向性や回復に向けた個々のガイドラインの理解でもある。しかし最も残っていてほしいことは、未来への、少しばかりの希望であろう。私たちがどれほど与え、導き、支え合う努力を重ねたとしても、一人ひとりの人生、回復、そして成長という点で、私たちは誰もが、究極は孤独なのである。それは、人間である以上、避けがたい苦しみである。ブーバーや実存主義者たちが繰り返し教えてくれるように、私たちは究極的には孤独なのであり、そして自らの運命に対して責任を負うことができるのも、自分一人しかいないのだ。確かに私たち一人ひとりは孤独で、責任を負うのも自分一人でしかないとはいえ、私たちの日々の生活や住んでいる地域において、互いに助け、支え、そして励まし合うことができない

わけではない。

　個人であれグループであれ、心理療法家という立場で、私たちは物質乱用者たちに、治療が終わった後も彼らが持ち続けていられるような何かを、与えることができる。私たちが与えられるもの、それは、誰もが必要としているもの、彼らが受容され、居場所を感じることができるような、愛着体験と所属感なのである。疎外感や空虚感、そして無理解を物質乱用者たちは体験し、それらの感情と日々格闘している。AAは非常に根源的なレベルでの居場所の感覚と、理解されたという感覚を、彼らに与えてくれる。だからこそ、本書を通じて、愛着、信頼、そして安全というテーマが頻繁に取り上げられているのである。人々が受容と、愛と、理解を求める時、彼らはそれを無条件に求めているのだ。アディクトであれ、そうでない者であれ、私たちの誰もが直面する根本的な葛藤とは、自分自身を失うことなく、私たち自身よりも大きな何かに所属し、つながろうとすることである。アルコールや薬物のアディクトたちは、おそらくその葛藤を若干より強く感じる人たちなのであり、だからこそ、彼らにとって自律や独立を求めることが、あれほどまでに反抗的で、自己中心的で、要求がましい色彩を帯びてしまうのであろう。アディクトたちは、誰かや何かに所属することで、自らの個別性が犠牲になってしまうと恐れている。それは私たち誰もが抱える、永遠のテーマでもある。私は自分を失うことなく、誰かに近づき、真の意味で親密になることができるのだろうか？　あるいは、独立に対する私の欲求は、疎外と孤立をもたらすのだろうか？　私は他者との親密さに対する欲求が満たされるまで、自分の自律性を捨て去ることなく、孤独に耐えることができるのだろうか？

　本書に書かれている内容に沿って行われる心理療法は、上述したような人間的なジレンマに対して答えを提供することができる。まず、セラピストは物質乱用者に対して、そのアイデンティティや自律性を犠牲にすることなく、自らを受容してくれるような他者［訳注2］に近づき、親しくなる機会を提供する。次にセラピストは、患者が周囲との心理的な距離を保ったまま、さまざまな他者と親密になるために役立つもの［訳注3］を提供しつつ、患者の個別性を強化していく。最後に、アルコールや薬物のアディクトたちが、彼らの感情を鎮めたり、中和したり、切り替えたりするためにアルコールや薬物に頼るこ

［訳注2］つまりセラピストのことを指している。
［訳注3］たとえばAA。

となく、あらゆる親密な出会いによって引き起こされる感情や葛藤に対処できるように、セラピストは支援していくのである。

　AAに似ているが、よい心理療法とは、いろいろな意味で、支持的な環境を提供することと言ってよいであろう。それは、人々がそこでプライベートな自分と、社会的存在としての自分との関係を理解することが可能となるような、凝集性があって、安全な居場所なのである。同時にそこは、アルコールや薬物のアディクトたちが一人ひとりのペースで、それぞれが異なる回復の道を歩むことが許され、奨励される場所でもある。本書の初めの部分［訳注4］で取り上げたウォレス（Wallace, 1974）が言っているように、回復とは時間のかかる過程である。回復初期の段階では、アルコールや薬物のアディクトたちは、安全で、信頼が置けて、癒やしとなるような場所につながり、愛着を形成する必要がある。その後、さまざまな回復の段階をゆっくりと進んでいくにつれて、彼らは自分のアイデンティティを失ったり、周囲から孤立したりしないで、適度な心理的距離をとりつつ他者と親密な関係を結ぶことを学んでいくことになる。AAでは、メンバーたちのことを回復中のアルコホーリック［訳注5］と呼んでいるが、これはとても的確な表現なのである。なぜならアディクトの回復が終わることは絶対にないからである。私たちの成長と進化は、人生のさまざまな段階を通じて続いていく。AOTは、アルコールや薬物のアディクトの回復の一部となって、この成長の過程が進むように支援する。そして治療が終わっても、患者が断酒断薬しても、この成長の過程は終わらない。なぜなら何かにつながることと孤独になることは、私たちの人生を通じて存在し続ける永遠のテーマだからである。アディクションの心理療法とは、回復中の人がこの非常に中核的な人間的過程にうまく適応する方法を学べるように支援することなのである。

　［訳注4］　第2章45頁。
　［訳注5］　アルコール症者。

文　献

Ainsworth, M.D.S. (1969) Object relations, dependency, and attachment: a theoretical review of the infant-mother relationship. *Child Development*, 40, 969-1025.
─────. (1989) Attachments beyond infancy. *American Psychologist*, 44, 709-716.
Ackerman, S.J., & Hilsenroth, M.J. (2001) A review of therapist characteristics and techniques negatively impacting the therapeutic alliance. *Psychotherapy*, 38, 171-185.
Alcoholics Anonymous (1939) *Alcoholics Anonymous*. New York: AA World Services.
Aledort, S.L. (2002) The omnipotent child syndrome: the role of passionately held bad fits in the formation of identity. *International Journal of Group Psychotherapy*, 52, 67-87.
Alexander, F. (1950) *Psychosomatic medicine*. New York: W.W. Norton. (末松弘行監訳、赤林朗、木村和正、熊野宏昭訳『心身医学』学樹書院、1997)
Alonso, A., & Rutan, J.S. (1993) Character change in group therapy. *International Journal of Group Psychotherapy*, 43, 439-451.
Amini, F. (1996, February 23) Attachment theory & group psychotherapy. American Group Psychotherapy Association 35th Annual Conference. San Francisco, CA.
Arensberg, F. (1998) A consideration of Kohut's views on group psychotherapy. In N.H. Harwood & M. Pines (Eds.), *Self experience in group*. London: J. Kingsley Pub., pp.19-23.
Bacal, H.A. (1985) Optimal responsiveness and the therapeutic process. In A. Goldberg (Ed.), *Progress in self psychology*. New York: Guilford Press, pp.202-226.
─────. (1992) Contributions from self-psychology. In R. H. Klien, H.S. Bernard & D.L. Singer (Eds.), *Handbook of contemporary group psychotherapy: contributions from object relations, self psychology, and social systems theories*. Madison, CT: International University Press, pp.55-86.
Barber, J.P., Luborsky, L., Crits-Christoph, P., Thase, M.E., Weiss, R., Frank, A., Onken, L., & Gallop, R. (1999) Therapeutic alliance as predictor of outcome in treatment of cocaine dependence. *Psychotherapy Research*, 9, 54-73.
Bartholomew, K. (1990) Avoidance of intimacy: an attachment perspective. *Journal of Social and Personal Relationships*, 7, 147-178.
Bateson, G. (1971) The cybernetics of "self": a theory of alcoholism. *Psychiatry*, 34, 1-18.
Beebe, B. (1993, October) Contributions from infant research. Film shown at the 16th Annual Conference on the Psychology of the Self. Toronto, Canada.
Beutler, L.E., Machado, P.P., & Neufeldt, S.A. (1994) Therapist variables. In A.E. Bergin & S.L. Garfield (Eds.), *Handbook of psychotherapy and behavior change* (4th Ed.). New York: Wiley & Sons, pp.229-269.
Beutler, L.E. (2000) David and Goliath. When empirical and clinical standards of practice meet. *American Psychologist*, 55, 997-1007.
Binder, J.L. (1999) Issues in teaching and learning time-limited psychodynamic

psychotherapy. *Clinical Psychology Review*, 19, 705-719.
Bion, W.R. (1961) *Experiences in groups.* New York: Basic Books. (黒崎優美、小畑千晴、田村早紀訳『集団の経験』金剛出版、2016)
Blum, K., Cull, J.G., Braverman, E.R., & Comings, D.E. (1996) Reward deficiency syndrome. *American Scientist*, 84, 132-145.
Bollerud, K. (1995, March 3-4) A model for treating sexually abused substance abusers. Paper present at The Addictions: Contemporary Treatment Issues. Harvard Medical School, Boston, MA.
Bowlby, J. (1958) The nature of the child's tie to his mother. *International Journal of Psycho-Analysis*, 39, 350-373.
―――. (1973) *Attachment and loss: Vol.2. Separation: anxiety and anger.* New York: Basic Books. (黒田実郎他訳『母子関係の理論2分離不安』岩崎学術出版社、1977)
―――. (1979a) *The making and breaking of affectional bonds.* London & New York: Routledge.
―――. (1979b) On knowing what you are not supposed to know and feeling what you are not supposed to feel. *Canadian Journal of Psychiatry*, 24, 403-408.
―――. (1980) *Attachment and loss: Vol.3. Loss: sadness and depression.* New York: Basic Books. (黒田実郎他訳『母子関係の理論3愛情喪失』岩崎学術出版社、1981)
―――. (1988) *A secure base: clinical applications of attachment theory.* London: Routledge. (二木武監訳『母と子のアタッチメント―心の安全基地』医歯薬出版、1993)
Brandchaft, D., & Stolorow, R. (1988) The difficult patient: an intersubjective perspective. In N. Slavinska-Holy (Ed.), *Borderline and narcissistic patients in therapy.* Madison, CT: International Universities Press, pp.243-266.
Brown, D.G. (1985) Bion and Foulkes: basic assumptions and beyond. In M. Pines. (Ed.), *Bion and group psychotherapy.* London: Routledge, pp.192-219.
Brown, S. (1985) *Treating the alcoholic: a developmental model of recovery.* New York: Wiley & Sons.
Brown, S.A., Inaba, R.K., Gillin, J.C., Schuckit, M.A., Steward, M.A., & Irwin, M.R. (1995) Alcoholism and affective disorder: clinical course of depressive symptoms. *American Journal of Psychiatry*, 152, 45-52.
Brown, S., & Yalom, I.D. (1977) Interactional group therapy with alcoholics. *Journal of Studies on Alcohol*, 38, 426-456.
Buber, M. (1955) *Between man and man.* Translated by R.G. Smith. Boston: Beacon Press. 2nd publication date 1961.
―――. (1960) *I and thou.* Translated by K. Walter. New York: Charles Scribner's Son.
―――. (1963) *Pointing the way.* Translated by F. Maurice. New York: Harper Torchbooks.
―――. (1988) *The knowledge of man.* Translated by M. Friedman. Highlands, NJ: Humanities Press International, Inc.
Burlingame, G.M., Fuhriman, A., & Johnson, J.E. (2001) Cohesion in group psychotherapy. *Psychotherapy*, 38, 373-379.
Carnes, P. (1983) *Out of the shadows: understanding sexual addiction.* Minneapolis, Minnesota: Comp Care Publishers.
Carnes, P. (1991) *Don't call it love: recovery from sexual addiction.* New York: Bantam

Books.
Center for Substance Abuse Treatment (1994) Assessment and Treatment of Patients with Coexisting Mental Illness and Alcohol and Other Drug Abuse. Treatment Improvement Protocal (TIP) #9. U.S. Department of Health & Human Services, Washington, DC.
Chambless, D.L. et al. (1998) An update on empirically validated therapies. *The Clinical Psychologist*, 51, 3-16.
Chambless, D.L., & Hollon, S.D. (1998) Defining empirically supported therapies. *Journal of Consulting and Clinical Psychology*, 66, 7-18.
Chafetz, M.E., Blane, H.T., Abram, H.S., Golner, J., Lacy, E., McCourt, W.F., Clark, E., & Myers, W. (1962) Establishing treatment relations with alcoholics. *Journal of Nervous and Mental Disease*, 134, 395-409.
Claiborn, C.D., Goodyear, R.K., & Horner, P.A. (2001) Feedback. *Psychotherapy*, 38, 401-405.
Covington, S.S. (1997) Women, addiction, and sexuality. In S.L.A. Straussner & E. Zelvin (Eds.), *Gender and addictions: men and women in treatment*. Northvale, NJ: Jason Aronson, pp.71-95.
Crits-Christoph, P., & Gibbons, M.B.C. (2001) Relational interpretations. *Psychotherapy*, 38, 423-428.
DeCasper, A.J., & Fifer, W.P. (1980) Of human bonding: newborns prefer their mothers' voices. *Science*, 208, 1174-1176.
Diamond, N. (1996) Can we speak of internal and external reality? *Group Analysis*, 29, 303-316.
Dies, R.R. (1992) Models of group psychotherapy: shifting through confusion. *International Journal of Group Psychotherapy*, 42, 1-17.
Durant, W. (1926) *The story of philosophy: the lives and opinions of the greater philosophers*. New York: Simon & Schuster. (村松正俊訳『西洋哲学物語』上下巻、講談社学術文庫、1986)
Ekman, P. (1992) An argument for basic emotions. *Cognition and Emotion*, 6, 169-200.
Ezriel, H. (1973) Psychoanalytic group psychotherapy. In L.R. Wolberg & E.K. Schwartz (Eds.), *Group therapy*. New York: Stratton Intercontinental Medical Books, pp.183-210.
Fairbairn, W.R.D. (1952) *Psychoanalytic studies of the personality*. London: Routledge. (山口泰司訳『人格の精神分析学的研究』文化書房博文社、2002)
Flores, P.J. (1982) Modification of Yalom's interactional group therapy model as a mode of treatment for alcoholism. *Group*, 6, 3-16.
―――. (1988) *Group psychotherapy with addicted populations*. New York: Haworth Press.
―――. (1997) *Group psychotherapy with addicted populations: an integration of twelve-step and psychodynamic theory*. New York: Haworth Press.
―――. (2001) Addiction as an attachment disorder: implications for group therapy. *International Journal of Group Psychotherapy*, 51, 63-81.
Flores, P.J., & Mahon, L. (1993) The treatment of addiction in group psychotherapy. *International Journal of Group Psychotherapy*, 43, 143-156.
Foulkes, S.H. (1975) *Group analytic psychotherapy*. London: Interface (Gordon and Breach Science Publishing Ltd.).
Fonagy, P., Steele, M., Steele, H. et al. (1994) The theory and practice of resilience. *Journal*

of Child Psychology and Psychiatry, 35, 231-257.
Frank, J. (1978) *Psychotherapy and the human predicament*. New York: Schocken Books.
Friedman. M.S. (1985) *The healing dialogue in psychotherapy*. New York: Jason Aronson.
Fromm, E. (1950) *Psychoanalysis and religion*. New Haven, CN: Yale University Press.
 (谷口隆之助、早坂泰次郎訳『精神分析と宗教』東京創元社、1996)
Fromm-Reichmann, F. (1950) *Principles of intensive psychotherapy*. Chicago: University of Chicago Press.
Gans, J.S., & Alonso, A. (1998) Difficult patients: their construction in group therapy. *International Journal of Group Psychotherapy*, 48, 311-326.
Ganzarain, R. (1992) Introduction to object relations group psychotherapy. *International Journal of Group Psychotherapy*, 42, 205-223.
Gelso, C.J., & Hayes, J.A. (2001) Countertransference management. *Psychotherapy*, 38, 418-422.
Greenberg, L.S., Elliott, R., Watson, J.E., & Bohart, A. (2001) Empathy. *Psychotherapy*, 38, 380-384.
Grant, I., Reed, R., & Adams, K. (1980) Natural history of alcohol and drug-related brain disorder: Implications for neuropsychological research. *Journal of Clinical Neuropsychology*, 2, 321-331.
Group for the Advancement of Psychiatry. Committee on Psychiatry and Community (1993) Dual Diagnosis. In *Resident's guide to treatment of people with chronic mental illness*. Washington, DC: American Psychiatric Press, pp.145-161.
Guntrip, H. (1968) *Schizoid phenomena, object relations and the self*. London: Hogarth Press.
Harwood, I. (1983) The application of self-psychology concepts to group psychotherapy. *International Journal of Group Psychotherapy*, 33, 469-487.
―――. (1986) The need for optimal, available caretakers: moving towards extended selfobject experience. *Group Analysis*, 19, 291-302.
―――. (1998) Advances in group psychotherapy and self psychology: an intersubjective approach. In I. Hardwood & M. Pines (Eds.), *Self experience in group*. London: J. Kingsley Pub., pp.30-45.
Harlow, H.F. (1958) The nature of love. *American Psychologist*, 13, 673-685.
Hamilton, V. (1985) John Bowlby: an ethological basis for psychoanalysis. In J. Reppen (Ed.), *Beyond Freud*. New York: Analytic Press, pp.1-28.
Henry, W.P. (1998) Science, politics, and the politics of science: the use and misuse of empirically validated treatment research. *Psychotherapy Research*, 8, 126-140.
Hazan, C., & Shaver, P.R. (1994) Attachment as an organizational framework for research on close relationships. *Psychological Inquiry*, 5, 1-22.
Heyman, S.E. (1995, March 3-4) What can neuroscience teach us about addiction? Paper present at The Addictions: Contemporary Treatment Issues. Harvard Medical School, Boston, MA.
Hill, C.E., & Knox, S. (2001) Self-disclosure. *Psychotherapy*, 38, 413-417.
Horvath, A.O. (2001) The alliance. *Psychotherapy*, 38, 365-372.
Hofer, M.A. (1996) On the nature and consequence of early loss. *Psychosomatic Medicine*, 58, 570-581.
Holmes, J. (1996) *Attachment, intimacy, autonomy. Using attachment theory in adult*

psychotherapy. Northvale, NJ: Jason Aronson.

Horner, A. (1979) *Object relations and the developing ego in therapy.* New York: Jason Aronson.

Irons, R.R., & Schneider, J.P. (1996) Addictive sexual disorders. In N.S. Miller (Ed.), *Addictive psychiatry.* New York: Haworth Press, pp.2-21.

Izard, C.E. (1971) *The face of emotion.* New York: Appleton-Century-Crofts.

Jaspers, K. (1975) On my philosophy. In W. Kaufman (Ed.), *Existentialism from Dostoevsky to Sartre.* New York: New American Library (orig. 1941).

Jerrell, J.M., & Ridgely, M.S. (1999) Impact of robustness of program implementation on outcomes of clients in dual diagnosis programs. *Psychiatric Services,* 50, 109-112.

Johnson, V.E. (1973) *I'll quit tomorrow.* New York: Harper & Row.

Jones, R.K. (1970) Sectarian characteristics of Alcoholics Anonymous. *Sociology,* 4, 181-195.

Jordan, J. (1986) The meaning of mutuality. *Work in Progress,* No.23. Wellesley, MA: Stone Center.

Kanas, N. (1982) Alcoholism and group psychotherapy. In E.M. Pattison & S.E. Kaufman (Eds.), *Encyclopedic handbook of alcoholism.* New York: Gardner Press, pp.1011-1021.

Kaplan, H.I., & Sadock, B.J. (1993) *Comprehensive group psychotherapy* (3rd Ed.). Baltimore, MD: Williams & Wilkins.

Karen, R. (1994) *Becoming attached: first relationships and how they shape our capacity to love.* New York: Oxford University Press.

Kaufman, E., & Reoux, J. (1988) Guidelines for the successful psychotherapy of substance abusers. *American Journal of Drug and Alcohol Abuse,* 14, 199-209.

Kelly, G.A. (1963) *A theory of personality: the psychology of personal constructs.* New York: W.W. Norton.

Kemker, S.S., Kibel, H.D., & Mahler, J.C. (1993) On becoming oriented to inpatient treatment: inducing new patients and professionals to recovery movement. *International Journal of Group Psychotherapy,* 43, 285-301.

Khantzian, E.J. (1982) Psychopathology, psychodynamics & alcoholism. In E. M. Pattison & S. E. Kaufman (Eds.), *Encyclopedic handbook of alcoholism.* New York: Gardner Press, pp.581-597.

―――. (1994) Alcoholics Anonymous ― Cult or corrective? Paper presented at 4th Annual Distinguished Lecture. Manhasset, NY: Cornell University.

―――. (1999, July 29) An interview with Dr. Edward J. Khantzian. In *Psychotherapy Book News,* 8-13.

―――. (2001) Reflections on group treatments as corrective experiences for addictive vulnerability. *International Journal of Group Psychotherapy,* 51, 11-20.

Khantzian, E.J., Halliday, K.S., & McAuliffe, W.E. (1990). *Addiction and the vulnerable self: modified dynamic group therapy for substance abusers.* New York: Guilford Press.

Kishline, A. (1994) *Moderate drinking: the moderation management guide for people who want to reduce their drinking.* New York: Crown Trade Paperbacks.

Klein, M. (1948) *Contributions to psycho-analysis, 1921-1945.* London: Hargrove.

Klein, M.H., Kolden, G.G., Michels, J.L., & Chisholm-Stockard, S. (2001) Congruence or genuineness. *Psychotherapy,* 38, 396-400.

Knapp, C. (1996) *Drinking: a love story.* New York: Dell.

Kohut, H. (1972) Thoughts on narcissism and narcissitic rage. *Psychoanalytic Study of the Child*, 27, 360-400.

---. (1977) Preface. In J.D. Blaine & A.D. Julius (Eds.), *Psychodynamics of drug dependence*. NIDA Publication No. ADM 77-470. Washington, DC: Superintendent of Documents, U.S. Government Printing Office.

---. (1978) Creativeness, charisma, group psychotherapy. In P. Ornstien (Ed.), *The search for the self: selected writings of Heinz Kohut*. Vol.2. New York: International Universities Press.

---. (1982) Introspection, empathy, and the semi-circle of mental health. *International Journal of Psychoanalysis*, 63, 395-407.

---. (1984) *How does analysis cure?* Chicago: University of Chicago Press.

Kohut, H., & Wolfe, E.S. (1978) The disorders of the self and their treatment: an outline. *International Journal of Psychoanalysis*, 59, 413-424.

Kosseff, J.W. (1975) The leader using object-relations theory. In Z.A. Liff (Ed.), *The leader in group*. New York: Jason Aronson, pp.212-242.

Kraemer, G.W. (1985) Effects of differences in early social experience on primate neurobiological-behavioral development. In M. Reite & T. Fields (Eds.), *The psychobiology of attachment and separation*. New York: Academic Press.

---. (1992) A psychobiological theory of attachment. *Behavioral and Brain Sciences*, 15, 493-511.

Krystal, H. (1982) Character disorders: characterological specificity and the alcoholic. In M.E. Pattison & E. Kaufman (Eds.), *Encyclopedic handbook of alcoholism*. New York: Gardner Press, pp.607-618.

Kurtz, E. (1979) *Not-God: a history of Alcoholics Anonymous*. Center City, MN: Hazelden.

---. (1981) *Shame and guilt: characteristics of the dependency cycle*. Center City, MN: Hazelden.

---. (1982) Why A.A. works; the intellectual significance of Alcoholics Anonymous. *Journal of Studies on Alcohol*, 43, 38-80.

Kushner, M.G., Sher, K.J., Wood, M.D., & Wood, P.K. (1994) Anxiety and drinking behavior: moderating effects of tension-reduction alcohol outcome expectancies. *Alcoholism, Clinical and Experimental Research*, 18, 852-860.

Laing, R.D. (1961) *The self and others*. London: Tavistock Publications.

Lambert, M.J., & Barley, D.E. (2001) Research summary on the therapeutic relationship and psychotherapy outcome. *Psychotherapy*, 38, 357-364.

Leshner, A.I. (1996, October 15) Understanding drug addiction: implications for treatment. *Hospital Practice*, pp.1-11.

---. (1997a, April) Drug abuse and addiction are biomedical problems. *Hospital Practice: A Special Report*, pp.2-4.

---. (1997b) Introduction to the special issue: the National Institute on Drug Abuse's (NIDA's) Drug Abuse Treatment Outcome Study (DATOS). *Psychology of Addictive Behaviors*, 11, 211-215.

---. (2001) Addiction: a brain disease with biological underpinnings. In *Voice*, Vol.6, Issue, 1, 1-3.

Leszcz, M. (1992) The interpersonal approach to group psychotherapy. *International Journal of Group Psychotherapy*, 42, 37-62.

Lewis, T., Amini, F., & Lannon, R. (2000) *A general theory of love.* New York: Random House.
Lichtenberg, J.D., Lachmann, F.M., & Fosshage, J.L. (1992) *Self and motivational systems.* Hillsdale, NJ: Analytic Press.
Lichtenstein, H. (1961) Identity and sexuality. A study of their interrelationship in man. *Journal of American Psychoanalytic Association*, 9, 179-260.
Liese, B.S. (1998) Project MATCH and the issue of psychotherapy talent. *The Addictions Newsletter*, 5, 1-25.
Lorenz, K.Z. (1952) *King Solomon's ring.* London: Methuen.
Madsen, W. (1974) *The American alcoholic.* Springfield, IL: Charles C. Thomas.
Main, M. (1991) Metacognitive knowledge, metacognitive monitoring, and singular vs. multiple models of attachment. In C.M. Parkes, et al. (Eds.), *Attachment across the life cycle.* London: Routledge.
―――. (1995) Recent studies in attachment: overview with selected implications for clinical work. In J. Cassidy & P.R. Shaver (Eds.), *Attachment theory: social, developmental, and clinical perspectives.* New York: Guilford Press, pp.845-887.
―――. (1996) Introduction to the special section on attachment and psychopathology: 2. Overview of the field of attachment. *Journal of Consulting and Clinical Psychology*, 64, 237-243.
Mahler, M.S. (1968) *On human symbiosis and the vicissitudes of individuation.* New York: International Universities Press.
―――. (1979) *The selected papers of Margaret S. Mahler*, Volumes I and II. New York: Jason Aronson.
Marlatt, G.A. (1983) The controlled-drinking controversy. A commentary. *American Psychologist*, 38, 1097-1110.
Marlatt, G.A. (Ed.) (1998) *Harm reduction: pragmatic strategies for managing high risk behaviors.* New York: Aronson.
Marlatt, G.A., Larimer, M.E., Baer, J.S., & Quigley, L.A. (1993) Harm reduction for alcohol problems: moving beyond the controlled drinking controversy. *Behavior Therapy*, 24, 461-503.
Marrone, M. (1998) *Attachment and interaction.* London: J. Kingsley Pub.
Marziali, E., Munroe-Blum, H., & McCleary, L. (1997) The contribution of group cohesion and group alliance to the outcome of group psychotherapy. *International Journal of Group Psychotherapy*, 47, 475-497.
Matano, R.A., & Yalom, I.D. (1991) Approaches to chemical dependency: chemical dependency and interactive group therapy--a synthesis. *International Journal of Group Psychotherapy*, 41, 269-293.
McHugo, G.J., Drake, R.E., Teague, G.B., & Xie, H. (1999) Fidelity to assertive community treatment and client outcomes in the New Hampshire dual disorders study. *Psychiatric Services*, 50, 818-824.
Meares, R. (1993) *The metaphor of play.* Northvale, NJ: Jason Aronson.
Meissen, G., Powell, T.J., Wituk, S.A., Girrens, K., & Arteaga, S. (1999) Attitudes of AA contact persons toward group participation by persons with a mental illness. *Psychiatric Services*, 50, 1079-1081.
Meyer, B., & Pilkonis, P.A. (2001) Attachment style. *Psychotherapy*, 38, 466-472.

Miller, M.S. (1995) *Treatment of the addictions: applications of outcome research for clinical management.* Binghamton, NY: Haworth Press.

Miller, W.R., & Brown, S.A. (1997) Why psychologists should treat alcohol and drug problems. *American Psychologist,* 52, 1269-1279.

Minkoff, K. (1995, March 3-4) *Assessment and treatment of dual diagnosis: serious mental illness and substance abuse disorder.* Paper present at The Addictions: Contemporary Treatment Issues. Harvard Medical School, Boston, MA.

Minkoff, K., & Drake, R.E. (1992) Homelessness and dual diagnosis. In H.R. Lamb, L.L. Bachrach & F.I. Kass (Eds.), *Treating the Homeless Mentally Ill: A Task Force Report of the American Psychiatric Association.* Washington, DC: American Psychiatric Press.

Mohl, P.C., Martinez, D., Ticknor, C., Huang, M., & Cordell, L. (1991) Early dropouts from psychotherapy. *Journal of Nervous and Mental Disease,* 179, 478-481.

Morahan-Martin, J., & Schumacher, P. (2000) Incidence and correlates of pathological Internet use among college students. *Computers in Human Behavior,* 16, 13-29.

Morrison, A.P. (1989) *Shame: the underside of narcissism.* Hillsdale, NJ: Analytic Press.

Nathan, P.E. (1992) A response to "Alcoholism, politics, and bureaucracy: the consensus against controlled drinking in America". *Addictive Behaviors,* 17, 63-65.

Nathan, P.E. (1998) Practice guidelines: not yet ideal. *American Psychologist,* 53, 290-299.

National Association of State Alcohol and Drug Abuse Directors and National Association of Mental Health Program Directors (1998, June 16-17) *National Dialogue on Co-occurring Mental Health and Substance Abuse Disorders.* Washington, DC.

National Association of State Mental Health Program Directors (1999, October 27-28) *Transforming Knowledge and Research into Practice in the Public Health Sector: Focus on Dual Diagnosis, Criminal Justice/Mental Health Interface and Psychiatric Rehabilitation/Recovery.* Best Practice Symposium Proceedings. New Orleans, LA.

Newsweek Magazine (1996, April 22) *The story of the unabomer.*

Norcross, J.C. (2001) Purposes, processes and products of the task force on empirically supported therapy relationships. *Psychotherapy,* 38, 345-356.

Ogden, T.H. (1982) *Projective identification and psychotherapeutic technique.* New York: Jason Aronson.

———. (1983) The concept of internal object relations. *International Journal of Psychoanalysis,* 64, 227-241.

Orford, J. (1985) *Excessive appetites: a psychological view of addictions.* New York: Wiley & Sons.

Ormont, L.R. (1992) *The group therapy experience.* New York: St. Martin's Press.

———. (2001) Meeting maturational needs in the group setting. *International Journal of Group Psychotherapy,* 51, 343-359.

Ornstein, P.H. (1981) The bipolar self in the psychoanalytic treatment process: clinical-theoretical considerations. *Journal of American Psychoanalytic Association,* 29, 353-375.

———. (1982, January-March) *Self psychology.* Lecture series. University of Cincinnati.

Paparo, F., & Nebiosi, G. (1998) How does group psychotherapy cure? A reconceptualization of the group process: from self psychology to the intersubjective perspective. In I. Hardwood & M. Pines (Eds.), *Self experience in group.* London: J. Kingsley Pub., pp.70-82.

Parsons, O.A., & Farr, S.P. (1981) The neuropsychology of alcohol & drug use. In S.B. Felskov & T.J. Boll (Eds.), *Handbook of clinical neuropsychology.* New York: Wiley & Sons, pp.320-365.

Pattison, E.M. (1979) The selection of treatment modalities for the alcoholic patient. In J.H. Mandelson & N.K. Mello (Eds.), *The diagnosis and treatment of alcoholism.* New York: McGraw-Hill, pp.229-255.

Peele, S. (1989) *Diseasing of America: addiction treatment out of control.* Boston: Houghton Mifflin.

Pendery, M.L., Maltzman, I.M., & West, L.J. (1982) Controlled drinking by alcoholics? New findings and a reevaluation of major affirmative study. *Science*, 217, 169-175.

Piaget, J. (1954) *The construction of reality in the child.* New York: Basic Books.

Pinker, S. (1997) *How the mind works.* New York: W.W. Norton.（椋田直子訳『心の仕組み』上下巻、筑摩書房、2013）

Pines, M. (1998) The self as a group: the group as a self. In I. Hardwood & M. Pines (Eds.), *Self experience in group.* London: J. Kingsley Pub., pp.24-29.

Plotnicov, K.H. (1990) Early termination from counseling: the client's perspective. Unpublished doctoral dissertation. University of Pittsburgh, PA.

Polster, E., & Polster, M. (1974) Notes on the training of Gestalt therapy. *Voices: The Art and Science of Psychotherapy*, 10, 38-44.

Prochaska, J.O., & DiClemente, C.C. (1992) Stages of change in the modification of problem behaviors. In M. Hersen, R.M. Eisler & P.M. Miller (Eds.), *Progress in behavior modification*, Vol.28. Sycamore, IL: Sycamore Press, pp.184-214.

Project MATCH Research Group (1997) Matching Alcoholism Treatments to Client Heterogeneity: Project MATCH posttreatment drinking outcomes. *Journal of Studies on Alcohol*, 58, 7-29.

Ray, O. (1983) *Drugs, society, and human behavior* (3rd Ed.). St. Louis, MI: C.V. Mosby Co.

Regier, D.A., Farmer, M.E., Rae, D.S., Locke, B.Z., Keith, S.J., Judd, L.L., & Goodwin, F.K. (1990) Comorbidity of mental disorders with alcohol and other drug abuse. Results from the Epidemiologic Catchment Area (ECA) Study. *Journal of the American Medical Association*, 264, 2511-2518.

Reik, T. (1952) *Listening with the third ear: the inner experience of a psychoanalyst.* New York: Farrar, Straus.

Rennie, D.L. (1994) Client's deference in psychotherapy. *Journal of Counseling Psychology*, 41, 427-437.

Rice, A.K. (1965) *Learning for leadership.* London: Tavistock Publications.

Ridgely, M.S., Lambert, D., Goodman, A., Chichester, C.S., & Ralph, R. (1998) Interagency collaboration in services for people with co-occurring mental illness and substance use disorder. *Psychiatric Services*, 49, 236-238.

Robertson, J. (1953) A two-year-old goes to the hospital [Film]. University Park, PA: Penn State Audio Visual Services.

Roth, J. (2002, February 26) Personal communication. Paper presented at the American Group Psychotherapy Conference. New Orleans, LA.

Rutan, J.S. (1985, November 12) Paper presented at Harvard Medical School seminar on group psychotherapy. Psychodynamic group therapy, Boston, MA.

Rutan, J.S., & Stone, W.N. (1993) *Psychodynamic group psychotherapy* (2nd Ed.). New York: Guilford Press.
Ryan, C., & Butters, N. (1980) Further evidence for a continuum of impairment encompassing male alcoholic Korsakoff patients and chronic alcoholic men. *Alcoholism, Clinical and Experimental Research*, 4, 190-198.
Safran, J.O., & Segal, Z.V. (1990) *Interpersonal process in cognitive therapy*. New York: Basic Books.
Safran, J.D., Muran, J.C., Samstag, L.W., & Stevens, C. (2001) Repairing alliance ruptures. *Psychotherapy*, 38, 406-412.
Schacter, D.L. (1989) Memory. In M.I. Posner (Ed.), *Foundations of cognitive science*. Boston: MIT Press.
Schneider, J.P., & Schneider, B.H. (1991) *Sex, lies, and forgiveness: couples speak on healing from sex addiction*. Center City, MN: Hazelden.
Schuckit, M.A. (1973) Alcoholism and sociopathy--diagnostic confusion. *Quarterly Journal of Studies on Alcohol*, 34, 157-164.
Skulsky, S. (2002, February 25) Affective learning. Paper presented at the American Group Psychotherapy Conference. New Orleans, LA.
Shane, M., Shane, E., & Gales, M. (1997) *Intimate attachments: toward a new self psychology*. New York. Guilford Press.
Shore, J.J. (1981) Use of paradox in the treatment of alcoholism. *Health and Social Work*, 6, 11-20.
Sobell, M.B., & Sobell, L.C. (1973) Individualized behavior therapy for alcoholics. *Behavior Therapy*, 4, 543-556.
Sobell, M.B., & Sobell, L.C. (1993) *Problem drinkers: guided self-change treatment*. New York: Guilford Press.
Sobell, L.C. (1995, March 3-4) Natural recovery from alcohol problems. Paper present at The Addictions: Contemporary Treatment Issues. Harvard Medical School, Boston, MA.
Spitz, R.A. (1945) Hospitalism: an inquiry into the genius of psychiatric conditions in early childhood. *Psychoanalytic Study of the Child*, 1, 53-74.
Squire, L.R., Knowlton, B., & Munsen, G. (1993) The structure and organization of memory. *Annual Review of Psychology*, 44, 453-495.
Steering Committee (2001) Empirically supported therapy relationships: conclusions and recommendations of the Division 29 Task Force. *Psychotherapy*, 38, 495-497.
Stern, D.N. (1985) *The interpersonal world of the infant*. New York: Basic Books.（神庭靖子、神庭重信訳『乳児の対人世界　理論編』岩崎学術出版社、1989、『同　臨床編』1991）
─────. (1995) *The motherhood constellation*. New York: Basic Books.（馬場禮子、青木紀久代訳『親-乳幼児心理療法─母性のコンステレーション』岩崎学術出版社、2000）
Stolorow, R.D., Brandchaft, B., & Atwood, G.E. (1987) *Psychoanalytic treatment: an intersubjective approach*. Hillsdale, NJ: Analytic Press.
Stone, W.N. (1992) The place of self psychology in group psychotherapy: a status report. *International Journal of Group Psychotherapy*, 42, 335-350.
Stone, W.N. (1996) Self psychology and the higher mental functioning hypothesis: complementary theories. *Group Analysis*, 29, 169-181.

Strupp, H.H. (1978) A reformation of the dynamics of the therapist's contribution. In A. German & A. Rozier (Eds.), *The therapists' contribution to effective psychotherapy: an empirical assessment*. Elmsford, NY: Pergamon Press, pp.62-91.

―――. (1980a) Humanism and psychotherapy: a personal statement of the therapist's essential values. *Psychotherapy*, 17, 396-400.

―――. (1980b) Success and failure in time-limited psychotherapy. Further evidence (comparison 4). *Archives of General Psychiatry*, 37, 947-954.

―――. (1998) The vanderbilt I study revisited. *Psychotherapy Research*, 8, 17-29.

―――. (1999) Essential ingredients of a helpful therapist. *Psychotherapy Bulletin*, 34, 34-36.

Strupp, H.H., & Hadley, S.W. (1979) Specific vs nonspecific factors in psychotherapy. A controlled study of outcome. *Archives of General Psychiatry*, 36, 1125-1136.

Sullivan, H.S. (1953) *The interpersonal theory of psychiatry*. New York: W.W. Norton. (中井久夫他共訳『精神医学は対人関係論である』みすず書房、1990)

Surkis, A. (1989, April) The group therapist's quandary: to lead or to treat? Workshop presented at 10th International Congress of Group Therapy, Amsterdam.

Task Force on Promotion and Dissemination of Psychological Procedures (1995) Training in and dissemination of empirically-validated psychological treatments: report and recommendations. *The Clinical Psychologist*, 48, 3-23.

Tiebout, H.M. (1954) The ego factors in surrender in alcoholism. *Quarterly Journal of Studies on Alcohol*, 15, 610-621.

Thune, C.E. (1977) Alcoholism and the archetypal past: a phenomenological perspective on Alcoholics Anonymous. *Journal of Studies on Alcohol*, 38, 75-88.

Tournier, R.E. (1979) Alcoholics Anonymous as treatment and as ideology. *Journal of Studies on Alcohol*, 40, 230-239.

Treadway, D. (1990) Codependency: disease, metaphor, or fad? *Family Therapy Networker*, 14, 38-42.

Tyron, G.S., & Kane, A.S. (1993) Relationship of working alliance to mutual and unilateral termination. *Journal of Counseling Psychology*, 40, 33-36.

Vaillant, G.E. (1978) Alcoholism and drug dependence. In A.M. Nicholi (Ed.), *The Harvard guide to modern psychiatry*. Cambridge, MA: Belknap Press, pp.567-577.

―――. (1983) Natural history of male alcoholism V: is alcoholism the cart or the horse to sociopathy? *British Journal of Addiction*, 78, 317-326.

Vaillant, G.E. & Milofsky, E.S. (1982) The etiology of alcoholism: a prospective viewpoint. *American Psychologist*, 37, 494-503.

Vannicelli, M. (1992) *Guilford substance abuse series. Removing the roadblocks: group psychotherapy with substance abusers and family members*. New York: Guilford Press.

Walant, K.B. (1995) *Creating the capacity for attachment: treating addictions and the alienated self*. Northvale, NJ: Jason Aronson.

Wallace, J. (1974) *Tactical and strategic use of the preferred defense structure of the recovering alcoholic*. New York: National Council on Alcoholism.

―――. (1977a) Alcoholism from the inside out: a phenomenological analysis. In N. Estes & M.E. Heinemann (Eds.), *Alcoholism: development, consequences, and interventions*. St. Louis, MI, C.V. Mosby Co., pp.3-14.

―――. (1977b) Between Scylla and Charybdis: issues in alcoholism therapy. *Alcohol*

Health and Research World, 1, 15-22.

―――. (1978) Working with the preferred defense structure of the recovering alcoholic. In S. Zimberg, J. Wallace & S. Blume (Eds.), *Practical approaches to alcoholism psychotherapy*. New York: Plenum Press, pp.19-29.

―――. (1984) *Myths and misconceptions about Alcoholics Anonymous!* New York: AA World Services.

Washton, A.M. (1989) Cocaine may trigger sexual compulsivity. U.S. *Journal Drug and Alcohol Dependency*, 13, 8.

―――. (1992) Structured outpatient group therapy with alcohol & substance abusers. In J. Lowinson, P. Ruiz & R. Millman (Eds.), *Substance abuse: a comprehensive textbook*. Baltimore, MD: Williams & Wilkins.

Weinberg, J.R. (1975) *AA: An interpretation for the nonbeliever*. Center City, MN: Hazelden.

Wells, C. (1982) Chronic brain disease: an update on alcoholism, Parkinson's disease, and dementia. *Hospital and Community Psychiatry*, 33, 111-126.

West, M.L., & Sheldon-Keller, A.E. (1994) *Patterns of relating: an adult attachment perspective*. New York: Guilford Press.

Wilkinson, D.A., & Carlen, P.L. (1981) Chronic organic brain syndromes associated with alcoholism: neuropsychological and other aspects. In Y. Israel, F. Grace, H. Kalent, R.E. Popham, W. Schmidt & R.G. Smart (Eds.), *Research advances in alcohol and drug problems*, Vol.6. NY: Plenum Press.

Winnicott, D.W. (1965) *The maturational processes and the facilitating environment*. New York: International Press.

Wolf, E.S. (1980) On the developmental line of selfobject relations. In A. Goldberg (Ed.), *Advances in self psychology*. New York: International Universities Press, pp.117-130.

―――. (1985) The search for confirmation: technical aspects of mirroring. *Psychoanalytic Inquiry*, 5, 271-282.

―――. (1988) *Treating the self: elements of clinical self psychology*. New York and London: Guilford Press.

Yalom, I.D. (1974) Group therapy and alcoholism. *Annals of the New York Academy of Science*, 233, 85-103.

―――. (1995) *The theory and practice of group psychotherapy* (4th Ed.). New York: Basic Books. (中久喜雅文、川室優監訳『ヤーロム グループサイコセラピー』西村書店 東京出版編集部、2012)

―――. (1985) *The theory and practice of group psychotherapy* (3rd Ed.). New York: Basic Books.

Yalom, V.J., & Vinogradov, S. (1993) Interpersonal group psychotherapy. In H.I. Kaplan & B.J. Sadock (Eds.), *Comprehensive group psychotherapy* (3rd Ed.). Baltimore, MD: Williams & Wilkins, pp.185-194.

訳者あとがき

　なぜ本書を訳したのか。それはわが国で類書がないからである。
　今日目にすることができるアルコールや薬物、ギャンブル、あるいはネットやゲームなどのアディクション（依存症）の専門家たちが書いた一般向けの啓蒙書の大半は、いかに依存症的な行動によって脳が「壊れて」、「やめたくてもやめられない脳」に変わってしまうか、ということを解説してくれているものである。ところが、いざ治療の話になると、不思議とあまり整合性に頓着しないで突然、認知行動療法や自助グループが有効だと言ってみたり、あるいは常識的な「生活の知恵」のようなアドバイスを列挙したりするだけに終わってしまうことも珍しくない。
　先ほどまで「壊れてしまい、やめたくてもやめられなくなってしまった」と言っていたはずの脳が、グループ療法や自助グループなどといった、リアルな人と人との出会いを通して、なぜ「やめられる脳」に変わることができるのだろうか。人と人との出会いの中の、どの要素が、どのようにアディクト（依存症者）の脳に作用し、どのように脳を回復させていくのだろうか。実は専門家たちも、いまだよくわかっていないのだ。
　本書の特徴は、アディクションという精神障害の途中経過で、確かに脳の障害が一定の役割を果たしていることを認めつつも、発症から回復に至るアディクションの過程全体を脳細胞や遺伝子のお話ではなく、人と人との関係性、すなわち愛着関係と自己愛の病という視点から説明しようと試みている点にある。そして個人心理療法ならびにグループ療法、あるいは自助グループの本質と、そのアディクション臨床における有効性について、読む者に答えを与えてくれている。
　愛着障害については、すでにわが国でも専門書や一般向けの解説本などが目

白押しである。しかし、愛着障害の専門家でアルコールや薬物のアディクションに関する豊富な臨床経験もある、という人は残念ながら見当たらない。逆に依存症の専門家でなおかつ愛着理論について造詣が深いという人も、筑波大学の森田展彰先生を除けば皆無と言ってよいだろう。

　本書の著者であるフィリップ・J・フローレス博士は、精神分析学全般、特に対象関係論や自己心理学、そして愛着理論について幅広い知識をもつ心理学者である。と同時に、ジョージア州アトランタ市内で30年以上にわたって、依存症患者に対する個人心理療法やグループ療法を行ってきた第一線の臨床家でもある。本書は、まさにそのようなキャリアをもつ彼だからこそ書けた本、と言ってよいだろう。ボウルビィの愛着理論とコフートの自己心理学という2つの理論が紡ぎ出す概念を巧みに織り込みながら、著者は「人間関係の病としてのアディクション」という壮大なタペストリーを、私たち読者の目の前に映し出してくれるのだ。その意味で、2016年に上梓した『人を信じられない病――信頼障害としてのアディクション』（日本評論社）が予備知識のまったくない方にもわかりやすいアディクション臨床の基礎編、入門編とするならば、本書はその理論的根拠を詳しく解説した応用編、上級編と言ってもよいであろう。

　しかし本書の最大の魅力は、実は理論にあるのではない。本書はアディクションに関する抽象的な心理理論の本なのではなく、徹頭徹尾、臨床の本なのである。読み進んでみれば、心理理論の話が少しややこしくなってきたな、と思った頃には必ず理論をよりよく理解するための一助となるような具体的な患者の病歴が提示されたり、患者との面接場面が語られたりすることに読者は気づくであろう。一人ひとりの患者は実に生き生きと描写され、面接でのやりとりも非常にリアルで人間味に溢れており、フローレス博士がいかにアディクションの臨床家として抜群のセンスをもっているかがわかるのだ。極端な話をすれば、本書にちりばめられている症例の部分を拾い読みするだけでも、本書の魅力を十分実感し、アディクション臨床に関する無数の示唆を得ることができるはずである。

　翻訳に当たっては、心理理論に関する記述が多いものの、臨床心理士や公認心理師、あるいは精神科医の方々だけでなく、アディクションや愛着、自己愛に関連した心理学に興味のある一般の方々にも本書を読んでいただけるよう、できるだけこまめに訳注をつけることにした。また、愛着に関する生物学的知見をまとめている原著第5章は、内容がやや古く、すでに多くの他書で触れら

れているものでもあることから割愛した。さらに愛着に関して社会学的な考察が加えられている原著第6章と、集団療法に関して論じた原著第10章についても、アディクション臨床との関連性が他の章と比較すれば相対的に薄いと判断し、訳出せず省略することにした。したがって本書は原著の抄訳である。

　本書の翻訳の手順については、まず小林が第1、2、4、8［6］、9［7］章を、西村が第3章を、そして板橋が残る第7［5］、11［8］、12［9］章の下訳を作った（［　］内は翻訳書である本書での章）。最後に小林が訳文全体を一語一句通して確認し、文体が統一され、読者がすべての章を通して違和感を覚えることがないよう、語句や表現などを適宜加筆修正した。同様に、文体統一を優先したため、すでに翻訳がある文献からの引用部分についても、日本語文献を引用することなく、今回あらためて訳出した。したがって本書の訳文に関しては、小林が全責任を負う。

　訳者3人の勤務先である神奈川県立精神医療センターの同僚医師、心理士、看護師、精神保健福祉士、作業療法士、そして事務局の皆様には、日々の臨床業務を支えていただいた。特に、2019年3月末日で退官される当センターの岩井一正所長は、私たち訳者が依存症の臨床や研究に従事し続けることを日々温かい目で見守ってくださり、陰に陽にご支援をいただいてきた。この場を借りて、あらためて深謝の意を表したい。

　最後に、前回の『人を信じられない病』出版の時と同様に今回も、いや、むしろより悪化したかもしれないが、訳者たちの中で小林の筆だけが遅く、日本評論社編集部の植松由記氏をやきもきさせることになってしまった。それでも植松氏は本書の魅力に気づいてくださり、最後の最後まで粘り強く、本書が世に出るまで私たちを支えてくださった。訳者を代表してお礼を申し上げる。

2018年11月1日　　　　神奈川県立精神医療センター依存症研究室にて

小林桜児

●著者略歴

フィリップ・J・フローレス（Philip J. Flores, Ph.D.）

フィリップ・J・フローレス博士は過去30年にわたって依存症や集団療法の領域で幅広く活動してきた臨床心理士である。アメリカ集団精神療法学会特別会員、アメリカ専門心理学委員会が認定した集団心理学の専門資格取得者。フローレス博士はジョージア州立大学とアーゴシー大学ジョージア校専門心理学部の非常勤講師や、エモリー大学における集団精神療法のスーパーヴァイザーも務めていたことがある。『Group Psychotherapy With Addicted Populations（アディクション患者に対する集団精神療法）』（Haworth Press、第3版）と『愛着障害としてのアディクション』（Jason Aronson Press）の2冊の著作がある他、アメリカ集団精神療法学会の治療マニュアル「物質乱用とアディクションに対する集団精神療法」の筆頭著者でもある。さらにアメリカ合衆国保健福祉省が発行している治療改善プロトコル（TIP #41）「物質乱用治療：集団療法」専門委員会の委員長や、集団精神療法の臨床実践ガイドラインを作成したアメリカ集団精神療法学会の特別委員会の委員などを歴任。『愛着障害としてのアディクション』は2005年にアメリカ精神分析学会（NAAP）のグラディーヴァ賞を受賞している。博士はアメリカ国内外で数多くのワークショップも開催している。現在フローレス博士とその妻のリサ・マホーン（Lisa Mahon）博士はともにジョージア州アトランタ市内でカウンセリングルームを開業しており、週複数回の外来集団精神療法も行っている。

●訳者略歴

小林桜児（こばやし・おうじ）

精神科医。神奈川県立精神医療センター依存症診療科・依存症研究室。同センター医療局長。横浜市立大学医学部精神医学教室非常勤講師。
慶應義塾大学文学部を卒業後、2000年に信州大学医学部卒業。横浜市立大学附属病院にて臨床研修後、NTT東日本伊豆病院、神奈川県立精神医療センター、国立精神・神経医療研究センター病院を経て、2013年より現職。
主著は『人を信じられない病─信頼障害としてのアディクション』（日本評論社、2016年）、訳書は『アルコール・薬物依存臨床ガイド─エビデンスにもとづく理論と治療』（共訳、金剛出版、2010年）ほか多数。

板橋登子（いたばし・とうこ）

臨床心理士。神奈川県立精神医療センター依存症診療科・依存症研究室。共立女子大学非常勤講師。
東京学芸大学大学院連合学校教育学研究科博士課程修了。博士（教育学）。あきる野市教育相談所教育相談員、成城墨岡クリニックカウンセラー、長野大学非常勤講師、放送大学面接授業非常勤講師、横浜国立大学非常勤講師などを経て、2010年より現職。
著書は『青年期精神療法入門』（共著、日本評論社、2017年）ほか。

西村康平（にしむら・こうへい）

精神科医。神奈川県立精神医療センター依存症診療科・依存症研究室。
2014年に札幌医科大学医学部卒業。斗南病院、札幌医科大学附属病院にて臨床研修後、2016年より現職。

愛着障害としてのアディクション
あいちゃくしょうがい

2019年1月20日　第1版第1刷発行

著　者——フィリップ・J・フローレス
訳　者——小林桜児・板橋登子・西村康平
発行所——株式会社　日本評論社
　　　　　〒170-8474　東京都豊島区南大塚3-12-4
　　　　　電話 03-3987-8621（販売）-8598（編集）　振替 00100-3-16
印刷所——港北出版印刷株式会社
製本所——井上製本所
装　幀——図工ファイブ

検印省略　Ⓒ 2019 Oji Kobayashi et al.
ISBN978-4-535-98458-5　Printed in Japan

JCOPY 〈(社)出版者著作権管理機構 委託出版物〉
本書の無断複写は著作権法上での例外を除き禁じられています。複写される場合は、そのつど事前に、(社)出版者著作権管理機構（電話 03-5244-5088、FAX 03-5244-5089、e-mail: info@jcopy.or.jp）の許諾を得てください。
また、本書を代行業者等の第三者に依頼してスキャニング等の行為によりデジタル化することは、個人の家庭内の利用であっても、一切認められておりません。

人を信じられない病
信頼障害としてのアディクション

小林桜児 [著]

どうしてやめられないのか

薬物、アルコール、ギャンブル、自傷行為、過食嘔吐……誤解と偏見に満ちた依存症（アディクション）の実像に迫る！

目次

第1章 アディクトの生きづらさ
アディクトの生きづらさ／アディクションと意志の弱さ ほか

第2章 人に頼れない、物にしか頼れない
薬物への抵抗感の薄さは孤立のサイン／二種類の生きづらさ ほか

第3章 人を信じられない、物も信じられない――アディクトのジレンマ
アディクションの蜜月期／自己治療仮説 ほか

第4章 アディクトとの初回面接――援助者はどう向き合うべきか
アディクション支援のパラダイムシフト――動機づけ面接法 ほか

第5章 なぜアディクトはうそをつくのか
アディクトはなぜ、うそを必要としているのか ほか

第6章 アディクションの治療――回復ではなく成長を目指す
アディクションの援助者が陥る罠／アディクション援助の目標 ほか

第7章 アディクションのグループ療法――SMARPPとSCOP
自助グループとSMARPPについて／SMARPPの効果と限界 ほか

第8章 アディクションと社会――予防・啓発・取り締まり
愛着関係と感情調節／有効なアディクションの予防対策と啓発とは ほか

最終章 アディクションはどこに向かうのか
危険ドラッグの流行と終焉／アディクションと社会構造

好評発売中！
本体1,900円+税
四六判

日本評論社
https://www.nippyo.co.jp/